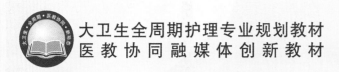

大卫生全周期护理专业规划教材
医教协同融媒体创新教材

生理学

主编◎ 任传忠

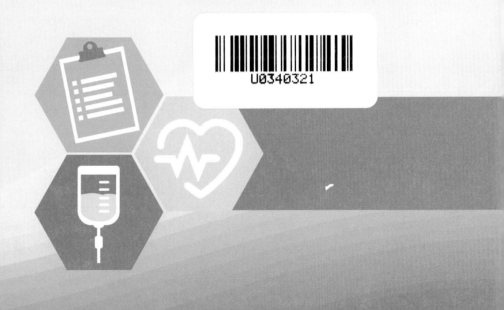

U0340321

郑州大学出版社

图书在版编目(CIP)数据

生理学／任传忠主编. — 郑州：郑州大学出版社,2022. 1(2024. 1 重印)
ISBN 978-7-5645-8067-4

Ⅰ. ①生⋯ Ⅱ. ①任⋯ Ⅲ. ①人体生理学 Ⅳ. ①R33

中国版本图书馆 CIP 数据核字(2021)第 158127 号

生理学

SHENGLIXUE

策划编辑	李龙传	封面设计	曾耀东
责任编辑	薛　晗	版式设计	凌　青
责任校对	张彦勤　张馨文	责任监制	凌　青　李瑞卿

出版发行	郑州大学出版社	地　　址	郑州市大学路 40 号(450052)
出 版 人	孙保营	网　　址	http://www.zzup.cn
经　　销	全国新华书店	发行电话	0371-66966070
印　　刷	河南龙华印务有限公司		
开　　本	850 mm×1 168 mm　1 / 16		
印　　张	19. 25	字　　数	419 千字
版　　次	2022 年 1 月第 1 版	印　　次	2024 年 1 月第 2 次印刷

书　　号	ISBN 978-7-5645-8067-4	定　　价	49.00 元

作者名单

主　编　任传忠

副主编　陈　才　肖　猛　董献红
　　　　韩雪飞

编　委　（以姓名笔画为序）
　　　　任传忠　李　敏　李晓娟
　　　　肖　猛　张　敏　陈　才
　　　　赵一蔚　胡晓凤　董献红
　　　　韩雪飞

前　言

为贯彻落实全国职业教育大会和《国务院办公厅关于加快医学教育创新发展的指导意见》精神，探索新的医学教育模式，促进医学教育更好地服务于医药卫生事业发展的需要，我们组织全国高校有丰富教学经验的教师编写了本版教材。

本教材主要内容包括绪论、细胞的基本功能、血液、血液循环、呼吸、消化和吸收、能量代谢和体温、排泄、感觉器官、神经系统、内分泌、胰岛的功能、生殖等。在内容选择上，本着"必需、够用、适度"的原则，紧紧围绕培养目标的就业和执业考试的实际需要，以岗位需要为出发点，以能力培养和经验积累为重点，确定内容的深度与广度。本教材适用于普通专科临床医学、护理、助产、药学及其他医学技术专业使用，也可以作为医学成人教育教学用书。

本教材的每章均列出了学习目标，既有利于学生明确学习要求，也有利于学生自主学习。为了更贴近学生，章节正文中结合具体内容设计了"链接""想一想""议一议"。在每章的后面列出了必要的临床病案与同步练习，有利于学生在学习后进行复习和运用，着力于培养学生运用所学知识去解决实际问题的意识和能力。另外，本教材还配备了图文并茂、简明生动的教学课件，可供教师在教学中使用。

由于编者水平有限，教材中会有不少欠缺之处，恳请广大师生批评、指正。

编　者
2021 年 10 月

目　录

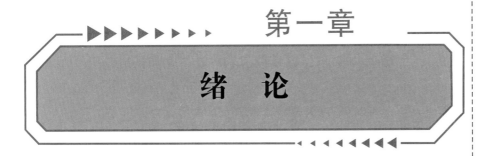

第一章

绪 论

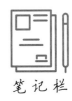

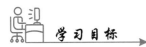

学习目标

◎掌握 生命活动的基本特征;神经调节、体液调节和自身调节的概念及特点。

◎熟悉 反馈的概念、过程和生理意义。

◎了解 人体生理学的研究内容、研究方法,人体生理学与医学的关系。

第一节 生理学研究的内容和方法

一、生理学的概念

生理学是研究生物体及其各组成部分正常生命活动规律的科学,是生物学的一个分支。单细胞生物体的全部生命活动都在细胞内进行,而多细胞生物,不同的细胞群构成各个器官和系统,行使不同的功能。根据生理学研究对象的不同可将其分为细菌生理学、植物生理学、动物生理学和人体生理学等。人体生理学是以正常人体为对象,研究整体及其组成部分的功能活动和规律,如新陈代谢、生长发育、呼吸、生殖等。主要任务是阐明人体生命现象或功能活动发生的机制、条件及内外环境变化时对这些活动的影响,进而掌握正常人体生命活动的规律。

二、生理学与医学的联系

生理学是一门基础医学课程。生理学必须以解剖学、组织学等为基础,它又是药理学、病理学及后续临床医学课程的基础。生理学的产生和发展与临床医学具有密切的联系:生理学的理论和研究成果可指导临床医护实践工作,并在实践中得到检验和完善;而临床实践中不断发现的新问题,又为生理学的研究提出新课题、新任务,推动生理学的不断发展。人类出现的各种疾病,无一不是正常生命活动发生量变和质变的结果,医学生只有掌握

【想一想】
医学专业学生学习生理学的意义。

笔记栏

了正常生命活动的规律,才能去认识、探索疾病的发生、发展及防治规律。学习人体生理学的目的就是掌握正常人体生命活动的基本规律,为以后学习其他课程和医护工作实践提供重要的理论基础。

链接

近代生理学的奠基人——哈维

在16世纪中叶,一些生物学家开始人体生理活动的研究,特别是心脏和血液的流动问题。但当时受到古代学者盖伦观点及宗教势力的影响,研究举步维艰。盖伦学说认为血液是由右心室通过中隔流入左心室。随着文艺复兴运动的兴起,西方国家迎来了科学研究的春天。英国医生威廉·哈维(William Harvey,1578—1657年)经过大量的动物实验研究,发现血液由右心室通过中隔流入左心室的说法是错误的。哈维提出了新的观点:血液从右心室经过肺动脉,流经肺毛细血管,再由肺静脉流入左心房,这样右心室的静脉血通过肺变成了动脉血回到左心房。这个观点被称为"血液循环"学说。1628年,哈维所著的《心与血的运动》一书出版,此书标志着近代生理学的诞生。

三、生理学的研究方法

生理学是一门实验科学,其系统理论多来自于对实验现象的科学总结。根据实验对象的不同,生理学实验可分为动物实验和人体实验。

(一)动物实验

在生理学实验中,为了研究完整机体或某一系统、器官、组织、细胞的生理活动,以及某些因素对它们生理功能的影响,往往会给机体带来一定的损害,甚至危及生命,因此许多生理学实验不能在人体上进行,而只能以动物为实验对象。研究者可以利用从动物实验中获得的生理学知识去探讨人体的某些生理功能,但是,人类与动物有着明显的质的差别,因此在应用动物实验资料时,必须注意加以区别,不能简单地把它们套用于人体。生理学所用的动物实验,可分为急性动物实验和慢性动物实验。

1.急性动物实验 急性动物实验又可分为离体实验和在体实验两种方法。离体实验法是从活着的或处死后不久的动物身上分离出所需的器官、组织或细胞,并将它们置于一个类似于体内的人工环境中,在短时间内保持其正常生理功能,直接观察离体器官、组织或细胞的某些功能。如取出蟾蜍的心脏,在人工环境下做离体灌注,研究各种离子和药物对心肌收缩力的影响。在体实验法是动物在麻醉条件下,采用一定的手术过程将所要研究的部位暴露出来,以便进行直接的观察和记录。例如,在麻醉家兔的颈总动脉中进行颈动脉插管术,记录其动脉血压,观察电刺激某些神经或静脉注射某些药物对血压的影响。上述两种急性实验都不能持久进行,实验后动物须处死。急性动物实验的优点是实验条件比较简单和容易控制,便于进行直接的观察和细致的分析,但实验所获结果,与正常条件下完整机体的生理功能相比,仍可能有差别。

2.慢性动物实验 是以完整、清醒的动物为研究对象,保持外界环境尽可能接近于自然状态,在较长时间内连续进行观察的一种实验方法。实验前,动物往往需经过某些预处理,如实验前先进行无菌外科手术,把所需研究的器官暴露出来,或摘除或破坏,待动物手术康复后,在清醒状态下,观察该器官的功能。例如,在研究肾上腺皮质的生理作用时,常预先手术摘除动物的肾上腺皮质,然后观察肾上腺皮质激素缺乏后的生理功能改变,用以了解肾上腺皮质激素的功能。慢性实验法适用于观察某一器官或组织在正常情况下的功能活动,以及在整体中的地位,但不宜用来分析某一器官生理过程的详细机制,以及与其他器官之间的具体关系。与急性实验相比,慢性实验的干扰因素较多,实验条件较难控制。

(二)人体实验

人体实验必须在无创伤的前提下进行,所以人体实验在很大程度上受到限制。目前人体实验主要是实验室观察和调查研究。一些特殊条件下,人体生理功能变化的资料大多数是在人工创造的实验环境中以人体为实验对象获得的。人体调查研究是以群体为对象进行的,例如,中国人的生理正常值就是通过对大量人群的调查、测量和统计得到的。

总之,各种实验方法各有利弊,因此应根据实际情况,如实验的目的、对象和条件选择研究方法。

四、生理学研究的三个水平

(一)整体水平的研究

人体的生理活动并不等于各器官生理功能的简单总和,而是在各种生理功能之间体现着彼此相互联系、相互制约的完整而协调的过程。在生理情况下,人体各系统和器官的功能相互协调,从而使人体成为一个完整有机统一体,并在不断变化着的环境中维持正常的生命活动。整体水平的研究,就是以完整的机体为研究对象,即在整体情况下,研究体内各器官、系统的相互联系和相互作用,以及机体与环境之间的相互作用。如情绪激动时血糖浓度、心跳频率和呼吸频率的变化等。

(二)器官和系统水平的研究

器官和系统水平的研究,就是以器官和系统为对象,研究各器官、系统的功能、机制及影响因素。例如,在进行血液循环系统生理功能的研究时,需要阐明心脏各部分如何协同活动、心脏如何射血、血管内血液流动的规律、心脏和血管活动如何受调节等问题。

(三)细胞和分子水平的研究

细胞是人体基本的结构和功能单位,每一器官的功能都是由构成该

笔记栏

笔记栏

器官的细胞的生理特性决定的,例如,肌肉的功能与肌细胞的生理特性分不开、腺体的功能与腺细胞的生理特性分不开。然而,细胞的生理特性又决定于构成细胞的各种物质的物理和化学特性,尤其是生物大分子的理化特性,如肌细胞能够收缩,是由于肌细胞中含有特殊的蛋白质,这些蛋白质分子具有一定的结合排列方式,在离子浓度的变化和酶的作用下,排列方式发生变化,从而发生收缩或舒张的活动。因此,生理学研究又进一步深入到细胞和分子的水平,这类研究的对象是细胞和它所含的物质分子,又称为细胞和分子水平的研究,这方面的知识称为普通生理学或细胞生理学。

生理学三个水平的研究是互相联系,相辅相成的。对任何一种重要生命现象的认识都必须从不同水平综合研究、综合分析,才能得出正确的结果。生物机体是一个完整统一的整体,其各种功能活动都是整体活动的一部分,并与环境保持密切的联系。人体的各种功能活动还受语言、文字以及心理和社会因素的影响。因此,我们在学习生理学时,必须以辩证唯物主义思想为指导,用对立统一的观点去看待机体的一切功能活动,从生物的、社会的、心理的角度来综合观察和理解人体的生命活动。

第二节 生命活动的基本特征

生命活动的基本特征,是指所有生命个体最本质、都具有的共同特征。自然界中的生命个体种类繁多,生命活动的表现形式多种多样,生物学家通过广泛而深入的研究,发现新陈代谢、兴奋性、适应性和生殖是各种生物体生命活动的基本特征。

一、新陈代谢

新陈代谢是指机体与环境之间进行物质和能量交换,实现自我更新的过程。新陈代谢包括合成代谢和分解代谢。合成代谢又称同化作用,是指机体不断地从环境中摄取营养物质来合成自身成分,并贮存能量的过程。分解代谢又称异化作用,是指机体不断分解自身旧的物质,释放能量供给生命活动的需要,并把分解产物排出体外的过程。物质的合成和分解称为物质代谢,伴随物质代谢而发生的能量的释放、转移、储存和利用过程称为能量代谢。新陈代谢是生命活动最基本的特征。新陈代谢一旦停止,生命也就随之终结。

二、兴奋性

兴奋性是指机体对刺激发生反应的能力或特性。兴奋性是生命活动的一个重要特征。

(一)刺激与反应

1.刺激 刺激是指能被细胞、组织或机体所感受而引起反应的环境变

【想一想】
　　联系刺激引起反应的条件,想一想为什么护士在给患者进行肌内注射时,要遵循"进针快,出针快,推液慢"的原则?

化。根据刺激的性质不同,刺激可分为:①物理性刺激,如声、光、电、机械、温度等;②化学性刺激,如酸、碱、盐及各种化学物质等;③生物性刺激,如细菌、病毒等;④社会心理性刺激,如精神紧张、情绪波动、社会的变革等。生理实验中常用的是电刺激,这是因为电刺激使用方便,容易控制,不易损伤组织,可重复进行。刺激要引起机体产生反应,必须具备3个条件,即刺激的强度、刺激的时间、强度-时间变化率。如将刺激的时间和强度-时间变化率保持不变,刺激必须要达到一定的强度,才能引起组织反应。能引起组织发生反应的最小刺激强度称为阈强度或阈值。强度等于阈值的刺激称为阈刺激;强度大于阈值的刺激称为阈上刺激;强度小于阈值的刺激称为阈下刺激。阈刺激和阈上刺激都能引起组织发生反应,所以是有效刺激,而单个阈下刺激一般情况下不能引起组织发生反应。

2. 反应　接受刺激后,机体活动状态发生的相应变化称为反应。如寒冷刺激可使机体分解代谢加强,产热量增加,皮肤血管收缩,散热减少,甚至肌肉颤抖等,这就是机体对寒冷刺激产生的一系列反应。反应有两种形式,即兴奋和抑制。兴奋是指机体接受刺激后由相对静止状态转为活动状态,或由弱活动状态变为强活动状态;抑制是指机体由活动状态转为相对静止状态,或由强活动变为弱活动状态。兴奋和抑制是人体功能状态的两种基本表现形式,可随条件改变互相转化。

（二）衡量组织兴奋性的指标

组织的兴奋性与阈强度正反比关系,即阈强度越小,组织的兴奋性越高;阈强度越大,组织的兴奋性越低。因此,阈强度可作为衡量组织兴奋性高低的客观指标。在人体内神经组织、肌组织、腺组织的兴奋性较高,对刺激反应灵敏,容易兴奋,故将这些组织称为可兴奋组织。

由于大多数组织、细胞在受到有效刺激时可在细胞膜上产生动作电位,因此常将组织、细胞受刺激产生动作电位的能力称为其兴奋性,而兴奋则被看成动作电位的同义语或动作电位的产生过程。

三、适应性

机体具有根据内外环境变化而调整自身各部分的活动及相互关系以保持生存的能力或特性,称为适应性。适应性是在物种进化过程中逐渐发展和完善起来的,它包括行为性适应和生理性适应。行为性适应是生物界普遍存在的、本能性的行为,常通过躯体活动的改变而实现,如夏天趋凉、冬天趋暖、遇到伤害性刺激时的躲避活动等。生理性适应是指机体内部的协调性反应。如在高温环境下皮肤血管扩张、血流量增加、汗腺分泌增强等,机体通过加强散热过程而保持体温的相对稳定。

四、生殖

生物体生长发育到一定阶段后,能产生与自己相似的子代个体,这种功能称为生殖。通过生殖过程产生新的个体能使种系得以延续,这样,生命之火才能长存不熄(详见第十二章生殖)。

笔记栏

第三节 机体与环境

环境是机体赖以生存和生长发育的必要条件,脱离环境机体或细胞将无法生存。人体生存的环境有外环境和内环境之分。组成人体的细胞数以亿计,其中绝大多数细胞并不直接与外界环境接触。那么,这些与外界环境隔离的体内细胞又生活在怎样的环境中? 它们又是怎样与外界环境进行物质交换的? 这得从人体内的液体说起。

(一)体液

人体内含有大量的液体,体内的液体总称为体液。在正常成人,体液量约占体重的60%。体液可分为两大部分:存在于细胞内的称为细胞内液,约占2/3(约占体重的40%);存在于细胞外的称为细胞外液,约占1/3(约占体重的20%),包括组织液、血浆、淋巴液和脑脊液等。体液的各部分彼此隔开而又互相沟通。细胞内液与组织液之间通过细胞膜进行物质交换;而血浆与组织液之间则通过毛细血管壁进行水分和某些物质的交换。血浆是各部分体液中最活跃的部分,成为沟通各部分体液与外界环境进行物质交换的重要媒介(图1-1)。

【议一议】
　　为什么膀胱内的液体不属于体液?

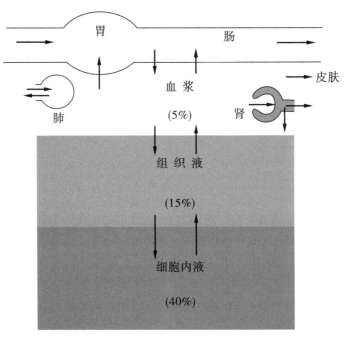

图1-1 体液的分布及其相互关系示意

(二)内环境

人体内的绝大多数细胞并不与外界环境直接接触,而是浸润和生存在细胞外液之中。细胞代谢所需要的O_2、营养物质的摄取和CO_2、代谢产物的排出,都必须通过细胞外液进行。所以,细胞外液是细胞直接生活的体内环境,称为机体的内环境。

(三)稳态

内环境中各种理化性质(如温度、渗透压、pH 值、各物质的浓度等)保持相对稳定的状态,称为内环境稳态,简称稳态。所谓保持相对稳定,是指生理情况下内环境的各种理化性质只在很小的范围内波动,是一种动态平衡。如体温维持在 37 ℃左右,血浆 pH 值维持在 7.35 ~ 7.45,血浆总的渗透压约为 5 790 mmHg(1 mmHg≈0.133 kPa)。由于受外环境变化和细胞代谢的双重影响,内环境稳态将不可避免地被干扰或破坏。如 O_2 和营养物质减少、CO_2 和代谢产物增多等。但正常情况下,机体在神经和体液因素调节下,通过多种组织、器官的生理活动不断恢复和维持稳态。如通过呼吸补充 O_2,排出 CO_2;通过肾的泌尿作用排出多余的代谢产物;通过消化器官从外界摄入水分及营养物质等。从这个意义上说,稳态是在体内各种调节方式的作用下,通过各系统的功能活动所维持的一种动态平衡。一旦稳态不能维持时,就会干扰新陈代谢,影响生命活动。如果内环境某种因素变化范围过大(如pH 值),不能及时纠正,则疾病就随之发生,甚至危及生命。因此,稳态是机体进行正常生命活动的必要条件,机体的一切调节活动最终的生物学意义在于维持内环境的稳态。

第四节　人体生理功能的调节

人体的结构极为复杂,结构和功能不同的组织、器官和系统在生命活动中分别发挥着不同的作用。但它们在活动时并非各自为政,互不相干,而是互相联系、互相影响、相互协调、紧密配合,使机体形成一个统一的整体来适应外环境的变化和保持内环境的稳态,以维持机体生命活动的正常进行。这些都需要通过机体的功能调节来完成。

一、人体生理功能的调节方式

机体对各种生理功能的调节方式主要有 3 种,即神经调节、体液调节和自身调节。

(一)神经调节

神经调节是指通过神经系统的活动对机体生理功能进行的调节。神经调节的基本方式是反射。所谓反射,是指在中枢神经系统的参与下,机体对内、外环境刺激做出的规律性应答。反射的结构基础是反射弧,它由感受器、传入神经、神经中枢(反射中枢)、传出神经和效应器 5 部分组成(图 1-2)。反射弧在结构和功能上的完整性对于完成反射活动至关重要,反射弧任何一个环节受到破坏,都将导致相应的反射活动不能完成。反射弧中的感受器部分能够感受机体内、外环境的变化,并将这种变化转变成一定的神经信号,通过传入神经纤维传至相应的神经中枢,中枢对传入信号进行分析,并发出传出信号,通过传出神经纤维传至效应器,引起效应器活动的变

笔记栏

【想一想】
　　机体如何保持内环境稳定?这种稳定有何生理意义?

【想一想】
　　机体对生理活动的调节方式主要有哪些?各有什么特点?

化。例如,在生理状态下动脉血压是保持相对稳定的,当某种因素使动脉血压高于正常时,主动脉弓和颈动脉窦的压力感受器能感受到动脉血压的这种变化,并转变为神经冲动,神经冲动通过传入神经纤维到达延髓的心血管中枢,心血管中枢对传入的神经信号进行分析,然后通过迷走神经和交感神经传出纤维,改变心脏和血管的活动,最后使动脉血压回降到以前水平,该反射称为减压反射,对于维持动脉血压的稳态起着重要的作用。在以后的各章中,还会具体讲述神经系统对机体各种生理功能的调节过程。

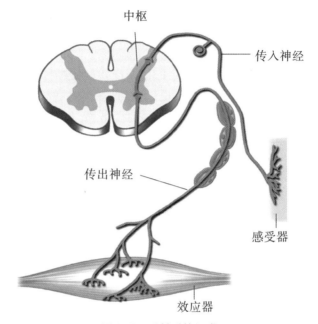

图 1-2　反射弧的组成

　　人和高等动物的反射可分为非条件反射和条件反射两类。非条件反射和条件反射具有不同的特点(详见第十章神经系统)。

　　神经调节的特点是迅速、短暂而精确,具有高度的协调和整合功能,是人体生理功能调节中最主要的调节方式。

　　(二)体液调节

　　体液调节是指体内某些特殊化学物质通过体液途径对人体功能进行的调节。这些化学物质可以是由内分泌腺、内分泌组织、内分泌细胞分泌的激素,也可以是由其他细胞释放的化学活性物质。

　　1. 全身性体液调节　　主要是指内分泌细胞所分泌的激素随血液循环运往全身,调节远处部位器官、组织的生理活动。如甲状腺激素、肾上腺皮质激素的作用就属于全身性体液调节。

　　2. 局部性体液调节　　指某些组织细胞所产生的一些特殊化学物质或代谢产物,通过组织液扩散到邻近的组织、细胞并调节它们的活动。例如,一般组织细胞的酸性代谢物,可引起局部血管舒张就属于局部性体液调节。

　　3. 神经-体液调节　　在完整机体中,体液调节与神经调节是密切联系的,因为内分泌腺的分泌活动直接或间接受神经的支配和调节。在这种情况下,体液调节就成为神经调节的一个传出环节而发挥作用,故将这种情况称为"神经-体液调节"(图1-3)。如肾上腺髓质受交感神经支配,交感神经兴奋时,可促使肾上腺髓质分泌的肾上腺素和去甲肾上腺素增加,从而使神经与体液因素共同参与机体的调节活动。

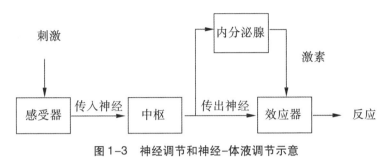

图1-3　神经调节和神经-体液调节示意

体液调节的特点是比较缓慢、持久而弥散,对调节机体的代谢、生长、发育和生殖等生理过程具有重要意义。

（三）自身调节

自身调节是指组织细胞在不依赖神经调节或体液调节的情况下,自身对刺激产生的一种适应性反应。例如,当小动脉的灌注压力升高时,对血管壁的牵张刺激增加,小动脉的血管平滑肌就收缩,使小动脉的直径缩小,因此,其血流量不致因小动脉的灌注压力升高而明显增大。这种自身调节对于维持组织局部血流量的相对恒定起一定的作用。

一般说来,自身调节是一种比较简单、局限、调节幅度较小的调节方式,但对于人体生理功能的调节同样具有重要意义。在整体内神经调节、体液调节、自身调节紧密联系,相互配合,共同调节机体的各项功能。其中神经调节起主导作用。

二、生理功能的自动控制系统

前面在神经调节中已经描述了反射活动的过程,当内、外环境刺激作用于感受器时,信息经过反射弧的传送,最终到达效应器,产生某种效应,此时反射活动并未结束,因为在人体内存在着特殊的感受装置,能够将效应器活动情况的信息又传回到中枢,改变中枢的活动,从而纠正反射活动中出现的偏差,经过这种在中枢和效应器之间的信息往返,使反射活动能够达到十分精确和协调的程度。因此,神经调节是通过一个闭合环路来完成的,这个闭合环路具有自动控制的能力。体液调节也是在闭合环路的基础上进行的。在体液调节中,激素的化学信息调节效应组织细胞的活动,同时,效应组织细胞所产生的效应又通过一定的途径影响着激素的分泌。因此,人体生理功能的各种调节实际上为一"自动控制"系统。在自动控制系统中,控制部分与受控部分交互作用,通过闭合环路而完成。在人体内,控制部分相当于反射中枢或内分泌腺;受控部分相当于效应器或靶器官、靶细胞。在这种闭合环路的调节过程中,由受控部分发出的信息反过来影响控制部分活动的

笔记栏

调节方式称为反馈调节(图1-4)。

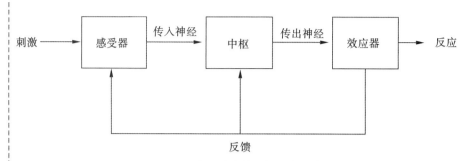

图1-4　生理功能的反馈调节示意

反馈调节有负反馈和正反馈两种方式。负反馈(negative feedback)是指反馈信息的作用方向与原控制信息的作用方向相反。在正常人体内负反馈极为多见,其意义在于维持机体生理功能的相对稳定。如当动脉血压升高时,可通过反射改变心血管中枢的活动,使血压回落;同理,当动脉血压降低时,也可通过反射改变心血管中枢的活动,使血压得以回升,从而维持血压的相对稳定。正反馈(positive feedback)是指反馈信息的作用方向与原控制信息的作用方向相同。在人体内正反馈远不如负反馈多见,其意义在于促使某些生理功能一旦发动就迅速加强直至完成。如排尿、分娩、血液凝固等。

反馈作用反映了人体功能活动调节的自动化。通过反馈作用,使机体对刺激的反应能足量、及时、适度地达到某种生理需要的状态,从而对内、外环境的适应更为完善。

(任传忠)

【想一想】
结合机体对血压的调节,想想为什么人体内负反馈调节更为多见?

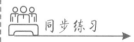同步练习

一、名词解释

1.内环境　2.兴奋性　3.阈值　4.反馈

二、单项选择

1.下列关于人体生理学的叙述,错误的是　　　　　　　　　　(　　)

　A.以人体形态和结构为基础

　B.阐述人体及其组成部分的正常功能

　C.大多数资料来源于人体实验

　D.为临床实践提供思维方法和研究手段

　E.以正常人体为研究对象

2.下列各体液中,不属于机体内环境的是　　　　　　　　　　(　　)

　A.血浆　　　　　　　　　　　　B.细胞内液

　C.组织液　　　　　　　　　　　D.脑脊液

　E.淋巴液

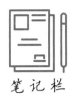

3. 细胞生活的内环境指的是 （ ）
   A. 体液   B. 细胞外液
   C. 细胞内液   D. 血液
   E. 组织液

4. 人体内环境中最活跃的是 （ ）
   A. 组织液   B. 血浆
   C. 淋巴液   D. 脑脊液
   E. 细胞内液

5. 机体内环境稳态是指 （ ）
   A. 细胞内液理化性质不变   B. 细胞内液代谢水平稳定
   C. 细胞外液理化性质相对稳定   D. 细胞内液化学成分保持恒定
   E. 细胞外液化学成分不变

6. 在人体生理功能调节中,起主导地位的是 （ ）
   A. 自身调节   B. 神经调节
   C. 神经-体液调节   D. 体液调节
   E. 反馈调节

7. 下列各项反射活动中,哪一项不属于非条件反射 （ ）
   A. 见到美味食品可引起唾液分泌   B. 低氧引起呼吸加深加快
   C. 新生儿的吮吸反射   D. 强光照射眼睛,瞳孔缩小
   E. 膝跳反射

8. 反馈信息使控制部分作用不断加强,直至发挥最大效应,称为 （ ）
   A. 反馈   B. 反馈信息
   C. 正反馈   D. 负反馈
   E. 前馈

9. 属于负反馈调节的过程见于 （ ）
   A. 排尿反射   B. 减压反射
   C. 分娩反射   D. 血液凝固
   E. 排便反射

10. 神经调节的基本方式是 （ ）
   A. 反射   B. 反应
   C. 反馈   D. 控制
   E. 前馈

11. 可兴奋细胞兴奋时,共有的特征是 （ ）
   A. 收缩反应   B. 分泌
   C. 神经冲动   D. 静息电位
   E. 动作电位

12. 下列生理过程中,属于正反馈调节的是 （ ）
   A. 减压反射   B. 排尿反射
   C. 体温调节   D. 血糖浓度调节
   E. 肺牵张反射

笔记栏

13. 维持机体稳态的重要调节过程是　　　　　　　　　　　　（　　）
　　A. 神经调节　　　　　　　　　　B. 体液调节
　　C. 自身调节　　　　　　　　　　D. 负反馈调节
　　E. 正反馈调节

三、问答题

1. 衡量组织兴奋性的指标是什么？其与兴奋性的关系如何？

2. 什么是内环境的稳态？保持内环境的相对稳定有何生理意义？

3. 试述人体生理功能的调节方式及其特点。

4. 何谓正反馈和负反馈？举例说明正、负反馈调节过程及其生理意义。

第二章
细胞的基本功能

学习目标

◎ 掌握　①主动转运的概念、特点。②静息电位概念及产生机制。③动作电位概念及产生机制。

◎ 熟悉　①单纯扩散、易化扩散、入胞和出胞等物质转运方式。②神经-骨骼肌接头处兴奋传递的过程。③骨骼肌兴奋-收缩耦联的过程。

◎ 了解　①细胞的信号转导功能。②局部电位的概念、特点。③骨骼肌收缩形式及主要影响因素。

　　细胞(cell)是人体基本的结构和功能单位。人体的各种生理活动都是由构成人体的细胞完成的。只有了解细胞的基本功能,才能对整个人体及其各个部分的功能和发生机制有更深入的理解和认识。人体的细胞有200余种,分布于特定的部位,执行特定的功能,但它们的有些活动是具有共性的。本章主要介绍细胞的这些具有共性的基本功能,包括细胞的跨膜物质转运功能、细胞的信号转导功能、细胞的生物电现象和肌细胞的收缩功能。

第一节　细胞的跨膜物质转运功能

　　细胞膜是包被细胞质的一层生物膜,又称为质膜,作为细胞的屏障,它把细胞内容物和细胞周围环境分隔开来,使细胞内部保持相对独立和稳定。这种独立和稳定对维持细胞内功能蛋白的活性和正常的新陈代谢具有至关重要的作用。关于细胞膜的基本结构和组成现在公认的是由 Singer 和 Nicholson 于 1972 年提出的膜结构的液态镶嵌模型,即细胞膜是以液态脂质双分子层为基架,在脂质双分子层内及其表面镶嵌着具有不同结构和功能的蛋白质。

　　细胞的新陈代谢和它们的许多功能都与细胞膜的物质转运有关。进出细胞的物质种类很多,有脂溶性的和水溶性的、带电的和不带电的、大分子的和小分子的。这些物质分子的跨膜转运对细胞内的各种生命活动过程具有重要的意义,细胞膜转运物质的形式也是多种多样的,常见的物质转运方式包括以下几种。

一、单纯扩散

单纯扩散是指脂溶性小分子物质由膜的高浓度一侧向低浓度一侧的转运过程,它是一种物理扩散现象。溶液中的溶质总是从高浓度区向低浓度区做顺浓度梯度移动,直到两个区该物质的浓度达到平衡为止。一般条件下,扩散量与膜两侧物质的浓度梯度成正比,即物质浓度梯度越大,扩散量越大。对于电解质,离子的移动不仅决定于该离子的浓度梯度,还决定于离子所受的电场力。物质的扩散量还决定于该物质通过膜的难易程度,即膜对该物质的通透性。一般来说,脂溶性高而分子量小的物质容易穿过细胞膜,即膜对该物质的通透性大。细胞膜的基本骨架是脂质双分子层,所以只有脂溶性物质才能以单纯扩散的形式通过细胞膜。在人体中脂溶性物质的数量并不多,比较肯定的是 O_2、N_2、NH_3、CO_2、尿素、乙醇、甘油等都属于这类物质,它们都是以单纯扩散的方式进出细胞膜。值得注意的是,水分子虽然是极性分子,但由于它的分子量极小,且又不带电荷,所以膜对它仍是高通透的。

二、易化扩散

易化扩散是指非脂溶性小分子物质或离子在膜蛋白的介导下由膜的高浓度一侧向低浓度一侧的转运过程。易化扩散的方向及扩散量取决于物质的电-化学梯度及膜对物质分子的通透性。易化扩散包括载体介导的易化扩散和通道介导的易化扩散。

(一)经载体介导的易化扩散

细胞膜上存在种类和数量很多的特殊载体蛋白,主要帮助小分子有机物如葡萄糖、氨基酸等的跨膜转运(图2-1)。被转运物与载体结合后载体构象发生改变,这种分子构象的改变可以将被转运物从膜的高浓度一侧转移至低浓度另一侧,随后载体与被转运物解离。

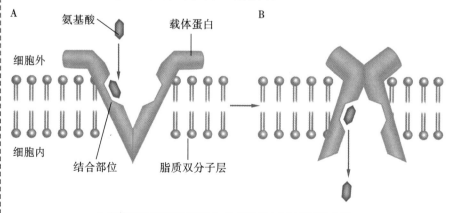

A.载体蛋白与被转运物结合;B.载体蛋白与被转运物分离。

图2-1　载体运输示意

载体介导的易化扩散有 3 个特点：

1. 结构特异性　膜上各种载体蛋白质与它所转运的物质之间有结构特异性，即每一种载体蛋白只能转运具有某种特定结构的物质。例如在相同浓度差的情况下，右旋葡萄糖的跨膜转运量明显超过左旋葡萄糖，木糖则几乎不能被转运。

2. 饱和现象　是指当膜两侧某物质的浓度差超过一定限度时，该物质的跨膜扩散量就不再增加的现象。载体介导物质转运的最大扩散量，取决于膜表面能转运这种物质的载体数目及载体上该物质结合位点的数目，亦即上述载体数目和位点数目决定了转运能力的极限，超过了这个极限，再增加待转运物质的浓度也不能增加转运量。

3. 竞争性抑制　一种载体若对结构类似的两种物质均有转运能力，则增加某一物质的浓度会抑制对另一物质的转运。这是因为载体上物质的结合位点有限。

（二）经通道介导的易化扩散

细胞膜上还有一类介导物质转运的特殊蛋白质——通道蛋白。通道蛋白是一类贯穿脂质双分子层，中央带有亲水性孔道的膜蛋白。当孔道开放时，离子可直接经孔道实现跨膜流动（故而又称离子通道），因无须与脂质双分子层接触，故而转运速度极快，这也是载体与通道之间最重要的区别（图 2-2）。通道蛋白也有特异性，即离子选择性，通常一种通道只允许一种离子通过，因而有钾通道、钠通道、钙通道等。离子跨膜扩散量，取决于开放的通道数目和电-化学梯度，开放的通道数目愈多，扩散量和通透性就愈大。通道蛋白的第二个特性是它的门控特性，即通道开放和关闭的功能状态转换由闸门控制。闸门是通道蛋白的组成部分，可受跨膜电位差、化学信号或机械刺激的影响而产生定向移位，使通道开放和关闭。一旦某一离子通道开放，便允许这种离子顺电-化学梯度从膜的一侧向另一侧扩散，也即细胞膜对该离子的通透性增大或电导（电阻的倒数）增大（图 2-2）。

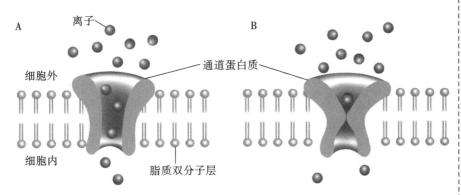

A. 通道开放；B. 通道关闭。

图 2-2　通道转运模式

通道蛋白的第三个特性在于其功能状态的可变性。根据通道闸门的活动，离子通道可有激活、失活、复活或备用 3 种状态。激活是指通道处于开放状态,允许某种离子选择性通过;失活是指通道处于关闭状态,不允许离子通过,并且在此阶段不能再开放;复活或备用是指通道处于关闭状态,但受到适当刺激可开放。

根据引起通道开放的条件不同,通道可分为电压门控通道、化学门控通道和机械门控通道。①电压门控通道:指通道的开闭受膜两侧的电位差控制,具有电压依从性和时间依从性。如分布于神经纤维和肌细胞膜上的 Na^+、K^+、Ca^{2+} 等离子通道。②化学门控通道:指通道的开闭受膜两侧某种化学物质的控制,如突触后膜、肌细胞终板膜和某些腺细胞膜上的离子通道。递质、激素或药物等化学信号激活受体时(见细胞的信号转导功能),引起化学闸门的改变,使通道激活而开放,影响离子的跨膜转运。③机械门控通道:指通道的开闭受某种机械刺激的控制,如内耳毛细胞上的离子通道。

通道的开放造成了带电离子的跨膜移动,这固然是一种物质转运形式,而其功能意义却不仅仅在此。当通道开放引起带电的离子跨膜移动时,形成跨膜电流(即离子电流),而移位的带电离子会造成膜两侧电位差即跨膜电位(见"本章第三节"),跨膜电位的改变以及进入膜内的离子(特别是 Ca^{2+}),又完成跨膜信号的传递,会进一步引起该通道所在细胞一系列的功能改变。由此可见,通道既参与跨膜物质转运,又参与跨膜信息转导。

离子通道能被某些化学物质阻断。选择性阻断离子通道的物质被称为通道阻断剂,如河豚毒可阻断钠通道、四乙胺可阻断钾通道。

在单纯扩散和易化扩散中,物质都是顺着浓度差或电位差(浓度梯度或电位梯度)移动的。这些物质移动时,所消耗的能量均来自电位差和浓度差本身所包含势能,无须消耗细胞代谢产生的能量。因此,单纯扩散和易化扩散都属于被动转运(passive transport)。

三、主动转运

主动转运指细胞通过本身的某种耗能过程,将分子或离子逆浓度梯度或逆电位梯度跨膜转运的过程。按照热力学定律,溶液中的分子和离子由低浓度区域向高浓度区域移动,必须由外部供给能量。在膜的主动转运中,所需能量只能由膜或膜所属的细胞来供给,这就是主动的含义。主动转运的结果是形成某种物质在细胞膜内外的不均匀分布,这是生物电活动、正常代谢等机体功能发挥的重要条件。主动转运按其利用能量来源的不同,又可分原发性主动转运(由 ATP 直接供能)和继发性主动转运(由 ATP 间接供能)。

(一)原发性主动转运

原发性主动转运即一般所说的主动转运,它的能量直接来自 ATP 的分解,主要见于对离子的转运,其中对 Na^+、K^+ 的主动转运研究比较深入。所有活组织的细胞内液和细胞外液中各种离子的浓度差别很大,如神经细胞和肌细胞,正常时膜内 K^+ 浓度约为膜外的 30 倍,而膜内 Na^+ 浓度则是膜外的 1/12。这种膜内外离子不均衡分布的形成和维持,依赖于细胞膜上普遍存在着的一种结构"钠钾泵",简称钠泵,因可水解 ATP,又称 Na^+-K^+ 依赖式

ATP 酶。钠泵是一种膜蛋白,分子量约为 250 000,由 α 和 β 亚单位组成二聚体,肽链多次穿越脂质双分子层。钠泵可因膜内 Na^+ 的增加或膜外 K^+ 的增加而激活,钠泵活动时,它将泵出 Na^+ 和泵入 K^+ 的过程耦联在一起进行。一般生理情况下,钠泵每分解一个 ATP 分子可泵出 3 个 Na^+,同时泵入 2 个 K^+(图 2-3),因此钠泵是一种生电性泵;这种比例关系在某些病理情况下是可以改变的。毒花毛苷可抑制钠泵的 ATP 酶活性,使钠泵转运 Na^+ 和 K^+ 的能力降低。钠泵的活动具有重要的生理意义,例如,它能维持细胞内外 Na^+、K^+ 的浓度差,形成细胞外高 Na^+、细胞内高 K^+ 的不均衡分布,这是细胞生物电产生的基础;同时,膜两侧的 Na^+ 浓度差也是其他物质继发性主动转运(如葡萄糖和氨基酸的主动吸收)的动力。

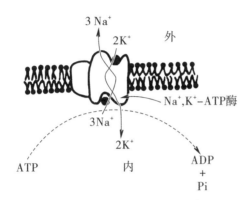

图 2-3 钠钾泵作用机制示意

(二)继发性主动转运

继发性主动转运许多物质在进行主动转运的过程中,所需能量并不直接来自 ATP 的分解,而是来自 Na^+ 在膜两侧的浓度势能差,后者是钠泵利用 ATP 分解释放的能量建立的。这种间接利用 ATP 能量的主动转运过程称为继发性主动转运。由于钠泵的原发性主动转运,建立了膜两侧的 Na^+ 浓度势能差,如果 Na^+ 顺浓度梯度进行易化扩散,其所释放出来的势能便可为其他物质逆浓度梯度或电位梯度的跨膜转运提供能量。前提条件是必须有特殊的细胞膜载体蛋白的协助。该载体蛋白可将 Na^+ 顺浓度梯度的易化扩散和其他某物质跨膜转运相耦联起来,使两者同时转运,故该载体蛋白称为协同转运体。如果两者的转运方向相同,称为同向转运,相应的转运体称为同向转运体;反之,则称为逆向转运,相应转运体称为逆向转运体。Na^+–葡萄糖的转运就是同向转运最明显的例子(图 2-4)。在小肠和肾近端小管的上皮细胞,管腔液中的葡萄糖和 Na^+ 同时与顶端细胞膜上的载体(即 Na^+–葡萄糖同向转运体)结合。由于钠-钾泵的活动,造成了细胞内 Na^+ 浓度低于细胞外 Na^+ 浓度,Na^+ 顺浓度梯度的转运为葡萄糖逆浓度梯度转运提供了能量,使 Na^+ 和葡萄糖从小肠和肾小管的管腔一起转运到管壁的细胞内。Na^+–Ca^{2+} 交换则是逆向转运的一个例子。在大多数细胞,细胞膜上 Na^+–Ca^{2+} 交换体利用膜两侧的 Na^+ 浓度势能,以 3 个 Na^+ 进入和 1 个 Ca^{2+} 排出的比例,使胞质内游离 Ca^{2+} 浓度维持在很低的水平。

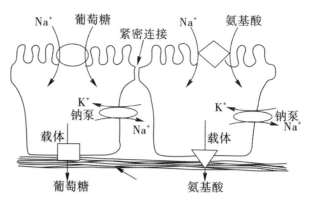

管腔膜上的圆和方块,分别表示同葡萄糖和某些氨基酸的
继发性主动转运有关的转运蛋白质。

图2-4　葡萄糖和氨基酸的继发性主动转运

四、入胞和出胞

上述的单纯扩散、易化扩散、主动转运主要涉及小分子物质和离子的跨膜转运,而大分子和物质团块出入细胞的过程称为出胞或入胞式物质转运。这种物质转运方式由于细胞膜形态结构和细胞功能都发生改变,其过程更为复杂(图2-5)。

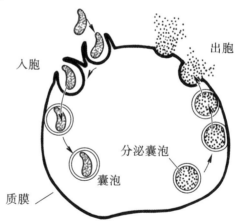

图2-5　出胞和入胞

出胞(exocytosis)是指胞质内一些大分子物质(固态、液态)以分泌囊泡的形式排出细胞的过程。这种转运方式主要见于细胞的分泌活动,如内分泌细胞分泌激素、神经元释放神经递质、外分泌腺分泌颗粒等。细胞内各种蛋白质分泌物先在粗面内质网合成,再转移至高尔基复合体,被修饰成由膜结构包裹的分泌囊泡,储存在细胞内。当细胞受到膜外某些特殊的化学信号或膜两侧电位改变的刺激时,局部膜中的钙通道开放,内流的 Ca^{2+}(内流的 Ca^{2+} 也可引发胞内 Ca^{2+} 库释放 Ca^{2+})触发囊泡向细胞膜移动,囊泡膜和细胞膜接触,相互融合,并在融合处出现裂口,将囊泡内容物一次性地全部排

空,囊泡膜就成为细胞膜的组成部分。

　　入胞是指细胞外某些大分子物质(蛋白质)或物质团块(如脂肪颗粒、侵入体内的细菌或异物等)进入细胞的过程。如果进入的是固体物质则称吞噬;若进入的为液体则称为吞饮。入胞过程(图2-6)首先是物质被细胞膜所识别,接着与这些物质相接触的部分的膜发生内陷,并逐渐将其包绕,以至包被异物,然后异物连同包被它的那一部分细胞膜一起进入胞质内形成一个吞噬泡,最后这些吞噬泡与溶酶体融合,其内容物被溶酶体内所含的各种酶消化。

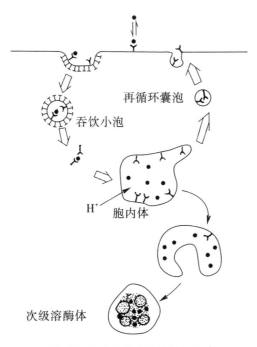

图2-6　受体介导式入胞过程示意

第二节　细胞的信号转导功能

　　人体是由数以亿计的细胞组成的有机整体。细胞会不断受到来自周围环境的各种理化因素的影响而改变其代谢活动。细胞外液中的许多化学分子,如神经递质、激素、细胞因子等信号分子,它们不需要自身进入细胞后才能起作用,它们大多数是选择性地同靶细胞膜上特异的受体结合,再通过信号转导过程,引起靶细胞膜的电变化或其他细胞内功能的改变。受体是指能与信号分子做特异性结合而发挥信号转导作用的蛋白质。受体根据存在的部位不同分为膜受体和细胞内受体。细胞内受体又有胞质受体和核受体。有关细胞间信号转导的方式和过程,目前了解较多的有如下几种。

　　(一)离子通道受体介导的信号转导

　　有一类受体蛋白自身就是离子通道,通道上有与相应化学物质结合的位点。当特定的化学物质与结合位点结合,可引起通道的开放或关闭,在离子实现跨膜转运的同时,也可实现化学信号跨膜转导。对这种跨膜信号的传递方式的研究,最早是从对运动神经纤维末梢释放的乙酰胆碱(ACh)如何引起它所支配的骨骼肌细胞兴奋的研究开始的。当神经冲动到达神经末梢处时,末梢释放一定数量的 ACh 分子同肌细胞终板膜上被称为"受体"的结构结合,引起终板膜产生电变化,最后引起整个肌细胞的兴奋和收缩。由分子生物学实验技术研究发现,终板膜上完成 ACh 跨膜信号转导的蛋白质"受体"实际上是一种通道蛋白质,其有两个亚单位能与 ACh 分子发生特异性结合。这种结合引起通道蛋白质的变构而使其开放,然后再通过相应离子的易化扩散完成跨膜信号转导。因此,这种通道蛋白质应称为 N-型(或烟碱型)ACh 门控通道,属于化学门控通道或化学依从性通道。目前一些氨基酸递质,包括谷氨酸、门冬氨酸、γ-氨基丁酸和甘氨酸等,主要是通过与 N-型 ACh 门控通道结构类似的化学门控通道影响其靶细胞。

(二)G 蛋白耦联受体介导的信号转导

G 蛋白是鸟苷酸结合蛋白的简称,与 G 蛋白耦联的受体有 1 000 多种。G 蛋白位于细胞膜的内侧面,它把膜受体与离子通道或位于胞质面能够催化生成第二信使的酶连接起来。G 蛋白可以直接或间接(通过第二信使)调节离子通道的活动,离子通道的开放将使膜电位发生改变。如果 G 蛋白的激活引起 Ca^{2+} 通道开放,使细胞内 Ca^{2+} 升高,则可激活细胞内的 Ca^{2+} 依赖性蛋白激酶。

细胞膜上有多种受 G 蛋白调节的效应蛋白酶,现介绍其中最重要的两种。

腺苷酸环化酶(adenylyl cyclase,AC)由兴奋性 G 蛋白(G_s)激活。激活后的 AC 可催化 ATP 转变为 cAMP,cAMP 再激活 cAMP 依赖性蛋白激酶,也称蛋白激酶 A(proten kinase A,PKA),继而使底物蛋白磷酸化,最终导致细胞功能的变化(图 2-7)。PKA 可使细胞内多种蛋白质磷酸化,因此激活 PKA 在同一细胞可引起多种生理效应,在不同细胞引起不同的反应。

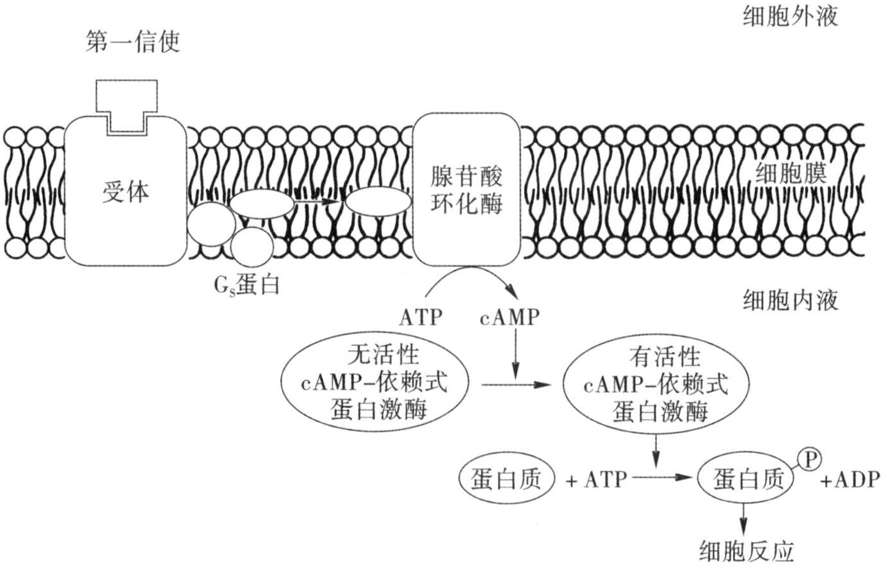

图 2-7 cAMP 作为第二信使的信号转导通路

值得指出的是,G蛋白触发的激酶磷酸化级联反应在信号转导过程中还使信息逐级放大。一个AC分子可催化产生多个cAMP分子,而一个cAMP分子又可激活多个PKA分子,以此类推,因而极微量的第一信使分子能够产生巨大的生物效应。例如一分子肾上腺素最终可使肝产生和释放10^8个分子的葡萄糖。

并非所有的G蛋白都激活AC,抑制型G蛋白(G_i)则抑制鸟苷酸环化酶的活性,从而发挥抑制作用。

磷脂酶C(phospholipase C,PLC)由另一种G蛋白(G_q)激活。激活后的PLC将细胞膜的二磷酸磷脂酰肌醇分解为三磷酸肌醇(IP_3)和二酰甘油(DG)。DG可激活蛋白激酶C(PKC),后者可使蛋白质磷酸化,引起生物效应。而IP_3与内质网上的Ca^{2+}通道结合使之开放,导致内质网中Ca^{2+}的释放和胞质内Ca^{2+}浓度升高(图2-8)。

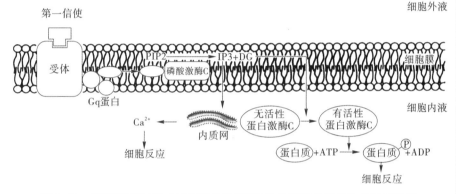

图2-8　三磷酸肌醇(IP_3)和二酰甘油(DG)作为第二信使的信号转导通路

Ca^{2+}在许多细胞中可作为第二信使完成化学信号和电信号的跨膜转导。在静息状态下,细胞内的Ca^{2+}浓度维持在较低的水平。在活动状态时,由于细胞膜上电压门控Ca^{2+}通道开放引起Ca^{2+}内流和(或)内质网上Ca^{2+}通道开放引起Ca^{2+}释放,导致细胞内Ca^{2+}浓度升高。在某些细胞,如心肌细胞,细胞外的Ca^{2+}进入细胞后激活内质网上的钙敏感通道使其开放。这样,少量的Ca^{2+}进入细胞,可作为第二信使导致内质网释放大量的Ca^{2+}。Ca^{2+}可直接作用于底物蛋白发挥调节作用,如Ca^{2+}与肌钙蛋白结合触发骨骼肌收缩。但是Ca^{2+}主要是与细胞内的一种重要的调节蛋白——钙调蛋白结合,进而激活钙调蛋白依赖性蛋白激酶,使蛋白质磷酸化而引起生物效应。

(三)酶耦联受体介导的信号转导

酶耦联受体是指细胞膜上的一些蛋白质分子,既有受体的作用又有酶的作用。酶耦联受体目前可分为两种,一种是酪氨酸激酶受体,另一种是鸟苷酸环化酶受体。

酪氨酸激酶受体(tyrosine kinase receptor,TKR)是贯穿细胞膜脂质双分子层的膜蛋白,有位于膜外侧面的受体部分和伸入胞质内的酪氨酸激酶结构域部分。受体部分与信号分子结合,导致该受体自身的酪氨酸激酶结构域磷酸化,也可使胞内靶蛋白质的酪氨酸残基磷酸化,从而引起细胞功能的改变。这一跨膜转导过程无须 G 蛋白的参与。

鸟苷酸环化酶受体(guanylyl cyclase receptor)是一个跨膜 α-螺旋,位于膜外侧的 N 端有配体结合位点,位于膜内侧的 C 端有鸟苷酸环化酶(GC)。配体与受体结合后激活 GC 的活性,分解 GTP 为环一磷酸鸟苷(cGMP)。cGMP 作为第二信使激活 cGMP 依赖性的蛋白激酶,或称蛋白激酶 G(PKG)。PKG 使特定的效应蛋白磷酸化而引起生物效应。

第三节　细胞的生物电现象

生物体活细胞在安静和活动时都存在着电活动,这种电活动称为生物电现象。细胞生物电现象是一种普遍存在又十分重要的生命现象,也是生理学的重要基础理论。临床上广泛应用的心电图、脑电图、肌电图及视网膜电图等就是这些器官和组织活动时生物电变化的表现。

神经、肌肉等组织在进化过程中获得了高度精确和快速产生与传播一种特殊信号的能力,这种信号就是电信号,它与神经、肌肉等组织的功能活动紧密相关。电信号的产生和传播都是在细胞膜两侧进行的,所以要了解细胞电活动的机制,需首先了解跨膜电位的特性及其产生机制。细胞的跨膜电位大体上有两种表现形式,即安静状态下的静息电位和受刺激而兴奋时发生的动作电位。

一、静息电位

(一)静息电位的记录和数值

静息电位(resting potential,RP)是指细胞未受刺激时(静息时),细胞膜内外两侧存在着外正内负的电位差。它是动作电位产生的基础。记录静息电位时,将参考电极置于细胞外,记录电极插入细胞内,这种记录方式称为细胞内电位记录。将一个参考电极和一个记录电极分别放在活细胞表面上的两点,记录不到两点之间的电位差。如果把记录电极插入细胞内,则电压计的指针将发生偏转,记录到一个膜内较膜外为负的跨膜电位(图 2-9)。这种在静息状态下(即细胞未受刺激的情况下),细胞膜内外两侧的电位差就是静息电位。例如,骨骼肌细胞的静息电位约 -90 mV,神经细胞约 -70 mV,平滑肌细胞约 -55 mV,红细胞约 -10 mV。膜内电位负值的减小(绝对值)称为静息电位减小,反之,则称为静息电位增大。

在生理学中,将静息电位存在时细胞膜两侧处于外正内负的状态称为极化,静息电位增大(例如从 -70 mV 变为 -90 mV)的过程称为超极化;静息电位减小(例如从 -70 mV 变为 -60 mV)的过程称为去极化;去极化至零电位后膜电位进一步变为正值,称为反极化,膜电位高于零电位的部分称为超射;细胞膜去极化后再向静息电位方向恢复的过程称为复极化。

笔记栏

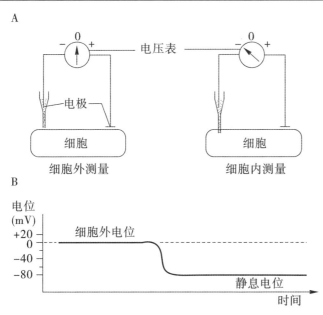

A. 左图记录电极和参考电极都在细胞外,右图记录电极在细胞内,而参考电极在细胞外;B. 微电极插入细胞前后记录到的电位。

图2-9　静息电位的测量

细胞跨膜电位的记录

　　1936 年,生物学家 J. Z. Young 发现了头足类软体动物枪乌贼的巨大神经轴突,其直径可达 1 mm。这与最大直径不超过 20 μm 的脊椎动物神经纤维相比,无疑是研究跨膜电位的绝好材料。1939 年,英国生理学家 A. L. Hodgkin 和 A. F. Huxley 将直径为 0.1 mm、内部充满海水的毛细玻璃管纵向插入枪乌贼大神经轴突(直径 0.5 mm)的断端,作为细胞内电极,同时将另一电极置于浸泡细胞的海水中,于是在毛细管尖端和细胞外电极之间记录到约 60 mV 的电位差(胞质为负)。将轴浆内电极靠近膜内侧或向中心移动,电位差均不变,表明电位差存在于膜的两侧。这样,他们便利用枪乌贼巨大轴突首次记录到膜两侧的静息电位。这一工作的意义在于实验测定的静息电位与根据细胞膜内、外钾浓度经 Nernst 公式计算的钾平衡电位(-75 mV)非常接近,从而有力地支持了 Bernstein 关于静息电位状态下细胞膜选择性对钾离子有通透性的膜学说。但是,实测的静息电位值总是略小于 K^+ 平衡电位,这说明细胞膜并不是像原来设想的那样只对 K^+ 有通透性,而可能对其他离子,特别是 Na^+ 亦有一定的通透性。

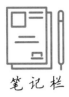

(二)静息电位产生的机制

静息电位的产生有两个重要条件,一是静息时膜两侧离子的不平衡分布;二是静息时膜对不同离子的通透性不同。生理条件下钠泵主动转运使细胞内外的离子呈现不均匀分布的状态,如细胞外正离子以 Na^+ 为主,而负离子以 Cl^- 为主,它们的浓度远高于细胞内 Na^+、Cl^- 的浓度;而细胞内正离子以 K^+ 为主,负离子以大分子蛋白质为主,同样远高于细胞外。如表 2-1 所示,哺乳动物神经轴突内的 K^+ 浓度是细胞外 K^+ 浓度 30 多倍,而细胞外 Na^+ 和 Cl^- 的浓度分别是细胞内浓度 12 倍和 30 倍。因此,如果细胞膜允许这些离子自由通过的话,将顺浓度差产生 K^+、大分子蛋白质负离子由细胞内到细胞外的外向流及 Na^+、Cl^- 由细胞外到细胞内的内向流。但是,当细胞处于静息状态时,细胞膜对 K^+ 的通透性大,对 Na^+ 的通透性很小,仅为 K^+ 通透性的 $1/100 \sim 1/50$,而对大分子蛋白质负离子则几乎没有通透性。因此,细胞静息时发生的离子流动主要是 K^+ 的外流。K^+ 外流必然有正电荷的向外转移,即细胞内的正电荷减少而细胞外的正电荷增多,从而形成细胞膜外侧电位高而细胞膜内侧电位低的电位差。可见,K^+ 外流是静息电位形成的基础,推动 K^+ 外流动力是膜内外的 K^+ 浓度差。

但是 K^+ 外流并不能无限制地进行下去,这是因为:随着 K^+ 顺浓度差外流,它形成的外正内负的电场力会阻止正电荷 K^+ 继续外流。当促使 K^+ 外流的浓度差所形成的向外扩散的力与阻止 K^+ 外流的电场力达到平衡时,K^+ 的净移动就会等于零。此时,细胞膜两侧的电位差就稳定下来,即静息电位。

表 2-1 哺乳动物神经轴突内外离子的浓度(mmol/L)和流动趋势

离子	细胞内液	细胞外液	细胞内外浓度比	离子流动趋势
K^+	155	4	39:1	外向流
Na^+	12	145	1:12	内向流
Cl^-	4	120	1:30	内向流

由于静息电位主要是 K^+ 外流达到平衡时的电位,所以又称它为 K^+ 的平衡电位。因此,K^+ 平衡电位的大小主要是由细胞内外 K^+ 的浓度差决定。只要知道细胞内外 K^+ 的浓度,应用 Nernst 公式就可以把 K^+ 平衡电位计算出来。但是,这个 K^+ 平衡电位的计算值和静息电位的实测值还是有小的差别。例如,枪乌贼巨大神经纤维 K^+ 平衡电位的计算值为 -87 mV,而它的静息电位实测值为 -77 mV。这是因为前者只有 K^+ 参加计算,而实际在静息时,静息电位的产生除了 K^+ 的外流,还有少量 Na^+ 和 Cl^- 的内流。

静息电位与极化状态都是细胞处于静息状态下的标志。它们是同一种现象的两种不同表达方式,静息电位表达的是膜内外的电位差,极化状态表达的是膜两侧电荷分布情况,而形成这一现象的决定性因素则是 K^+ 顺浓度差外流。

静息电位的大小,主要受细胞内外 K^+ 浓度差的影响。一般细胞内的 K^+ 浓度变动很小,因此造成细胞内外 K^+ 浓度差变动的主要因素是细胞外 K^+ 浓度。升高细胞外 K$^+$浓度,可使细胞内外 K$^+$浓度差减小,从而使 K$^+$向细胞外扩散的动力减弱,K$^+$外流减少,结果是膜内外的电位差变小,即静息电位减小。反之,降低细胞外的 K$^+$浓度,膜内外的电位差变大,即静息电位增大。这与在细胞浸浴液中增、减 K$^+$的实验中所测得的结果很接近。同时这个实验也进一步说明,形成静息电位的主要离子是 K$^+$。

此外,细胞代谢障碍也可影响静息电位的大小。钠泵功能的正常运转是维持正常静息电位的关键因素,细胞缺血、缺氧或 H$^+$增多(酸中毒),可导致细胞出现代谢障碍,钠泵功能受到抑制甚至停止,K$^+$不能顺利被泵回细胞内,细胞内外 K$^+$的浓度差逐渐减小,使得静息电位逐渐减小甚至消失。

二、动作电位

(一)细胞的动作电位

在静息电位的基础上,给细胞一个适当的刺激,可触发其产生快速的可传播的膜电位波动,这种膜电位的波动称为动作电位(action potential,AP)(图 2-10)。动作电位是可兴奋细胞兴奋的标志。

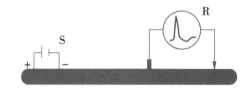

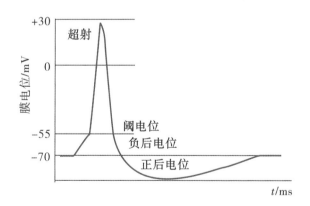

图 2-10　神经纤维的动作电位(细胞内记录)

1.动作电位的形态　不同的可兴奋细胞其动作电位的波形、波幅及持续时间可有较大差异,但骨骼肌和神经细胞动作电位的形态比较接近,由锋电位和后电位两部分组成,又可细分为 2 个时相。

(1)去极相　当神经细胞受到一次有效刺激时,膜内原来存在的负电位迅速消失,并进而变成正电位,即膜内电位在极短时间内可由静息时的 -70 mV 上升到 30 mV,膜两侧电位由原来的内负外正变为内正外负(称为反极化)。这样,整个膜内外电位变化的幅度为 $90 \sim 130$ mV,构成动作电位的上升支,亦即去极相。其中,超过零电位以上的部分为20～40 mV,称为超射值。

(2)复极相　由刺激所引起的膜内外电位差的倒转是暂时的,膜内电位很快下降并向静息水平恢复,这就构成了动作电位的下降支,亦称复极相。

动作电位去极相和复极相的初期,电位变化迅速,电位曲线形如尖锋,故称锋电位。锋电位持续时间极短,0.3～0.5 ms。在锋电位之后至完全恢复到静息之前,膜两侧电位还要经历一些微小而缓慢的波动,称为后电位。一般先是去极化后电位(亦称负后电位),持续5～30 ms;接着是超极化后电位(亦称正后电位)持续约40 ms或更长。总之,动作电位是在静息电位的基础上爆发的一次电位的快速上升又快速下降以及随后的缓慢波动的变化过程。它包括锋电位和后电位两部分,其中锋电位是主要部分,故一般所说的动作电位是对锋电位而言的,锋电位是动作电位的标志。

2.细胞动作电位特征　动作电位具有以下特点。①"全或无"现象:动作电位一旦产生就达到它的最大值,其变化幅度不会因刺激的加强而增大,也就是说,动作电位要么不产生(无),一旦产生就达到最大(全)幅度,这称为"全或无"现象。②不衰减性传导:动作电位一旦在细胞膜的某一部位产生,它就会立即向整个细胞膜传导,而且它的幅度和波形始终保持不变。③脉冲式:由于绝对不应期的存在,连续刺激产生的多个动作电位不可能重合在一起,动作电位之间有一定间隔而形成脉冲样图形。

(二)动作电位的产生机制

动作电位的产生是带电离子跨膜移动的结果。现已明确,动作电位就是可兴奋细胞受刺激后,膜对离子通透性的改变引起离子的跨膜移动并形成一系列膜电位的改变。

当神经纤维受到有效刺激时,引起细胞膜去极化,膜电位降低到某一临界值(阈电位),引起电压门控Na^+通道蛋白质分子构型发生改变,Na^+通道开放,Na^+顺电-化学梯度内流。随着Na^+的内流,膜进一步去极化,而去极化增大本身又促进更多的Na^+通道开放,如此反复促进Na^+内流,称为Na^+内流的再生性循环(regenerative cycle)。这种正反馈作用使膜以极大的速率自动地去极化,形成了锋电位陡峭的上升支(去极相),直到Na^+内流造成的膜内正电位上升到接近Na^+平衡电位水平。

细胞膜在去极相中,由于Na^+通道开放,对Na^+的通透性可增加500～5 000倍。但Na^+通道开放的时间很短(仅万分之几秒)。随后Na^+通道失活而关闭,膜对Na^+的通透性迅速下降;这时,膜上的电压门控K^+通道已经开放(激活),膜对K^+的通透性增大,膜内K^+顺着浓度梯度和(或)电场梯度向膜外扩散,使膜内电位由正值向负值转变,直至达到原来静息时接近K^+平衡电位水平,形成锋电位的下降支。由此可见,锋电位的上升支是Na^+内流的结果;而下降支则是K^+外流所致。一般认为复极时迅速外流的K^+蓄积在膜外附近,延缓了K^+外流而导致负后电位(去极化后电位)的产生;而超极化后电位的形成主要是由于K^+通道仍然处于一定的开放状态(持续数毫秒),使较多的K^+扩散到膜外,引起膜内正离子缺失而表现出超极化。钠钾泵活动也可能是形成超极化后电位的机制之一。

在一次动作电位结束后,虽然膜电位已恢复到静息电位水平,但 Na^+、K^+ 的跨膜浓度差则有微小的改变。如神经纤维每兴奋一次,进入细胞内的 Na^+ 量可使膜内的 Na^+ 浓度增大约 1/80 000,复极时扩散至膜外 K^+ 的量也大致相当。这种膜内 Na^+ 增多,膜外 K^+ 增多的状态激活了细胞膜上的钠泵,钠泵消耗能量将膜内多余的 Na^+ 运至细胞外,将膜外多余的 K^+ 运回细胞内,从而恢复细胞内外离子分布的不平衡,使正常细胞在经历多次动作电位后仍具有足够的 Na^+、K^+ 跨膜势能贮备,用于静息电位的维持和动作电位的产生,亦即维持了细胞的正常兴奋性。

（三）阈电位

刺激作用于细胞可以引起动作电位,但不是任何刺激都能触发细胞产生动作电位。在某些情况下,刺激引起的是与去极化相反的变化,膜内负电荷增加,静息电位增大,即细胞膜的超极化,此时细胞的兴奋性低于正常水平而不引起动作电位。如果刺激引起膜内正电荷增加,静息电位减小,当减小到一个临界值时即阈电位(threshold potential,TP)时,细胞膜上大量的钠通道开放,就触发了动作电位的产生。阈电位是能引起动作电位的临界膜电位。细胞在静息电位的基础上去极化达到阈电位是产生动作电位的必要条件。阈电位的数值约比静息电位小10～20 mV,如神经纤维的静息电位为–70 mV,其阈电位为–55 mV。

（四）细胞兴奋后兴奋性的变化

细胞在发生一次兴奋后,其兴奋性将出现一系列有次序的变化,然后才恢复正常。这一兴奋性的周期性变化包括以下几个时期。

1. 绝对不应期　在兴奋后最初一段时间,无论给予多大的刺激也不能使细胞再次兴奋,这段时间称为绝对不应期(absolute refractory period,ARP)。处在这一时期的细胞因为膜上的离子通道失活,阈值无限大,细胞的兴奋性降为零。

2. 相对不应期　在绝对不应期之后,钠离子通道开始复活,细胞的兴奋性也开始逐渐恢复,受到阈上刺激时可发生兴奋。由于膜上处于静息备用状态的通道数量较少,必须给予较强的阈上刺激才能引发动作电位。这一时期细胞的兴奋性仍低于正常水平,称为相对不应期。

3. 超常期和低常期　相对不应期过后,有的细胞还会出现兴奋性的波动,即轻度高于或低于正常水平,分别称为超常期和低常期。此时,膜上通道恢复备用状态,但最大复极电位和阈电位之间的差值发生波动,亦会影响细胞的兴奋性。例如,超常期时膜电位与阈电位之间的差值减少,受刺激时细胞更容易去极化达到阈电位,所以细胞的兴奋性增大。

绝对不应期大约相当于锋电位发生的时间;相对不应期和超常期大约相当于负后电位出现的时期;低常期相当于正后电位出现的时期。

（五）动作电位的传导

细胞膜任何一处受到刺激产生的动作电位可以迅速不衰减地沿细胞膜传播至整个细胞。动作电位在同一细胞上的传布过程称为传导。动作电位

笔记栏

【想一想】
　　阈电位与阈刺激和阈上刺激有何关联?

笔记栏

的传导实际上是细胞膜依次连续产生动作电位的过程。

现以神经纤维为例来说明动作电位传导的过程。当一条无髓神经纤维的一端受到有效刺激而产生动作电位时,该处的膜两侧出现了电位的暂时倒转,即兴奋部位膜外为负膜内为正,而邻近未兴奋部位仍处于外正内负的极化状态。由于膜两侧的细胞外液和细胞内液都是导电的,于是在神经纤维的兴奋段与未兴奋段之间出现了电位差而导致电荷的移动,这称为局部电流。由于局部电流的作用,使邻近未兴奋膜去极化达到阈电位水平,而产生动作电位。可见,局部电流就相当于外加刺激电流,导致未兴奋部位膜电位水平上移达阈电位,也即膜的已兴奋部位通过局部电流"刺激"了邻近的未兴奋膜,使之产生动作电位,这样的过程在膜表面连续进行下去,就表现为兴奋在整个细胞的传导(图2-11)。由于动作电位产生期间电位变化幅度和速率相当大,且细胞内、外液均具良好的导电性能,因此在单一细胞上,局部电流的强度超过了引起邻近膜兴奋所需阈强度数倍以上,因而动作电位的传导过程是"安全可靠"的。

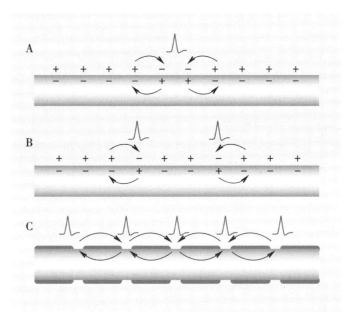

A、B 示意无髓鞘神经纤维上的兴奋传导;C 示意有髓神经纤维上的兴奋传导。

图2-11　神经纤维兴奋传导机制

上述以局部电流为基础的无髓鞘神经纤维上的兴奋传导机制,也基本适用于其他可兴奋细胞(如骨骼肌细胞等)。但在有髓神经纤维,情况有所不同。由于髓鞘具有电绝缘性,动作电位不能在髓鞘部位的神经细胞膜上发生。但是,郎飞结处的细胞膜是裸露的,所以动作电位可发生在郎飞结处。因此在有髓神经纤维兴奋的传导只能在相邻的两个郎飞结之间形成局部电流,而呈跳跃式传导,因此传导速度比在无髓神经纤维上快得多。

从局部电流的形成原理可以看出,如果在神经纤维的中段给予一个刺激并使之产生动作电位,那么在兴奋部位与其两侧的未兴奋膜之间均可形成局部电流,动作电位可同时向神经纤维的两端传导(即双向传导)。在整体,运动神经的兴奋从中枢发出,感觉神经的兴奋由感受器传入中枢,动作电位仅表现为单向传导。

三、局部电位

一般情况下,只有阈刺激和阈上刺激才能引起动作电位,而阈下刺激不能使膜去极化达到阈电位,因而不能产生动作电位。当去极化的刺激很弱时,钠通道并未被激活,仅在膜的局部产生电紧张电位;当给予稍大的去极化刺激时,可引起部分钠通道激活和内向离子电流,使膜在电紧张电位的基础上进一步去极化,但此时膜的去极化可增加 K^+ 的外向驱动力,且外向 K^+ 电流大于内向 Na^+ 电流,逐渐使膜电位又复极到静息电位水平,如此形成的膜电位波动称为局部电位。

局部电位具有以下特征:①局部电位幅度随阈下刺激强度的增强而增大,不具有全或无的特征;②不能像动作电位一样做远距离的不衰减传播,只是在局部形成向周围逐渐衰减的电紧张扩布;③没有不应期;④有总和现象。如果细胞膜相邻的部位同时受到阈下刺激,它们引起的局部兴奋可以叠加,称为空间总和;如果几个阈下刺激先后紧接着作用于细胞膜的某一点,它们引起的局部兴奋也可以叠加,称为时间总和。无论是时间总和或空间总和,当总和的结果使膜电位去极化达到阈电位水平时,就会引起动作电位的爆发。因此,动作电位可由一次阈刺激或阈上刺激引起,也可以由多个阈下刺激产生的局部兴奋经总和而引发。

第四节　肌细胞的收缩功能

人体的肌细胞分为骨骼肌细胞、平滑肌细胞和心肌细胞 3 种,它们基本的功能是收缩。本节主要以骨骼肌细胞为例,介绍肌细胞的兴奋和收缩过程。

一、神经-骨骼肌接头处兴奋的传递

(一)神经-骨骼肌接头处的结构

躯体运动神经纤维在接近骨骼肌细胞时失去髓鞘,轴突末梢部位形成膨大并嵌入由肌细胞膜形成的凹陷中,形成神经-骨骼肌接头。神经-骨骼肌接头处是由接头前膜、接头后膜和接头间隙 3 部分组成。接头前膜是神经轴突末梢的细胞膜。轴突末梢内含有许多囊泡,称为突触小泡,一个小泡内约含有 1 万个乙酰胆碱(acetylcholine,ACh)分子。接头后膜,又称运动终板或终板膜,是与接头前膜相对应的肌细胞膜。它较一般的肌细胞膜厚,并有规则地向细胞内凹陷,形成许多皱褶,这可以扩大它与接头前膜的接触面积,有利于兴奋的传递。在接头后膜上有与 ACh 特异结合的 ACh 受体,它为 N_2 型 ACh 受体,属于离子通道耦联受体,也是化学门控通道。接头前膜与接

头后膜并未直接接触,它们之间有一个充满细胞外液的间隙,即接头间隙(图2-12)。

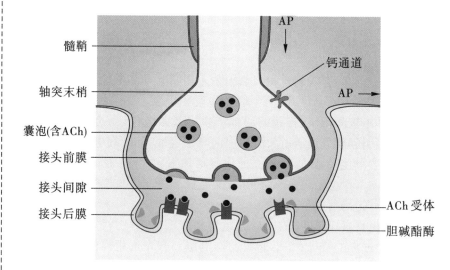

图2-12 神经-骨骼肌接头的结构及兴奋传递过程

（二）神经-骨骼肌接头处兴奋的传递过程

神经-骨骼肌接头处兴奋传递是将动运神经纤维上的动作电位传给骨骼肌细胞。如图2-12所示,当神经冲动沿神经纤维传到轴突末梢时,引起接头前膜上电压门控式钙通道开放,Ca^{2+}从细胞外液顺电-化学梯度进入轴突末梢,触发轴浆中的囊泡向接头前膜方向移动,囊泡膜与接头前膜融合进而破裂,以出胞的方式使贮存在囊泡中的ACh分子"倾囊"全部释放进入接头间隙,称为量子释放。据估算,一次动作电位能使200～300个囊泡内的ACh全部释放,约有10^7个ACh分子进入接头间隙。ACh通过接头间隙到达终板膜时,立即与终板膜上的ACh受体结合,使通道开放,允许Na^+、K^+等通过,但以Na^+内流为主,因而引起终板膜电位减小,即产生终板膜的去极化,称为终板电位。终板电位不是动作电位,从性质上说它属于局部反应,不表现出"全或无"现象,没有不应期,具有总和效应。其大小与接头前膜释放的ACh的多少呈正变关系。一次终板电位一般都大于相邻肌膜阈电位的3～4倍,终板电位引起邻近肌膜去极化达到阈电位,使肌膜上的电压门控式Na^+通道大量开放,从而爆发动作电位;肌细胞膜上产生的动作电位通过局部电流传遍整个肌膜,也就是引起了骨骼肌细胞的兴奋。接头前膜释放到接头间隙中的ACh并没有进入肌细胞,它只起到传递信息的作用,很快即被存在于接头间隙中和终板膜上的胆碱酯酶分解为胆碱和乙酸,从而失去作用,这样就保证了一次神经冲动仅引起一次肌细胞兴奋,表现为一对一的关系。否则,释放的乙酰胆碱在接头间隙中积聚起来,将使骨骼肌细胞持续地兴奋和收缩而发生痉挛(图2-13)。

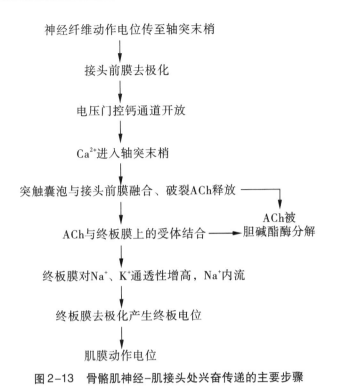

神经纤维动作电位传至轴突末梢

↓

接头前膜去极化

↓

电压门控钙通道开放

↓

Ca^{2+}进入轴突末梢

↓

突触囊泡与接头前膜融合、破裂ACh释放 ——

ACh被胆碱酯酶分解

ACh与终板膜上的受体结合 ——→ 胆碱酯酶分解

↓

终板膜对Na^+、K^+通透性增高，Na^+内流

↓

终板膜去极化产生终板电位

↓

肌膜动作电位

图2-13　骨骼肌神经-肌接头处兴奋传递的主要步骤

综上所述，运动神经的动作电位(电变化)，经 ACh 和 ACh 受体(化学物质)的作用，又引起骨骼肌细胞膜产生动作电位(电变化)，所以神经-骨骼肌接头处兴奋的传递可概括为电-化学-电过程，也称为化学传递。神经轴突末梢释放的在细胞间传递信息的化学物质称为递质，ACh 就是神经-骨骼肌接头处兴奋传递的递质。

(三)神经-骨骼肌接头处兴奋传递的特点

神经-骨骼肌接头处兴奋的传递与动作电位在神经纤维上的传导不同，它有以下特点。①单向性传递：即兴奋只能由接头前膜传向接头后膜，而不能反传。这是因为 ACh 存在于运动神经轴突末梢的囊泡中，从接头前膜释放，与接头后膜的受体结合的缘故。②时间延搁：这一过程非常复杂，故耗时较长，需要 0.5～1.0 ms，所以化学传递的速度远比神经冲动的传导要慢得多。③易受环境变化的影响：这一点具有重要的实用价值，人们可以通过调控这一过程的任一环节来研究它的功能或治疗骨骼肌的疾病。例如，使用 Ca^{2+} 能促使 ACh 的释放从而增强肌肉收缩；箭毒能与 ACh 争夺受体通道，使之不能引发终板电位，起到抑制肌细胞兴奋使骨骼肌松弛的作用；有机磷酸酯类能与胆碱酯酶结合而使其失效，从而使得 ACh 在终板膜处堆积，导致骨骼肌持续兴奋和收缩，故有机磷酸酯类农药中毒时出现肌肉震颤；而药物解磷定能复活胆碱酯酶，所以是治疗有机磷酸酯类中毒的特效解毒剂。

笔记栏

链接

有机磷酸酯类中毒

有机磷酸酯类主要作为农业和环境卫生杀虫剂,如敌百虫、乐果、敌敌畏等,有些则用作战争毒气,如沙林、梭曼和塔崩等。中毒常见途径为经皮肤接触或呼吸道吸入。中毒时有机磷酸酯类与胆碱酯酶结合,抑制了胆碱酯酶活性,使胆碱能神经末梢正常释放的递质 ACh 不能被有效水解,导致 ACh 在体内大量堆积,从而引起中毒者瞳孔缩小、腺体分泌增强、呼吸困难、肌束抽搐震颤等症状。阿托品是有机磷酸酯类中毒特异性、高效能解毒药物,有松弛平滑肌、抑制多种腺体分泌、加快心率和扩大瞳孔等作用。解磷定(如碘解磷定、氯解磷定)作为胆碱酯酶复活药,可以使单用阿托品所不能控制的严重中毒病例得到解救,而且也可显著缩短一般中毒病程。

二、骨骼肌收缩的机制

(一)骨骼肌细胞的微细结构

骨骼肌细胞在结构上的主要特点是细胞内含有大量的肌原纤维和高度发达的肌管系统。

1. 肌原纤维和肌节 每个肌细胞内都含有上千条直径 1~2 μm 的肌原纤维。每条肌原纤维沿长轴呈现规律的明、暗交替,分别称为明带和暗带。暗带的中央有一段相对较亮的区域,称为 H 带,H 带的中央,即暗带的中央,有一条横向的线,称为 M 线;明带中央也有一条线,称为 Z 线。每两条相邻 Z 线之间的肌原纤维称为一个肌节,是肌肉收缩和舒张的基本单位(图 2-14)。肌节是由粗、细两种肌丝构成的。粗肌丝位于暗带,中间有 M 线固定;细肌丝中部位于明带,中央有 Z 线固定,两端插入暗带的粗肌丝之间,所以暗带中除粗肌丝外也含有细肌丝,M 线两侧没有细肌丝插入的部分,形成较明亮的 H 带。

2. 肌管系统 骨骼肌细胞有两套独立的肌管系统。一种是走行方向与肌原纤维垂直的管道,称为横管或 T 管(T tubule),由肌膜向内凹陷并向细胞深部延伸而形成,它使沿肌膜传导的动作电位能迅速传播至细胞的内部。另一种管道的走行方向与肌原纤维平行,称为纵管,也称为肌质网(sarcoplasmic reticulum,SR)。肌质网膜上有钙泵,可逆浓度梯度将胞质中的 Ca^{2+} 转运至肌质网内。肌质网的末端膨大或呈扁平状,与 T 管膜或肌膜相接触(但不连接),称终池(terminal cisterna)。终池内 Ca^{2+} 浓度比肌浆高 1 000 倍以上,是细胞内贮存 Ca^{2+} 的场所。终池膜上有钙通道和钙泵,分别起着顺浓度梯度和逆浓度梯度转运 Ca^{2+} 的作用。骨骼肌中 80% 的 T 管与其两侧的终池相接触而形成三联管结构,是发生兴奋-收缩耦联的关键部位。

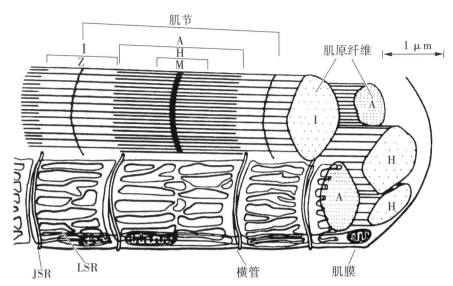

JSR:连接肌质网;LSR:纵行肌质网;A:暗带;H:暗带中的 H 带;I:明带;M:M 线。

图 2-14　骨骼肌的肌原纤维和肌管系统

（二）骨骼肌收缩的机制——肌丝滑行理论

20 世纪 50 年代的观察证实,肌肉缩短时暗带的长度不变,而明带和 H 带变窄;在肌肉伸长时,暗带的长度仍然不变,明带和 H 带变长。同时发现,无论肌节缩短或被拉长时,粗肌丝和细肌丝的长度都不变,而是两种肌丝的重叠程度发生了变化。基于这两方面的证据,人们提出了肌肉收缩的肌丝滑行学说。其主要内容如下:肌肉的缩短是由于肌节中细肌丝向粗肌丝中间滑行,而肌细胞中肌丝的长度和结构不变。即当肌肉收缩时,由 Z 线发出的细肌丝在某种力量的作用下主动向暗带中央滑动,结果相邻的各 Z 线互相靠近,肌节的长度变短,从而导致肌原纤维以至整条肌纤维和整块肌肉的缩短。

1. 肌丝的分子组成

（1）粗肌丝　主要由肌凝（球）蛋白组成（图 2-15）。一个肌凝蛋白分子分为杆和头两部分。在粗肌丝内肌凝蛋白分子的杆部朝向 M 线,呈束状排列,而它的头部则规律地分布在粗肌丝表面,形成横桥。横桥在细肌丝滑行过程中有重要作用,是拉动细肌丝滑行的直接发动者。它的具体作用主要有:①横桥与细肌丝上的位点结合会引起横桥向 M 线方向扭动。这种结合是可逆性的,继而出现分离,再与新的位点结合,这样产生同方向连续的摆动,拉动细肌丝向 M 线方向滑行。②横桥具有 ATP 酶的作用,可分解 ATP,释放能量,供细肌丝滑行时横桥摆动使用。

（2）细肌丝　主要由肌动（纤）蛋白、原肌凝（球）蛋白和肌钙蛋白组成（图 2-15）。肌动蛋白上具有肌凝蛋白横桥的结合位点,一旦横桥与其结合位点结合便可引起肌丝的相对滑行,使肌肉收缩。故将肌凝蛋白与肌动蛋白称为收缩蛋白。在肌肉安静时,原肌凝蛋白掩盖着肌动蛋白的结合位点,阻止横桥与结合位点结合。肌钙蛋白与原肌凝蛋白和肌动蛋白结合在一起,对 Ca^{2+} 有很强的亲和力,当 Ca^{2+} 与其结合后便可引起原肌凝蛋白的移位,暴露肌动蛋白的结合位点,引起肌丝滑行,导致肌肉收缩。肌钙蛋白和原肌凝蛋白不直接参与收缩,但可影响和控制收缩蛋白之间的相互作用,故称调节蛋白。

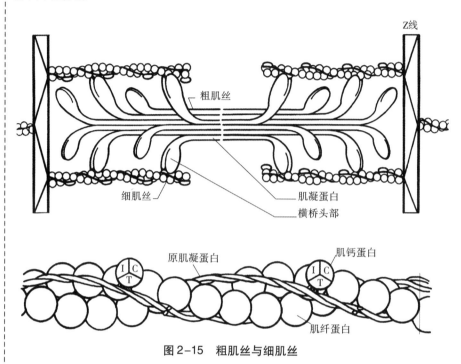

图 2-15　粗肌丝与细肌丝

2. 肌肉收缩的分子机制　　肌肉安静时,肌浆中的 Ca^{2+} 浓度低于 $10^{-7}mol/L$。当躯体运动神经冲动到达末梢,释放乙酰胆碱引起肌细胞膜兴奋时,通过兴奋-收缩耦联过程,引起终池内 Ca^{2+} 的释放,肌浆中的 Ca^{2+} 浓度瞬时升高达 $10^{-5}mol/L$。肌钙蛋白与 Ca^{2+} 结合,引起整个肌钙蛋白分子变构,进而导致原肌凝蛋白分子变构,原肌凝蛋白滑入肌动蛋白双螺旋沟的深部,暴露肌动蛋白分子上的结合位点。一般认为,横桥在肌肉收缩前与粗肌丝主干垂直,一旦肌动蛋白分子上的结合位点暴露,横桥即与之结合,横桥上 ATP 酶被激活,分解 ATP 释放能量,使得横桥向 M 线方向有力摆动并拖动细肌丝向粗肌丝中央滑行。然后,横桥自动与肌动蛋白上的结合位点分离,回到其原先的垂直方向,并与下一个结合位点结合,横桥再次摆动,拖动细肌丝又向粗肌丝中点前进一步。如此,横桥前后往复地运动,一步一步地在细肌丝上"行走",拖动细肌丝向粗肌丝中点滑行。从理论上来说,与细肌丝结合的横桥数目越多,肌肉的收缩力量就越大。

当肌质网把 Ca^{2+} 泵回终池,肌浆中 Ca^{2+} 浓度降低时(低于 $10^{-7}mol/L$),Ca^{2+} 与肌钙蛋白分离,肌钙蛋白和原肌凝蛋白恢复原先的构型,原肌凝蛋白再次掩盖肌动蛋白上的结合位点,阻止横桥与肌动蛋白结合,细肌丝回到肌肉收缩前的位置,肌小节恢复收缩前的长度,肌肉舒张。

3. 骨骼肌的兴奋-收缩耦联　　前面已经讨论了骨骼肌细胞的收缩机制,那么它又是如何由兴奋(电活动)引起收缩(机械活动)的呢?

当肌细胞受到有效刺激而兴奋时,总是先在肌膜上引起一个可传导的动作电位,然后才出现肌肉的收缩。直接引起收缩,两者之间存在一个耦联过程。以肌膜的电变化为特征的兴奋过程和以肌丝滑行为基础的收缩过程之间的中介过程称为兴奋-收缩耦联。胞质内 Ca^{2+} 浓度升高和降低是引起肌肉收缩和舒张的关键。一般认为,兴奋-收缩耦联过程包括以下 3 个主要步骤(图 2-16)。

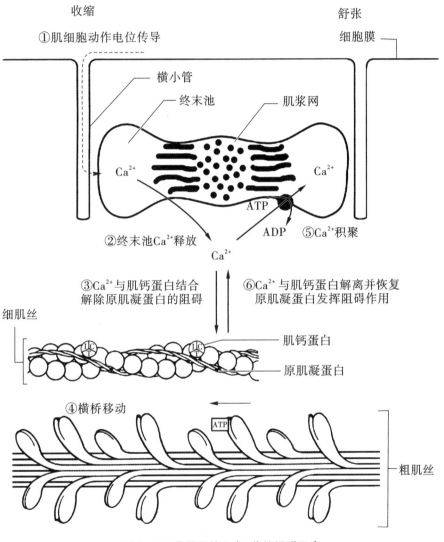

图2-16　骨骼肌的兴奋-收缩耦联示意

（1）兴奋通过横管系统传导到肌细胞内部　如前所述,横管是肌细胞膜向细胞内部陷入的部分,具有与肌膜相似的特性。当肌膜产生以 Na^+ 内流为基础的动作电位时,动作电位可沿着肌膜传导到横管,深入到三联管。

（2）三联管处的信息传递　横管膜上的动作电位可引起与其邻近的终池膜上大量的 Ca^{2+} 通道突然开放(维持约几毫秒),Ca^{2+} 顺着浓度梯度从终池流入胞质,导致肌丝滑行。

（3）终池对 Ca^{2+} 的贮存、释放和再聚集　终池膜上存在的 $Ca^{2+}-Mg^{2+}$ 依赖式 ATP 酶(钙泵),可将肌浆中的 Ca^{2+} 逆浓度梯度主动转动到终池中贮存,从而使肌浆 Ca^{2+} 浓度保持较低水平,而终池内 Ca^{2+} 浓度保持较高水平(大约比肌浆高 10 000 倍)。当肌膜兴奋引起终池内的 Ca^{2+} 释放后,钙泵活动增强,导致 Ca^{2+} 在终池内的再聚集。由于肌浆网中的 Ca^{2+} 浓度降低,最终引起肌肉舒张。

由此可见,三联管是实现兴奋-收缩耦联的重要结构,Ca^{2+} 是兴奋-收缩耦联的关键物质。

三、骨骼肌的收缩形式及主要影响因素

骨骼肌收缩时产生两种变化:一是长度的缩短,一是张力的增加。在不同情况下,肌肉收缩有不同的表现形式。

(一)骨骼肌收缩的形式

1. 等长收缩和等张收缩 长度与张力变化是骨骼肌收缩的基本表现形式。等长收缩是指当肌肉收缩时仅产生张力的增加而长度不变的收缩形式。在整体情况,试图移动一个大大超过肌肉本身张力的负荷时,肌肉即产生等长收缩。等张收缩是指肌肉收缩时只有长度的缩短而无张力变化的收缩形式。肌肉等张收缩时,出现了长度的缩短,故可完成一定的机械外功;外功的大小等于位移与所移动负荷重量的乘积。肌肉做等长收缩时负荷无位移,因此肌肉没有对外做功。

人体骨骼肌的收缩大多数情况下是混合式的,在肌肉开始收缩时,先有肌张力的增加(长度不变),当张力超过负荷时,表现为肌肉的缩短,张力不再变化而保持恒定。

2. 单收缩和收缩的复合 单收缩是指肌肉(整块肌肉或单个肌细胞)受到一次短促的有效刺激而产生的一次收缩。单收缩的全过程可分为 3 个时期。①潜伏期:指从刺激开始到肌肉开始收缩的一段时间,其中包括肌肉接受刺激后兴奋的产生、传导以及兴奋-收缩耦联所耗费的时间。②收缩期:指从肌肉开始收缩到肌肉收缩达到顶点(长度最短或张力最大)的一段时间。③舒张期:指从肌肉收缩顶点开始到恢复原状的一段时间。收缩期的时间比舒张期短。在单收缩过程中,肌肉的动作电位先于收缩出现,且于收缩达峰值前结束。收缩的复合是指由多个有效刺激引起收缩重叠的形式(图 2-17)。如果给肌肉的连续脉冲刺激频率较低,每一个新的刺激出现在上一次刺激引起的单收缩全过程结束之后,肌肉会产生一连串独立的单收缩;当刺激频率增加到一定程度时,每一个新刺激出现在前一次收缩的舒张期,则肌肉在舒张期还未结束的基础上进行新的收缩,各刺激引起的收缩发生不完全的互相融合,在记录曲线上呈锯齿形,称为不完全强直收缩;如果刺激频率继续增加,使肌肉在前一收缩的收缩期即开始新的收缩,各次收缩的张力或长度变化可以融合而叠加起来,记录曲线上的锯齿形消失,称为完全强直收缩。强直收缩的上述两种形式均属收缩的复合。肌肉强直收缩产生的张力大于单收缩。在整体内,骨骼肌的收缩都属于强直收缩。

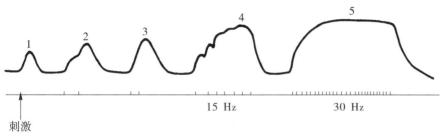

15 Hz　　　　　30 Hz

刺激

1.单收缩;2、3.单收缩的复合;4.不完全强直收缩;5.完全强直收缩。

图2-17　骨骼肌的收缩形式

（二）骨骼肌收缩的主要影响因素

肌肉收缩效能表现为收缩时所产生的张力大小、肌肉缩短的程度和速度。骨骼肌的收缩效能取决于肌肉收缩前或收缩时所承受的负荷和肌肉自身的收缩能力。

1.前负荷　肌肉收缩之前承受的负荷,称为前负荷。前负荷的大小决定了肌肉收缩前的长度,即初长度。在生理学实验中肌肉的前负荷大小也可用初长度来表示。在等长收缩条件下,测定不同初长度时肌肉主动收缩产生的张力,可得到张力与肌肉长度的关系曲线（图2-18）。肌肉的长度-张力关系曲线表明,肌肉收缩存在一个最适初长度,在此初长度下收缩,可产生最大的张力;大于或小于此初长度,肌肉收缩产生的张力都将下降。骨骼肌肌节最适初长度为 $2.0 \sim 2.2\ \mu m$。最适初长度时的前负荷称为最适前负荷。

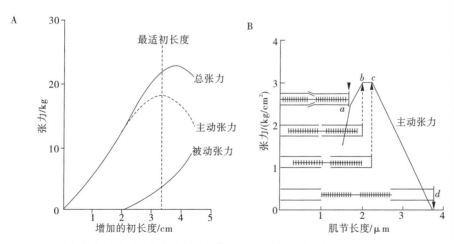

A.肌肉的长度-张力关系曲线,主动张力等于总张力减去被动张力;B.肌节的长度-张力关系曲线。

图2-18　肌肉等长收缩时的长度-张力关系

2.后负荷　肌肉开始收缩后遇到的负荷,称为后负荷。在等张收缩的条件下,测定不同后负荷时肌肉收缩产生的张力和缩短的速度,可得到图2-19所示的张力-速度曲线。该曲线表明,随着后负荷的增加,收缩张力增加而缩短速度减小。当后负荷增加到使肌肉不能缩短时,肌肉可产生最大等长收缩张力(P_0);当负荷在理论上为零时,肌肉缩短可达最大缩短速度(V_{max})。

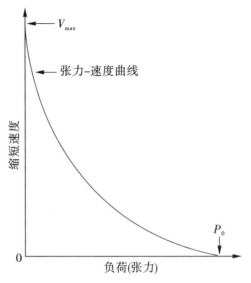

图 2-19　肌肉等张收缩时的张力-速度关系

3. 肌肉收缩能力　肌肉收缩能力是指与前后负荷无关的肌肉内部的功能状态。肌肉收缩能力提高时,收缩时产生的张力的大小、肌肉缩短的程度和速度均将提高。肌肉收缩能力与多种因素有关,如兴奋-收缩耦联过程中胞质内 Ca^{2+} 浓度的变化、肌凝蛋白的 ATP 酶活性等。许多神经递质、体液因子、病理因素和药物都可通过上述途径来调节和影响肌肉收缩能力。

(董献红)

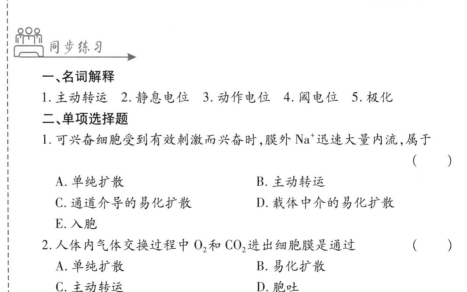

同步练习

一、名词解释

1. 主动转运　2. 静息电位　3. 动作电位　4. 阈电位　5. 极化

二、单项选择题

1. 可兴奋细胞受到有效刺激而兴奋时,膜外 Na^+ 迅速大量内流,属于　　　　（　　）

　　A. 单纯扩散　　　　　　　　　B. 主动转运

　　C. 通道介导的易化扩散　　　　D. 载体中介的易化扩散

　　E. 入胞

2. 人体内气体交换过程中 O_2 和 CO_2 进出细胞膜是通过　　　　（　　）

　　A. 单纯扩散　　　　　　　　　B. 易化扩散

　　C. 主动转运　　　　　　　　　D. 胞吐

　　E. 胞吞

3. 钠钾泵的本质是　　　　（　　）

笔记栏

A. 受体蛋白　　　　　　　　B. Na^+-K^+依赖式 ATP 酶

C. 通道蛋白　　　　　　　　D. 蛋白激酶

E. 酪氨酸激酶

4. 产生静息电位的离子流主要是　　　　　　　　　　（　　）

A. K^+外流　　　　　　　　B. K^+内流

C. Na^+外流　　　　　　　D. Cl^-外流

E. Ca^{2+}内流

5. 可兴奋组织细胞兴奋的标志是　　　　　　　　　　（　　）

A. 发生收缩反应　　　　　　B. 发生反射活动

C. 产生动作电位　　　　　　D. 产生局部电位

E. 产生分泌活动

6. 兴奋-收缩耦联中起关键作用的离子是　　　　　　　（　　）

A. K^+　　　　　　　　　　B. Na^+

C. Ca^{2+}　　　　　　　　 D. Cl^-

E. H^+

7. 神经纤维兴奋后处于相对不应期时其兴奋性　　　　（　　）

A. 为零　　　　　　　　　　B. 低于正常

C. 高于正常　　　　　　　　D. 等于正常

E. 无限大

8. 肌肉的初长度取决于　　　　　　　　　　　　　　（　　）

A. 前负荷　　　　　　　　　B. 后负荷

C. 被动张力　　　　　　　　D. 前负荷和后负荷之和

E. 胞质内 Ca^{2+}浓度

9. 骨骼肌收缩和舒张的基本单位是　　　　　　　　　（　　）

A. 肌原纤维　　　　　　　　B. 肌小节

C. 三联体　　　　　　　　　D. 细肌丝

E. 粗肌丝

10. 骨骼肌中的收缩蛋白是指　　　　　　　　　　　（　　）

A. 肌动蛋白　　　　　　　　B. 肌球蛋白和肌动蛋白

C. 原肌球蛋白和肌钙蛋白　　D. 肌球蛋白

E. 肌球蛋白和原肌球蛋白

11. 神经肌肉接头兴奋传递的特点错误的是　　　　　（　　）

A. 接头前膜释放的递质是 ACh　B. 递质的释放是量子释放

C. 接头后膜的受体是 N_1受体　D. 兴奋的传递的是一对一的关系

E. 接头后膜的受体是 N_2 受体

三、问答题

1. 简述钠钾泵的作用及意义。

2. 什么是静息电位？简述静息电位的产生机制及其影响因素。

3. 什么是动作电位？简述动作电位的产生机制。

4. 在生理实验中，人工增加细胞外钾离子浓度会对静息电位及动作电位产生什么影响？

笔记栏

5.试述神经–骨骼肌接头处兴奋传递的过程及其特点。

6.钙离子在骨骼肌收缩中的作用如何？

7.试以肌丝滑行学说解释肌肉收缩的过程。

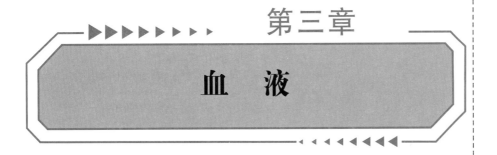

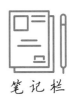

第三章

血 液

学习目标

◎掌握　①血浆胶体渗透压、晶体渗透压的生理作用。②红细胞生成的原料,缺铁性贫血的病因和特点,促红细胞生成素的来源和作用。③生理性止血的基本过程。④血液凝固的基本步骤及抗凝和促凝。

◎熟悉　①人体血量、血液成分和功能。②血型的分型及其依据,ABO 血型的鉴定原理与方法。

◎了解　①白细胞的分类与作用。②血小板的生理特性和功能。③纤维蛋白溶解过程及意义。

　　血液是体内充满于心血管系统的一种流体组织,由血细胞和血浆组成。在心脏活动的驱动下,不停地循环流动,起着沟通人体内各部分之间和人体与外环境之间的作用。血液具有物质运输功能和调节作用,保持内环境的稳态;血液中因存在与免疫机制相关的特殊蛋白质、白细胞等,参与免疫过程,故对机体具有防护作用。如果器官的血流量不足,可能造成严重的组织损伤。当人体大量失血、血液成分或性质发生改变、循环出现严重障碍时,将危及生命。另一方面,血液检验在医学诊断上有重要价值,临床上各器官的生理和病理变化往往可导致血液组成成分的改变,从而使血液性质发生变化。

第一节　血液的组成和理化性质

一、血液的组成

　　血液由血细胞和血浆两部分组成(图 3-1)。将新采集的血液放入加有少量草酸钾或枸橼酸钠等抗凝剂的试管中,经离心沉淀后,可以看到血液分为 3 层,上层淡黄色透明的液体为血浆,占容积的 50% ~ 60%,下面是一薄层灰白色的白细胞和血小板,约占容积的 1%,最下层为深红色不透明的血柱是红细胞,约占容积的44%。用离心沉淀法所测得的血细胞在全血中所占容积百分比称为血细胞比容,由于血液中的有形成分主要是红细胞,故也称红细胞比容。正常成年男性的红细胞比容为40%~50%,女性红细胞比容为37%~48%,新生儿红细胞比容约为55%。血细胞比容的数值反映全血中血细胞数量的相对值,如严重贫血的患者血细胞比容变小;大面积烧伤的患者,由于血浆容量减少,红细胞比容增大。

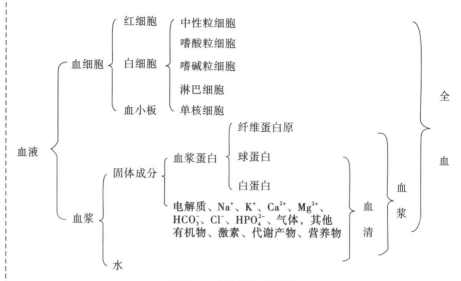

图3-1　血液的组成示意

血浆是含有多种溶质的水溶液,其化学成分很复杂,水在血浆中占90%~92%,溶质占8%~10%,溶质中的有机物主要包括血浆蛋白和非蛋白有机物。

二、血液的理化性质

血液的理化性质决定于血液的组成及其化学成分。

(一)颜色

血液的颜色,主要取决于红细胞中血红蛋白(hemoglobin,Hb)的颜色,动脉血液内氧分压高,红细胞中含氧合血红蛋白较多,呈鲜红色;静脉血液内二氧化碳分压升高,红细胞中含去氧血红蛋白较多,呈暗红色。临床上对某些血液成分检测时,要求空腹采血以避免食物影响检测结果的准确性。

(二)比重

血液的比重主要取决于红细胞的浓度,其次取决于血浆蛋白的浓度。正常人全血比重为1.050~1.060,其高低主要取决于红细胞的数量;血浆的比重为1.025~1.030,其高低主要取决于血浆蛋白的含量。血液中红细胞数越多则血液比重越大;血浆中蛋白质含量越多则血浆比重越大。

(三)黏滞性

血液在血管内流动时所产生的较大的阻滞特性,称为血液或血浆的黏滞性(viscosity)。血液的黏滞性为水的 4~5 倍,血浆的黏滞性为水的 1.6~2.4 倍。黏滞性的存在,增加了血液在血管中流动的阻力,因而使循环的速度减慢。血液黏滞性的来源主要有两方面,一是血浆蛋白,二是血浆中悬浮着的血细胞,尤其后者更为重要。血细胞(主要是红细胞)越多,血液的黏滞性就越高。当红细胞减少时,血液黏滞性降低,血流阻力也将随之下降。严重贫血的患者红细胞减少,血液黏滞性下降;而大面积烧伤的患者,由于血中水分大量渗出血管,黏滞性增大,阻力增大,血流速度减慢,易引起血管内凝血或血压升高,将影响血液循环的正常运行。

(四)酸碱度

正常人血浆的 pH 值为 7.35~7.45(平均为 7.4),变动范围极小,若 pH 值低于 7.35 为酸中毒,高于 7.45 为碱中毒。血浆 pH 值的相对恒定有赖于血液内的缓冲物质以及正常的肺、肾功能。血浆内的缓冲物质主要包括 $NaHCO_3/H_2CO_3$、蛋白质钠盐/蛋白质和 Na_2HPO_4/NaH_2PO_4 3 个缓冲对。当酸性和碱性物质进入血液时,在缓冲系统的作用下,可有效地减轻酸性和碱性物质对血浆 pH 值的影响,加上肾和肺的排泄功能,不断排出体内过多的酸或碱,故血浆 pH 值能保持相对稳定。

三、血液的基本功能

血液的功能是通过血液循环而实现的,主要表现在以下几个方面。

(一)运输功能

血液能将氧、营养物质、激素、二氧化碳、水分、无机盐等运送到全身各部分的组织细胞,又能将组织细胞的代谢产物运送到相应的排泄器官而排出体外。血液的运输功能是与心血管功能密切相关的,如果血液循环停止,血液的运输功能也将丧失。

(二)调节功能

血液中运输有各种激素,参与机体的体液调节。血液还参与体温调节,血液能吸收体内产生的热量,使体温不致因产热而有大的变动。体内产热器官产生的热量,几乎全靠血液运送到体表散发。由于血液内有大量的水分,而水的比热又较大,可吸收较多的热量而本身温度升高较小,因而,血液在体温调节中起着重要的作用。

(三)防御和保护功能

血浆中含有多种免疫物质,如抗毒素、溶菌素、免疫球蛋白等,能够对抗或消灭外来毒素和细菌。血液中的淋巴细胞参与机体的免疫功能,中性粒细胞和单核细胞能吞噬、分解外来的微生物和机体内的坏死组织。机体损伤出血时,血小板能形成血小板血栓,堵塞伤口,防止继续出血;血浆中的纤维蛋白原可转变为纤维蛋白,形成凝血块堵住伤口,因此,血液对机体具有保护功能。

第二节 血 浆

血浆是含有多种溶质的水溶液,属体液的一部分。血浆和全血一样,离开机体,如不加抗凝剂就会自行凝固。

一、血浆的化学成分

血浆的化学成分很复杂,水在血浆中占90%～92%,溶质占8%～10%,溶质又分为有机物和无机物两类。

(一)有机物

血浆中有机物包括血浆蛋白和非蛋白有机物。

1. 血浆蛋白　血浆蛋白是血浆中各种蛋白质的总称。包括白蛋白、球蛋白和纤维蛋白原3种。正常人血浆蛋白总含量为65～85 g/L,其中白蛋白为40～48 g/L,球蛋白为15～30 g/L,白蛋白与球蛋白比值是(1.5～2.5)∶1,纤维蛋白原含量最低为2～4 g/L。由于血浆中的白蛋白和大多数球蛋白主要由肝合成,所以肝功能异常时可导致白蛋白/球蛋白比值下降。血浆蛋白具有以下作用。

(1)形成血浆胶体渗透压　血浆蛋白虽少,但作用十分重要,特别是白蛋白,因为白蛋白在血浆中含量较多,所以能够产生较大的胶体渗透压,对调节血管内外水的分布具有重要作用。

(2)运输功能　血浆蛋白能与脂溶性物质结合,以便在血液中运输,血浆蛋白还可以与激素及各种离子可逆性结合,以保持这些物质在血液中的相对恒定。

(3)免疫功能　血浆中的γ-球蛋白(丙种球蛋白)等几乎都是抗体,它们能对抗或消灭外来的抗原如细菌,使机体免于疾病的发生。这种具有免疫作用的球蛋白又称免疫球蛋白,简称Ig,如果免疫球蛋白含量不足,机体的抗病能力就会降低。

(4)凝血功能　血浆中纤维蛋白原是参与血液凝固不可缺少的物质。

(5)缓冲功能　血浆中一些蛋白质参与形成缓冲对,具有缓冲酸碱作用,能保持血液pH值的相对稳定。

2. 非蛋白有机物　非蛋白有机物包括尿素、尿酸、肌酐、肌酸和氨基酸等。这些物质(除氨基酸外)大部分由肾排出体外,当肾功能严重损伤时,血浆中这些物质含量显著增加。

(二)无机物

血浆中含有多种无机盐,约占血浆总量的1%,绝大部分是以离子状态存在。血浆中的阳离子以Na^+为主,还有少量的K^+、Ca^{2+}、Mg^{2+}等;阴离子主要是Cl^-,此外还有HCO_3^-、HPO_4^{2-}等。这些离子在保持血浆渗透压、酸碱度及神经肌肉的兴奋性等方面起着重要作用。

【想一想】
血浆中γ-球蛋白来自于何处?

二、血浆渗透压

(一)渗透压的概念

渗透压是指溶液所具有的保留和吸引水分子透过半透膜的力量,是渗透现象的动力。渗透现象是指被半透膜隔开的两种不同浓度的溶液,水分子从低浓度溶液向高浓度溶液中移动的现象。这种现象可以理解为高浓度溶液中含有较多的溶质颗粒,因而具有较高地保留和吸引水分子的能力。溶液渗透压的大小取决于溶质颗粒的浓度即溶质颗粒的数目多少,而与溶质颗粒大小无关。溶液中溶质颗粒数目多,它所形成的渗透压就大,反之,溶质颗粒数目少,渗透压就小。渗透压是一种压力,其单位是 Pa 或 mmHg。医学上通常以溶质浓度 mol/L 作为渗透压的单位,称为渗透单位(Osm),或取此单位的千分之一,即毫渗单位(mOsm)。

(二)血浆渗透压的形成及正常值

血浆渗透压是指血浆所具有吸引水分子透过半透膜的力量。血浆中含有多种溶质颗粒,故有相当大的渗透压。形成血浆渗透压的溶质颗粒分为两类:一类是颗粒小而数目较多的晶体物质,如各种无机离子和小分子物质,主要是 NaCl 和葡萄糖等,其所形成的渗透压称为晶体渗透压,约为 5 765 mmHg;另一类是颗粒较大而数目较少的胶体物质,主要是血浆蛋白,其中以白蛋白为主,所形成的渗透压称为胶体渗透压,约为 25 mmHg。晶体渗透压和胶体渗透压之和为血浆总的渗透压,约 5 790 mmHg,相当于 300 mmol/L,即 300 mOsm/L。

以血浆的正常渗透压为标准,把与血浆渗透压相等的溶液称为等渗溶液,如 0.9% NaCl(又称生理盐水)和 5% 葡萄糖注射液;凡高于血浆渗透压的溶液称为高渗溶液,如 20% 葡萄糖注射液;低于血浆渗透压的溶液称为低渗溶液。

(三)血浆渗透压的作用

血浆渗透压的恒定,对维持红细胞的正常形态和维持血管内外水平衡具有重要的生理意义。由于细胞膜和毛细血管壁是两种不同性质的半透膜,因而血浆晶体渗透压与血浆胶体渗透压表现出不同的生理作用。

1. 血浆晶体渗透压的作用　血浆中大部分晶体物质不易透过红细胞膜,所以晶体物质在红细胞外形成一定浓度,产生相对稳定的晶体渗透压。血浆晶体渗透压对维持和调节细胞内外的水平衡,保持红细胞正常形态具有重要作用。当血浆中晶体物质减少时,血浆晶体渗透压降低,血浆中的水分将进入红细胞内,引起红细胞膨胀甚至破裂。而血浆晶体物质可以自由透过毛细血管壁,故血浆和组织液中的晶体物质含量以及由晶体物质所形成的渗透压基本相同,即毛细血管内外两侧具有基本相同的晶体渗透压。所以,正常情况下,血浆晶体渗透压对毛细血管内外水的分布不发生显著影响(图3-2)。

【议一议】
　　若血浆中白蛋白的数量减少,即使其他蛋白增加而保持血浆蛋白总量不变,血浆胶体渗透压也会明显降低。为什么?

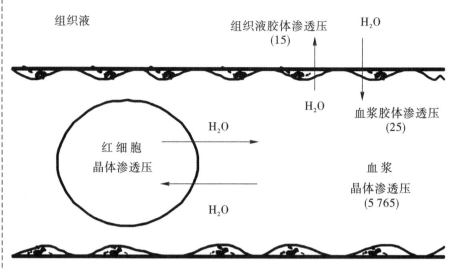

图3-2　血浆晶体渗透压与胶体渗透压作用示意

［图示红细胞内与血浆晶体渗透压基本相等,可维持红细胞正常状态;而血浆胶体渗透压大于组织液胶体渗透压,可将组织液中的水转移到血管(图中数字的单位为mmHg)］

2.血浆胶体渗透压的作用　在正常情况下,形成血浆胶体渗透压的血浆蛋白质分子量大,不易透过毛细血管壁,致使血浆中蛋白质的含量高于组织液中蛋白质的含量,血浆胶体渗透压高于组织液胶体渗透压(图3-2)。毛细血管内外胶体渗透压的这种差别成为组织液中水分进入毛细血管的主要力量。因此,血浆胶体渗透压对维持和调节毛细血管内外水平衡,保持正常的血浆容量具有重要作用。由于构成血浆胶体渗透压的蛋白质主要是白蛋白,所以,当白蛋白减少时,血浆胶体渗透压降低,进入毛细血管的水分减少,组织液生成增多,而存留在组织间隙中水分增多,于是形成组织水肿。

第三节　血细胞

一、红细胞

(一)红细胞的数量和功能

红细胞(red blood cell,RBC)是血液中数量最多的血细胞。我国成年男性红细胞正常值为$(4.0\sim5.5)\times10^{12}$/L,平均$5.0\times10^{12}$/L;成年女性为$(3.5\sim5.0)\times10^{12}$/L,平均为$4.2\times10^{12}$/L。人类成熟的红细胞为无核双凹圆盘形,直径$7\sim8$ μm,胞质内含有丰富的血红蛋白(hemoglobin,Hb)。我国成年男性血液中血红蛋白含量为$120\sim160$ g/L,女性血红蛋白含量为$110\sim150$ g/L,新生儿血红蛋白为$170\sim200$ g/L。生理情况下,红细胞数量和血红蛋白含量随年龄、性别、体质条件、生活环境不同而有一定差异。正常情况下,单位体积血液中,血红蛋白含量和红细胞数量呈正相关。但是,在病理情况下,如缺铁性贫血患者,红细胞数量减少不多而血红蛋白下降明显。在末梢血液中,单位体积内的红细胞、血红蛋白及红细胞比容低于正常,或其中一项明显低于正常时,称为贫血。

红细胞的主要功能是运输氧和二氧化碳并对血液的酸碱度具有缓冲作用。红细胞通过血红蛋白结合而携带的氧和二氧化碳,比溶解于血浆中的氧和二氧化碳分别多65倍和18倍。另外,血红蛋白只有存在于红细胞内才有携带氧和二氧化碳的能力。当红细胞破裂而溶血时,血红蛋白逸出,其携带氧和二氧化碳的能力丧失。另外,当红细胞与一氧化碳结合形成一氧化碳血红蛋白,或血红蛋白分子中所含的 Fe^{2+} 被氧化为 Fe^{3+} 形成高铁血红蛋白时,红细胞携带氧和二氧化碳的功能也丧失。

（二）红细胞的生理特性

红细胞具有悬浮稳定性、渗透脆性、可塑变形性3种生理特性。

1.悬浮稳定性 是指红细胞在血浆中能够保持悬浮稳定状态而不易下沉的特性,称为红细胞悬浮稳定性。这一生理特性的形成,除血液连续不断流动外,与红细胞呈双凹圆盘形有关,双凹圆盘形红细胞表面积与体积的比值较大,其与血浆间的摩擦力较大,故红细胞下沉缓慢。这种特性可以通过红细胞沉降率反映出来,红细胞沉降率(erythrocyte sedimentation rate,ESR)简称血沉,通常以红细胞在第1小时末下沉的距离来表示。血沉越大,表示红细胞的悬浮稳定性越差。正常成年男性的红细胞沉降率为 0～15 mm/h;成年女性为 0～20 mm/h。在患某些疾病时,例如活动性肺结核、风湿热、肿瘤、贫血等,血沉可加快,这主要是由于红细胞迅速发生聚合作用,彼此凹面相贴,而形成红细胞叠连。发生叠连后,红细胞团块的总表面积与总体积之比减小,摩擦力减小,血沉加快。叠连形成的快慢主要决定于血浆成分的变化,而与红细胞本身无关。若将血沉加快的患者的红细胞,置于正常人的血浆中,红细胞沉降速度正常;反过来,将正常人的红细胞置于血沉加快患者的血浆中,红细胞也会较迅速叠连而沉降加速。一般血浆中白蛋白含量增多可使红细胞沉降减慢;而球蛋白与纤维蛋白原含量增多时,红细胞沉降加速。

2.渗透脆性 由于红细胞内的渗透压和血浆渗透压相等,所以,它在血浆中能保持正常的形态和大小。在高渗溶液中,红细胞内的水分将外渗而发生皱缩;反之,在低渗溶液中,水分将进入红细胞内,引起红细胞膨胀甚至破裂。例如,红细胞在0.9%的NaCl溶液中能保持正常形态;将红细胞置于0.6%～0.8%NaCl溶液中,水分将渗入红细胞而引起一定程度的膨胀;置于0.42%～0.46%的NaCl溶液中时,有一部分红细胞将由于过度膨胀而开始破裂;在0.32%～0.34%的NaCl溶液中,则全部红细胞发生破裂溶血。这说明红细胞膜对低渗溶液有一定的抵抗能力,这种抵抗力的大小,可用渗透脆性来表示。渗透脆性即红细胞在低渗溶液中发生膨胀破裂的特性。红细胞渗透脆性越大,表示其对低渗溶液的抵抗力越小,越容易发生破裂溶血,如衰老的红细胞脆性大。红细胞在0.9%NaCl等渗溶液中保持正常形态和大小,但不同物质的等渗溶液不一定都能使红细胞的体积和形态保持正常,如1.9%的尿素溶液虽与血浆渗透压相等,但若将红细胞置于其中后,很快就发生破裂溶血。这是由于尿素能够自由通过红细胞膜,使红细胞张力发

笔记栏

【议一议】
红细胞的双凹圆盘形状为什么有利于气体的运输和交换?

【想一想】
等渗溶液和等张溶液的区别。

生变化所致。所以,1.9%的尿素溶液虽是等渗溶液但不是等张溶液。临床上把能使悬浮于其中的红细胞保持正常形态和大小的溶液,称为等张溶液。NaCl不能自由透过红细胞膜,所以,0.9% NaCl溶液既是等渗溶液也是等张溶液。

3.可塑变形性　正常红细胞在外力作用下具有可塑变形能力。在血液循环过程中,红细胞因受血流的推力而变形,然后可通过比它直径小很多的毛细血管和血窦孔隙,通过后可恢复正常形态。红细胞这一特性主要是由于红细胞的容积大于其内容物的体积,而且红细胞膜和内容物均具有流动性。因此,红细胞的可塑性能力的大小与红细胞的形态、膜的特性及内容物的性质和量有关。

（三）红细胞的生成

红细胞数量能够保持稳定是由于它不断生成和不断破坏达到动态平衡的结果。

1.生成部位和过程　在成人红骨髓是生成红细胞的唯一场所。红细胞是由骨髓造血干细胞分化而来。原始血细胞在分化出原始红细胞之后不断分裂,经过早幼红细胞、中幼红细胞、晚幼红细胞、网织红细胞,最后发育为成熟的红细胞。在发育成熟过程中,红细胞体积由大变小,细胞核由大变小,最后消失,而血红蛋白含量由无到有并逐渐增加。若造血功能出现异常,可引起再生障碍性贫血。临床上可通过骨髓穿刺检查,从而了解红骨髓的造血功能。

2.红细胞的生成条件

（1）生成原料　在红细胞生成过程中,需要有足够的蛋白质和铁的供应。蛋白质和铁是合成血红蛋白的重要原料。正常成人每天需要20～30 mg的铁用于红细胞生成。铁的来源有两部分:一部分是衰老的红细胞在体内破坏,由血红蛋白分解释放出来的"内源性铁",每日约25 mg,绝大部分以铁蛋白形式贮存于肝、骨髓和巨噬细胞系统,供造血时重复使用,很少丢失;另一部分是由食物中来的"外源性铁",它们多以高铁（Fe^{3+}）化合物的形式存在于有机物中,在胃酸的作用下,将其从食物中分离出来,还原为亚铁离子（Fe^{2+}）或其他亚铁络合物,在十二指肠和空肠上段吸收。食物中含铁丰富,一般情况下,每日从食物中吸收铁仅需1～2 mg,只占食物中含铁量的1/10,故不致造成铁的缺乏。在各种慢性失血造成体内铁贮存减少,或造血功能亢进而供铁不足,红细胞因缺铁而造成血红蛋白合成减少时,引起小细胞低色素性贫血（缺铁性贫血）。小细胞低色素性贫血的特点是:红细胞中的血红蛋白含量降低,红细胞体积一般较小,但红细胞数目并不相应减少。所以,对于各种慢性失血及大量出血患者和生长发育期的婴儿、孕妇,当食物中的铁不能满足人体需要时,可口服硫酸亚铁等作为补充。造血所需的蛋白质则来自食物,当食物中蛋白质被消化分解为氨基酸后,吸收入血并被运送到骨髓,在有核红细胞内合成血红蛋白。一般来说,日常膳食所含蛋白质已足够供应造血所需。但对贫血患者来说,则应补充质量较高的蛋白质。动物肝、肾、瘦肉中含必需氨基酸较多,可以给贫血患者提供比较丰富的造血原料。

（2）红细胞成熟的因子　红细胞在发育和成熟过程中,需要有维生素 B_{12} 和叶酸的参与。叶酸是合成 DNA 所必需的辅酶。叶酸缺乏,骨髓内有核红细胞核中 DNA 合成障碍,细胞分裂增殖速度减慢,红细胞的生长停止在初始阶段而不能成熟,使红细胞形态大于正常,形成巨幼红细胞性贫血。叶酸在体内须转化成四氢叶酸后,才能参与 DNA 的合成。叶酸的转化需要维生素 B_{12} 的参与,维生素 B_{12} 的作用是促进叶酸的转化,从而间接地促使 DNA 的合成。胃黏膜壁细胞分泌的"内因子"与维生素 B_{12} 结合形成内因子维生素 B_{12} 复合物,从而保护维生素 B_{12} 不被消化液破坏,并促进维生素 B_{12} 在回肠末端被吸收入血液。先天性缺乏内因子或由于胃大部切除而引起的内因子缺乏,都可导致维生素 B_{12} 的吸收障碍,从而影响红骨髓内红细胞的发育,引起巨幼红细胞性贫血。

3.红细胞生成的调节　在正常情况下,红细胞的生成,除了需要足够的原料以及一些必要的成熟因子,还受到一些体液因素的调节。红细胞的生成主要受促红细胞生成素和雄激素的调节。

（1）促红细胞生成素　促红细胞生成素也称红细胞生成刺激素（erythropoietin,EPO）,是在肾脏合成的一种糖蛋白。此外,肝细胞和巨噬细胞可合成少许。促红细胞生成素的作用是促进造血干细胞向原始红细胞转化,同时促进红细胞发育和血红蛋白合成,并能促进成熟的红细胞释放入血（图3-3）。组织缺氧是刺激促红细胞生成素合成、释放的主要原因。如长期居住在高原的人,其红细胞数量较多,就是由于组织缺氧的刺激,使肾合成促红细胞生成素增加所致。由于促红细胞生成素的合成主要在肾,因此,当肾发生严重病变时,肾合成的促红细胞生成素减少,可以引起肾性贫血。

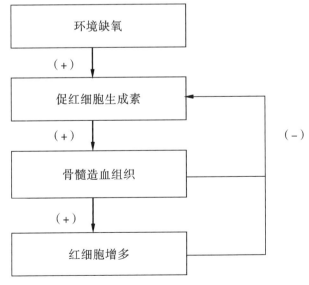

（+）示促进作用;（-）示抑制作用。

图3-3　促红细胞生成素的生成和作用示意

（2）雄激素　雄激素主要作用于肾，促进促红细胞生成素的合成和释放，使红骨髓造血功能增强，雄激素还可以直接刺激红骨髓，使红细胞生成增多。此外，甲状腺激素、生长素、糖皮质激素对红细胞的生成也有一定的促进作用。

4.红细胞的破坏　红细胞的寿命平均约为 120 d，即每天约有 1/120 的红细胞被破坏，大约每 4 个月血液中的红细胞将全部更新一次。体内红细胞不断地生成也不断地被破坏，其生成和破坏之间保持动态平衡，因而红细胞数量可维持在一定范围之内。红细胞破坏的场所，可分为血管外和血管内两处，以血管外为主。血管外破坏是指衰老的、受损或异常的红细胞被脾、肝和骨髓中的巨噬细胞吞噬。血管内破坏是指衰老的红细胞由于变形能力差，细胞脆性大，在通过微细的毛细血管时，受机械撞击、挤压或血管内溶血物质的作用而引起的破坏。红细胞在血管内破坏后，释放出的血红蛋白与血浆中的触珠蛋白结合被肝摄取。经处理后，血红素脱掉亚铁离子转变为胆红素而排出，铁则以铁黄素的形式沉着于肝细胞内。如果破坏的红细胞很多，血浆中存在的触珠蛋白量不够用，有一部分未能与触珠蛋白结合的血红蛋白则由肾随尿排出。如严重溶血时，血红蛋白释放量大于 1.0 g/L 超过了触珠蛋白结合能力，血红蛋白就直接经肾由尿排出，称血红蛋白尿。被巨噬细胞吞噬的衰老红细胞，经消化后，血红蛋白被分解成胆红素、氨基酸和铁，再进入血液循环中，铁可被重新利用，胆红素则被肝细胞合成胆汁，最后经胃肠排出体外。

二、白细胞

（一）白细胞的分类及正常值

白细胞（leucocyte，white blood cell，WBC）为有核无色圆球形的细胞，体积一般比红细胞大。根据白细胞胞质中有无特殊颗粒，将其分为有粒白细胞和无粒白细胞两类。有粒白细胞又依据所含嗜色颗粒特性不同，可分为中性粒细胞、嗜酸性粒细胞和嗜碱性粒细胞（表 3-1）。无粒白细胞可分为单核细胞和淋巴细胞。我国健康成人血液中，白细胞总数为 $(4.0 \sim 10.0) \times 10^9/L$，在各种白细胞中，中性粒细胞最多，占总数的 50% ~70%。白细胞的正常值及主要功能如表 3-1 所示。白细胞总数和分类均随年龄而有所改变，新生儿白细胞总数为 $(12.0 \sim 20.0) \times 10^9/L$，以后随年龄的增长，白细胞总数逐渐减少，到 15 岁左右，其总数和分类计数与成人基本相同。剧烈运动时，白细胞总数可明显升高达 $27.0 \times 10^9/L$，运动停止数小时后恢复原来水平。孕期中的妇女白细胞总数可增加，其中以中性粒细胞变动尤为显著。

（二）白细胞的功能

白细胞的主要功能是防御。

1.中性粒细胞　中性粒细胞是白细胞中的主要部分，是血液中主要的吞噬细胞，在血液的非特异性免疫中起着十分重要的作用。中性粒细胞的游走、变形和吞噬能力都很强，对细菌产物趋化作用敏感，它处于机体抵抗病原微生物,特别是急性化脓性细菌入侵的第一线。在细菌产物趋化作用的影响下,中性粒细胞可以渗出血管游走,并大量集中到病灶处,进行吞噬活动。细菌被吞入中性粒细胞内形成吞噬体,进而被分解消化。死亡的中性粒细胞形成脓液,临床上称为脓细胞。当体内有细菌感染时,血液中的中性粒细胞数量增多。

笔记栏

表 3-1 我国健康成人白细胞正常值及主要功能

名称		平均值	百分比/%	主要功能
有粒白细胞	中性粒细胞	$4.5 \times 10^9/L$	50~70	吞噬细菌与坏死细胞
	嗜酸性粒细胞	$0.1 \times 10^9/L$	0.5~5.0	抑制组胺的释放
	嗜碱性粒细胞	$0.025 \times 10^9/L$	0~1.0	释放组胺与肝素
无粒白细胞	淋巴细胞	$1.8 \times 10^9/L$	20~40	参与机体免疫
	单核细胞	$0.45 \times 10^9/L$	3~8	吞噬细菌与衰老的红细胞

2.嗜酸性粒细胞 嗜酸性粒细胞占白细胞的2%~4%。嗜酸性粒细胞内含有溶酶体和颗粒,但因缺乏溶菌酶,故仅有吞噬作用而无杀菌作用。嗜酸性粒细胞在体内的作用是:①限制肥大细胞、嗜碱性粒细胞在速发性过敏反应中的作用。当嗜碱性粒细胞被激活时,释放出趋化因子,使嗜酸性粒细胞聚集到同一部位,限制嗜碱性粒细胞在过敏反应中的作用。②参与对蠕虫的免疫反应。在对蠕虫的免疫反应中,嗜酸性粒细胞有重要作用。嗜酸性粒细胞细胞膜上分布有免疫球蛋白受体,借助受体嗜酸性粒细胞可黏着于蠕虫上,并且利用细胞溶酶体所含有的过氧化物酶等酶类损伤蠕虫体。所以,在体内存在寄生虫感染、过敏反应等情况时,嗜酸性粒细胞可增多。

3.嗜碱性粒细胞 嗜碱性粒细胞占0.5%~1%。这类粒细胞的胞质中存在有较大且碱性染色很深的颗粒。颗粒内含有肝素和组胺及过敏性慢反应物质和嗜酸性粒细胞趋化因子。肝素具有很强的抗凝血作用。组胺主要作用于平滑肌,它能与平滑肌细胞表面的 H_1 受体结合,可使小血管扩张,毛细血管和微静脉通透性增加,使支气管、肠道平滑肌收缩。过敏性慢反应物质能使血管通透性增加,细支气管平滑肌收缩,引起哮喘、荨麻疹等过敏反应的症状。体内有过敏性疾病时嗜碱性粒细胞增多。

4.单核细胞 单核细胞占白细胞数的4%~5%,体积较大,胞质内没有颗粒。单核细胞来源于骨髓中的造血干细胞,并在骨髓中发育,当它们从骨髓中进入血液时尚未成熟。单核细胞在血液中停留2~3 d,而后迁移到周围组织中,转变成巨噬细胞后,其吞噬能力大为提高。巨噬细胞主要作用于细胞内致病物,如病毒、细菌等。它集结于感染病灶附近,吞噬并消灭致病微生物。此外,巨噬细胞还参与激活淋巴细胞的特异性免疫功能,并能识别和杀伤肿瘤细胞;识别和清除变性的血浆蛋白、衰老的红细胞、血小板等。

5.淋巴细胞 淋巴细胞又称免疫细胞,包括多种形态相似、功能不同的细胞群,其中主要有两部分:一部分由骨髓生成的淋巴干细胞,在胸腺激素的作用下发育成熟为 T 淋巴细胞,它的功能是参与细胞免疫,如破坏肿瘤及移植的异体细胞等;另一部分是在骨髓或肠道淋巴组织中发育成熟的 B 淋巴细胞,在抗原刺激下,可转变为浆细胞,产生抗体,其功能是参与体液免疫。血液中的淋巴细胞 70% ~80% 属于 T 淋巴细胞,B 淋巴细胞主要在淋巴结、脾及肠道淋巴组织等部位内。

(三)白细胞的生成与破坏

白细胞是由骨髓中的造血干细胞分化发育而来。白细胞的增殖与分化受一组造血生长因子的调节。目前对淋巴细胞生成的调节机制还了解不多,但粒细胞的生成受集落刺激因子的调节(colony stimulating factor,CSF)。白细胞的寿命各不相同,一般来说,中性粒细胞在循环血液中停留 6 ~8 h 进入组织,4 ~5 h 后衰老死亡或经消化道黏膜从胃肠道排出。白细胞破坏部位主要在单核巨噬细胞系统。

三、血小板

(一)血小板数量

血小板是骨髓巨核细胞质中脱落下来的具有生物活性的小块胞质,无细胞核,在血液中呈椭圆形或梭形,体积较小。健康成人血液中血小板计数正常值为 $(100 ~300)\times10^9/L$。妇女月经期血小板可减少,妊娠、进食、运动及缺氧可使血小板增多。机体受较严重创伤时,血小板增多,创伤后 7 ~10 d 可达高峰。血小板数量超过 $1 000\times10^9/L$ 时,称为血小板过多,易发生血栓;血小板数量减少到 $50\times10^9/L$ 以下时,可产生出血倾向。血小板生成后,约有 10% 贮存于脾,这部分血小板在机体处于紧急状态时,可进入血液循环,以作机体的应急备用。

链接

血小板减少症

血小板计数持续低于 $100\times10^9/L$,称血小板减少症,一般认为血小板在 $50\times10^9/L$ 时易伴自发出血,在 $20\times10^9/L$ 时常有较明显自发出血。引起血小板减少的原因很多,按其发生机制有:生成减少,某些药物和病毒感染选择性抑制骨髓巨核细胞而诱发血小板减少;放射、化疗、肿瘤或叶酸和维生素 B_{12} 缺乏等在引起全血细胞生成减少的情况下使血小板减少;破坏过多,包括药物免疫性和某些自身免疫病、特发性血小板减少性紫癜及由于弥散性血管内凝血和血栓性血小板减少性紫癜等引起的血小板消耗过多;分布异常,常由于巨大脾扣押引起。

（二）血小板的生理特性

血小板的主要功能是参与止血,促进凝血和维持毛细血管内皮的完整性,这些功能的发挥与血小板的生理特性有着密切的关系。血小板的生理特性包括黏着、聚集、释放、收缩和吸附。

1. 黏附 血小板与非血小板表面的黏着称血小板黏附。当血管损伤,暴露出内皮下的胶原组织时,血小板就黏在胶原组织上。这是血小板发挥作用的开始步骤。

2. 聚集 血小板彼此相互聚合起来的现象称为聚集。能够引起血小板聚集的因素称为致聚剂,包括生理性致聚剂(ADP、肾上腺素、5-羟色胺、胶原、凝血酶等)和病理性致聚剂(细菌、病毒、药物等)。血小板聚集过程通常有两个时相:第一时相发生迅速,由受损的组织释放的二磷酸腺苷(ADP)引起,聚集后还可解聚,故称为可逆聚集;第二时相发生较缓慢,主要由血小板释放内源性的 ADP 所引起,聚集后不可解聚,称为不可逆聚集。黏着和聚集的血小板形成血小板血栓,血栓堵塞于血管破口处,有利于止血。

3. 释放 血小板受刺激后,将其颗粒中的活性物质(ADP、5-羟色胺、儿茶酚胺等)向外排出的过程称为释放。血小板释放的 ADP 可使血小板聚集,形成血小板血栓。5-羟色胺、儿茶酚胺可使小动脉收缩,有助于止血。

4. 收缩 血小板的收缩特性有赖于血小板的收缩蛋白。血小板的收缩可使凝血块固缩,止血栓硬化,并使血小板发生释放反应,这些变化均有利于止血。

5. 吸附 血浆中的许多物质,如凝血因子可被血小板吸附于其表面。当血管破损时,随着血小板的黏着与聚集,可吸附大量的凝血因子,使局部凝血因子的浓度升高,促进并加速凝血过程的进行。

（三）血小板的生理功能

1. 参与生理性止血 生理性止血是指小血管破损后,血液从血管内流出,数分钟后出血自动停止的现象。临床上用针刺破指尖或耳垂使血液自然流出,测定出血延续的时间,称为出血时间,正常人为 1~3 min。生理性止血过程主要包括血管收缩、血小板血栓形成和血液凝固 3 个步骤。

（1）血管收缩 血管破损后,首先表现为受损伤血管局部及附近的小血管收缩,以减少局部血流。若血管破损不大,可使血管破口封闭,从而制止出血。引起血管收缩的原因有 3 个:①损伤性刺激反射性地使血管收缩;②血管壁的损伤引起局部血管肌源性收缩;③黏附于破损处的血小板释放5-羟色胺(5-HT)等缩血管物质,引起血管收缩。

（2）血小板血栓的形成 血管破损后,由于内皮下胶原组织的暴露,1~2 s 内即有少量的血小板附着于内皮下的胶原纤维上,进而血小板发生不可逆聚集,形成血小板血栓,从而将损伤口堵塞,实现初步止血。

（3）血液凝固 血管受损后,也可自行启动凝血系统,在局部迅速发生血液凝固,使血浆中可溶性的纤维蛋白原转变为不溶性的纤维蛋白,并交织成网,以加固血小板血栓,达到有效止血。

生理性止血虽然分为血管收缩、血小板血栓形成及血液凝固 3 个基本步骤,但这3个步骤相继发生并相互重叠,彼此密切相关。只有在血管收缩使血流减慢时,血小板黏附才易出现,血小板激活后释放的5-HT,又可促进血管收缩。活化的血小板可为血液凝固过程中凝血因子的激活提供磷脂表面,从而大大加速了凝血过程。此外,血凝块中血小板的收缩,可引起血凝块回缩,而使血凝块变得更为坚实,牢固地封住血管的破口处。因此,生理性止血的3个步骤彼此相互促进,使止血过程能及时而快速地进行。由于血小板与生理性止血过程有密切关系,因此,血小板在生理性止血过程中居于中心地位。当血小板减少或功能降低时,出血时间就会延长。

2. 促进凝血　血小板含有多种与凝血有关的因子,因而它具有较强的促进凝血的作用,其中以血小板磷脂或血小板第三因子(PF_3)最为重要。还有抗肝素因子(PF_4)、抗纤溶因子(PF_6)、纤维蛋白原激活因子(PF_2)等。

3. 维持毛细血管内皮的完整性　血小板对毛细血管内皮细胞有营养和支持作用。并能维持毛细血管正常的通透性。血小板可以填补内皮细胞脱落留下的空隙,及时修补血管壁,维持毛细血管内皮细胞的完整性。当血小板减少$50×10^9/L$以下时,毛细血管内皮的修补作用减弱,则毛细血管的通透性和脆性增大,发生自发性出血现象,皮肤和黏膜可出现出血点或紫癜,临床上将这种由于血小板减少所引起的紫癜称为血小板减少性紫癜。

第四节　血液凝固和纤维蛋白溶解

一、血液凝固

血液由流动的溶胶状态变成不能流动的凝胶状态,这一过程称为血液凝固或血凝。血液凝固是机体一种保护性的生理过程。当小血管损伤血液流出,在很短时间内,即可激活血浆中的凝血因子,最后导致可溶性的纤维蛋白原转变成不溶性的纤维蛋白,并网罗血细胞而形成血凝块将创口堵住,使出血停止。血液凝固后,由血凝块回缩析出的淡黄色透明液体称为血清。血液流出至出现纤维蛋白的时间称为凝血时间。正常值为$2～8\ min$。

(一)凝血因子

血液凝固是一个很复杂的酶促反应过程,参与凝血的物质很多,血液和组织中直接参与凝血的物质称为凝血因子。这些因子有各自不同的名称,其中公认的按其被发现的先后以罗马数字编号的因子有12种(表3-2),即凝血因子Ⅰ～ⅩⅢ(简称FⅠ～FⅩⅢ,其中FⅥ是活化的FⅤa,已不再视为独立的凝血因子)。此外,还有前激肽酶、高分子激肽原及血小板的磷脂等也直接参与凝血过程。除FⅢ是来自组织外,其余的凝血因子都存在于血浆中。除FⅣ是Ca^{2+}外,其余凝血因子均为蛋白质,而且这些蛋白质中大部分都是以无活性酶原的形式存在,只有被激活才具有活性,如FⅡ、FⅦ、FⅨ、FⅩ、FⅪ、FⅫ等。被激活的因子,习惯上在因子代号的右下角标上"a"(active),如凝血酶原被激活成凝血酶,即FⅡ激活后变为FⅡ$_a$等。已知FⅡ、FⅦ、F

Ⅸ、FX都是由肝合成的,合成过程中需要有维生素K的参与。因此,如果肝功能受损害或维生素K缺乏,都会导致凝血过程障碍,从而发生出血倾向。

表3-2　国际命名法编号通用的凝血因子

编号	同义名	编号	同义名
FⅠ	纤维蛋白原	FⅧ	抗血友病因子
FⅡ	凝血酶原	FⅨ	血浆凝血激酶
FⅢ	组织凝血激酶	FⅩ	斯图亚特因子
FⅣ	钙离子	FⅪ	血浆凝血激酶前质
FⅤ	前加速素	FⅫ	接触因子
FⅦ	前转变素	FⅩⅢ	纤维蛋白稳定因子

(二)凝血过程

凝血过程虽然复杂,但大致可分为3个相互联系的基本阶段:第一阶段凝血酶原激活物的形成;第二阶段凝血酶原被激活生成凝血酶;第三阶段纤维蛋白原在凝血酶的作用下生成纤维蛋白(图3-4)。通常依据启动凝血的方式不同或是否有血液以外的凝血因子(即FⅢ)的参与,将凝血过程分为两种,即内源性凝血途径和外源性凝血途径。

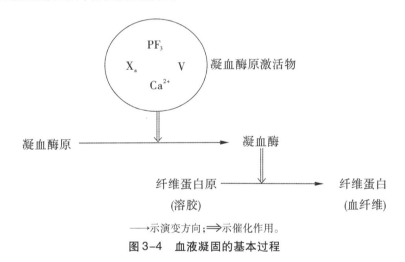

——示演变方向;⟹示催化作用。

图3-4　血液凝固的基本过程

1.内源性凝血途径　是指凝血全过程只需血浆内的因子参与即可完成的凝血过程。启动因子为FⅫ,可分为如下3个阶段。

(1)凝血酶原激活物的形成　血管内膜下暴露出的胶原纤维与FⅫ接触,使无活性的FⅫ变成有活性的FⅫ$_a$。FⅫ$_a$可激活前激肽释放酶,使其成为激肽释放酶。后者有很强的催化FⅫ的作用,反过来又能激活FⅫ,通过这一正反馈过程,形成大量的FⅫ$_a$,FⅫ$_a$可激活FⅪ,FⅪ$_a$再激活FⅨ,这一步骤需要有Ca^{2+}的存在,FⅨ$_a$再与FⅧ和血小板第3因子(PF$_3$)及Ca^{2+}形成FⅧ复合物。此复合物中,FⅨ$_a$可将FⅩ激活成FⅩ$_a$,但这一激活过程进行得比较缓慢，FⅧ可加速这一过程的进行。FⅧ不能激活FX，它只是一种辅助因子，但是十分重要，如果缺乏FⅧ将出现凝血缓慢，甚至微小创伤也出血不止，临床上称为甲型血友病。FX_a 和 FV_a 被 Ca^{2+} 连接在血小板磷脂表面上，形成的复合物就是凝血酶原激活物。

（2）凝血酶的形成　在凝血酶原激活物的作用下，可激活凝血酶原（FⅡ）生成凝血酶（$FⅡ_a$）。凝血酶的主要作用是催化纤维蛋白原成为纤维蛋白单体。

（3）纤维蛋白的形成　凝血酶能迅速催化纤维蛋白原使其成为纤维蛋白单体。同时，在 Ca^{2+} 的作用下，凝血酶能激活FⅩⅢ成为FⅩⅢa，FⅩⅢa使其纤维蛋白单体转变成为坚实牢固的不溶性的纤维蛋白多聚体。然后，纤维蛋白多聚体交织成网，把血细胞网罗其中形成血凝块，完成内源性凝血。

2.外源性凝血途径　是指在组织损伤、血管破裂情况下，依靠血管外组织释放的FⅢ与血液接触而启动的凝血过程。FⅢ广泛存在于各种组织细胞中，由组织释放后，与血浆中的FⅦ、Ca^{2+} 形成复合物，激活FX，其后的反应与内源性凝血完全相同。

内源性凝血过程复杂，参与的凝血因子多，时间长。外源性凝血过程简单，参与的凝血因子少，时间短。在通常情况下，机体发生的凝血过程，多是内源性凝血和外源性凝血两条途径同时进行，共同完成的。从上述凝血过程可知，凝血过程是一种正反馈，起始环节一旦被触发后，就会引发凝血因子相继被激活，直到全过程完成为止。如果任何一个环节受到影响则整个凝血过程就会停止（图3-5）。

（三）抗凝

凡是能阻断或延缓凝血过程的因素都可以抗凝；相反，能加速凝血过程的因素都可以促凝。正常情况下，血管内膜完整、光滑，血液中的凝血因子一般处于非活化状态，即使有少量凝血因子被激活，也被血流迅速冲走，不易在局部聚集而发挥作用。另外血液中还存在生理性抗凝物质，其中最主要的是抗凝血酶Ⅲ和肝素。

1.抗凝血酶Ⅲ　是由肝细胞和血管内皮细胞分泌的一种丝氨酸蛋白抑制物，作用是使凝血酶失去活性，也能封闭FⅧ、$FⅨ_a$、FX_a、$FⅪ_a$、$FⅫ_a$ 的活性中心，使这些因子失去活性而达到抗凝作用。

2.肝素　肝素是一种酸性黏多糖，主要由嗜碱性粒细胞和肥大细胞合成，存在于血浆与体内大部分组织中，尤以肺和肝组织中的含量最多。肝素有很强的抗凝作用，它与抗凝血酶Ⅲ结合后，能使后者与凝血酶的亲和力增强约100倍，并使两者的结合更加稳固，从而抑制凝血酶的活性。肝素还能抑制凝血酶原激活物的形成过程，抑制血小板发生黏附、聚集和释放反应，使血小板内凝血物质不易释放和血栓不易产生。所以，肝素是一种强抗凝剂，已在临床实践中广泛应用。

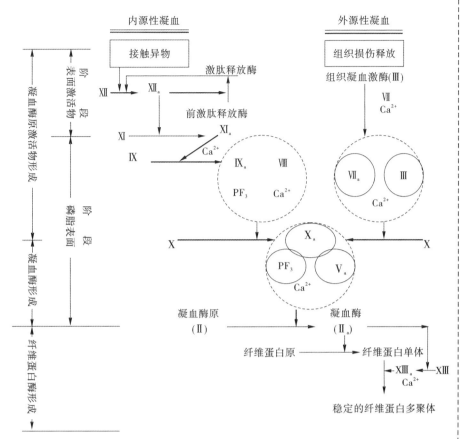

图3-5 血液凝固全过程

（四）血液凝固过程的加速与延缓

临床上,常根据不同的需要,进行加速或延缓血凝过程。例如,外科手术时,为了防止出血,常用温热生理盐水纱布或明胶海绵压迫伤口止血,这是因为粗糙面能促使血小板聚集、解体并释放出 PF_3 等促凝物质,提高温度能加速血液凝固。为了防止患者在手术中大出血,常在术前给患者注射维生素 K,促使肝细胞合成凝血因子,能加速血凝。相反,若是血液与光滑面接触或把血液置于低温环境中,则可延缓血凝。在临床上生化检验时,为了防止血液凝固,常在血液中加入适量的抗凝剂,如枸橼酸钠和草酸钾,由于它们可与血浆中的 Ca^{2+} 结合,使血浆中 Ca^{2+} 浓度降低,因而血液难以凝固。

二、纤维蛋白溶解

纤维蛋白在纤维蛋白溶解酶(纤溶酶)的作用下,被降解液化的过程称为纤维蛋白溶解,简称纤溶。纤溶的作用是使在凝血过程中所产生的凝血块及时溶解,防止血栓形成,保持血流畅通。纤维蛋白溶解过程大致可分为两个阶段,即纤维蛋白溶解酶原(纤溶酶原)的激活和纤维蛋白的降解(图3-6)。

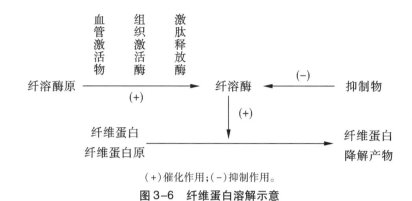

（+）催化作用；（-）抑制作用。

图3-6　纤维蛋白溶解示意

（一）纤维蛋白溶解酶原的激活

具有激活纤溶酶原功能的物质称为纤溶酶原激活物。根据来源的不同，可将其分为3类：第一类为血管激活物，由小血管内皮细胞合成和释放。当血管中出现血凝块时，可使血管内皮大量释放激活物。这些激活物大多吸附在血凝块上，很少在血浆中游离。第二类为组织激活物，广泛存在于组织中，其中以子宫、甲状腺、前列腺、肺等含量较多，当组织损伤时可释放出来。所以，这些器官在手术过程中或严重外伤时常可引起纤维蛋白溶解加快，血液不易凝固，易发生术后渗血。月经血不凝固，就是含有组织激活物的缘故。组织激活物的作用主要是在血管外进行纤溶，以利于组织修复和创伤愈合。肾合成并释放的尿激酶是一种很强的组织激活物，目前临床上用于治疗血栓。第三类为依赖于 FXIIa 的激活物，如前激肽释放酶被 FXIIa 激活后生成的激肽酶就可激活纤溶酶原。这类激活物的作用，可能是使血凝与纤溶相互协调配合并保持血液的正常液态。

（二）纤维蛋白的降解

纤维蛋白在纤溶酶的作用下，被分解成许多可溶性的小肽，总称为纤维蛋白降解产物（FDP）。这些降解产物的作用是：有的可阻止血小板发生黏着和聚集；有的可抑制纤维蛋白单体的聚合；有的具有对抗凝血酶的作用。因此纤维蛋白降解产物具有抗凝作用，使血凝块液化，血液也就不再凝固了。

（三）纤维蛋白溶解的抑制物

血液中抑制纤维蛋白溶解的物质统称为纤溶抑制物。根据其作用的不同可分为两类：一类是抑制纤溶酶原的激活称为抗活化素，如血浆中的 α_2 巨球蛋白，它能与尿激酶竞争而发挥抑制纤溶的作用；另一类是抑制纤溶酶的作用，称为抗纤溶酶，它是一种 α 球蛋白，能与纤溶酶结合形成复合物，从而使纤溶酶失去活性。

第五节　血量、血型与输血

适量而相对恒定的血量是维持正常血液循环、新陈代谢和内环境稳定的重要条件。输血是指临床保持失血患者体内血量基本恒定的重要治疗方法,而这一治疗方法与血型有着密切关系。

一、血量

血量(blood volume)是指人体内血液的总量。正常成人血量约相当于自身体重的7%~8%,即每千克体重有70~80 mL血液,因此,一个体重60 kg的人,血量为4.2~4.8 L。人体在安静状态下,绝大部分血液是在心血管内迅速流动称为循环血量,小部分血液(主要是红细胞)常滞留在肝、脾、肺静脉等处称为贮存血量。贮存血量较多的器官称为贮血库。当人体在剧烈运动、情绪激动或大量失血时,贮血库的血液就释放入血管以补充循环血量的相对不足,来适应机体活动的需要。正常人体内血液的总量是相对恒定的,它使血管保持一定的充盈度,从而维持正常血压和血流,保证器官、组织、细胞在单位时间内能够获得充足的血液灌流,满足其功能活动时所需要的营养物质和能量供应以及代谢产物的排出。血量不足时将导致血压下降、血流减慢,最终引起细胞、组织、器官代谢障碍和功能损害。一般认为,少量失血,即成人一次失血在500 mL以下,不超过全身血量的10%,由于心脏活动增强、血管收缩和贮血库中血液释放等功能的代偿,血管充盈度不至于发生显著变化,可无明显的临床症状。血量和血液主要成分的恢复也较快,水和电解质可由组织液回流加速,在1~2 h内得到恢复;血浆蛋白可由肝加速合成,在25 h左右得到恢复;红细胞由于骨髓造血功能加强,在一个月内可得到补充而恢复。中等失血,即一次失血1 000 mL而达到全身血量的20%时,机体将难以代偿,会出现血压下降、脉搏加快、四肢冰冷、眩晕、口渴、恶心、乏力等现象,甚至昏厥。严重失血,即失血量达到总量的30%以上时,如果不及时进行抢救,将会危及生命。临床上急性大出血的患者,必须立即进行抢救,而抢救出血患者的最有效的方法就是输血,但是输血又受到血型的限制,所以血型对输血来说具有重要的意义。

二、血型

血型通常是指红细胞上特异性抗原的类型。除红细胞有血型以外,白细胞、血小板也有血型,而且这种血型的抗原物质,还能以可溶性形式存在于唾液、精液、乳汁、尿液和汗液中。因此,血型的概念,已经扩展到各种血液细胞及人体的其他成分,血型鉴定除了输血需要外,在组织器官移植,以及法医学等学科领域中,具有重要的意义。根据红细胞上所含的特异抗原类型的不同,现已发现了30个不同的红细胞血型系统,医学上比较重要的血型系统是ABO、Rh、MNSs、Lntheran、Kell等,与临床关系最为密切的是ABO血型系统和Rh血型系统。

(一)ABO血型系统

1. ABO血型的分型 ABO血型是依据红细胞膜上所含特异性凝集原的有无与不同进行分型的。ABO血型系统中有两种不同的凝集原,即A凝集原和B凝集原。根据红细胞膜上是否存在这两种抗原将血液分为4种血型,即 A 型、B 型、AB 型和 O 型。红细胞膜上只含有 A 凝集原的称为 A 型;只含有 B 凝集原的称为 B 型;含有 A、B 两种凝集原的称为 AB 型;A 凝集原和 B 凝集原都不含的称为 O 型。在人类血清中含有与两种凝集原相对应的天然凝集素(抗体),即抗 A 凝集素和抗 B 凝集素。在 A 型血的血清中,只含有抗 B 凝集素;B 型血的血清中只含有抗 A 凝集素;AB 型血的血清中没有抗 A 和抗 B 凝集素;而 O 型血的血清中既含有抗 A 凝集素也含有抗 B 凝集素(表3-3)。当凝集原与其所对应的凝集素相遇时将发生红细胞凝集反应。所谓凝集反应是指某一血型的红细胞与其对应的凝集素相遇,例如 A 凝集原与抗 A 凝集素相遇时,红细胞彼此聚集在一起,成为一簇簇不规则细胞团的现象。一旦发生凝集反应,在补体作用下,红细胞将破裂、溶解、释放血红蛋白,此现象称为溶血。与血液凝固不同,红细胞凝集反应的本质是抗原-抗体反应,是一种免疫反应;而血液凝固的本质是酶促反应,是不溶性纤维蛋白网罗血细胞形成血凝块的过程。

表3-3　ABO 血型系统的凝集原和凝集素

血型	红细胞膜上的凝集原	血清中的凝集素
A	A	抗 B
B	B	抗 A
AB	A 和 B	无
O	无	抗 A 和抗 B

2. ABO 血型的鉴定　临床上 ABO 血型的鉴定方法,是用已知的标准 A 型血清(含抗 B 凝集素)和 B 型血清(含抗 A 凝集素),分别与被鉴定人的红细胞悬液相混合,依其发生凝集反应的结果,来判定被鉴定人红细胞表面上所含的凝集原,再根据所含凝集原类别确定血型。现已发现,ABO 血型系统中有多个亚型。其中与临床关系密切的主要是 A 型中的 A_1 和 A_2 两个亚型。A_1 亚型红细胞膜上含有 A 和 A_1 凝集原,血清中只含抗 B 凝集素;A_2 亚型红细胞膜上只含 A 凝集原,血清中含抗 A_1 和抗 B 凝集素。由于 A_1、A_2 亚型的存在,AB 型也就出现了 A_1B 和 A_2B 两个亚型,A_1 亚型占 99% 以上,A_2 亚型极少见。

【想一想】
随着医学和科学技术的进步,输血疗法已经从原来的输全血发展为成分输血。贫血和大面积烧伤的患者分别适宜输什么样的血液制品?

(二)Rh 血型系统

Rh 凝集原是人类红细胞膜表面存在的另一类凝集原。最早在恒河猴(Rhesns monkey)的红细胞中发现,取其学名的前两个字母,故称为 Rh 凝集原。将恒河猴的红细胞重复注射于豚鼠或家兔的腹腔中,引起受试动物发生免疫反应,产生的凝集素被称为抗 Rh 凝集素。后来发现此凝集素能够使大部分人的红细胞发生凝集反应,说明多数人的红细胞膜上存在有 Rh 凝集原。现已发现 Rh 血型系统有 40 多种凝集原,与临床有密切关系的是 C、c、D、d、E、e 凝集原。其中以 D 凝集原的抗原性最强。所以,凡红细胞膜表面有 D 凝集原的称为 Rh 阳性,没有 D 凝集原的称为 Rh 阴性。我国汉族人口中有 99% 的人为 Rh 阳性,只有 1% 的人为 Rh 阴性。有些少数民族 Rh 阴性的人比例较大,如苗族为 12.3%、塔塔尔族为 15.8%。Rh 血型系统的抗 Rh 凝集素不是先天就有的天然抗体,它是后天通过某种途径获得的免疫抗体,即对 Rh 阴性的人,输入 Rh 凝集原以后,在体内发生免疫反应之后才会产生抗 Rh 凝集素。

三、输血

输血是治疗某些疾病、抢救大出血和确保一些大手术顺利进行的重要措施。输血时血型不合会产生严重的溶血反应,导致休克、血管内凝血和肾功能损伤,严重时可引起死亡。输血的基本原则是保证供血者的红细胞膜上的凝集原不与受血者血清中的凝集素发生凝集反应。

(一) ABO 血型与输血

根据输血原则,在正常情况下,只有在 ABO 血型相同时才能进行输血。在无法得到同型血源的特殊情况下,才可考虑将 O 型血输给其他血型的人。但输血量要少,应限制在 300 mL 以内,且速度缓慢,避免反复输入。这是因为 O 型血红细胞表面虽然不含凝集原(A、B 凝集原),但是它的血清中含有抗 A 和抗 B 两种凝集素。所以,当 O 型血的血清被输入到 A 型血、B 型血或 AB 型受血者体内时,均能与受血者的红细胞发生凝集反应。只是因为大多数 O 型血血清中的抗 A 和抗 B 凝集素的效价较低,如果输血量较少,速度缓慢,进入受血者血液中的凝集素可以被稀释或被迅速冲散达不到产生凝集的效价,故不致使受血者的红细胞被凝集。如果大量、快速地把 O 型血输给其他不同血型的受血者,那么可因为输入血清中的凝集素不易被稀释或冲散,或者供血者的血清凝集素效价很高,就有可能与受血者红细胞表面上的凝集原发生凝集反应。虽然以往把 O 型血的人称“万能供血者”,但这种方法非必要时是不可取的。此外,AB 型的人可接受少量其他血型的血液。因为 AB 型血浆中不含凝集素,所以可接受 A 型、B 型和 O 型的血液。但同样要坚持少量缓慢输入的原则。因此,临床上给患者输入异型血时,要坚持“一少、二慢、三勤看”的原则,必须小心谨慎,以免发生意外。

(二) Rh 血型系统与输血

Rh 血型系统在临床医学上的重要意义有两点:其一,Rh 阴性的人,如果第一次接受 Rh 阳性人的输血,由于体内没有天然的抗 Rh 凝集素,因而不会发生凝集反应,但是,输血后体内将产生原来不存在的抗 Rh 凝集素,当他们再次接受 Rh 阳性人的输血时,就会发生凝集反应而引起严重的后果。所以在临床上第二次输血时,即便是同一供血者的血液,也要做交叉配血试验,以避免可能由于 Rh 血型不合引起的严重问题;其二,Rh 阴性的妇女怀孕后,如果胎儿是 Rh 阳性,那么 Rh 凝集原有可能透过胎盘进入母体,引起母体免疫反应而产生抗 Rh 凝集素,或者由于 Rh 阴性的母体曾接受过 Rh 阳性人的血液,体内已产生了抗 Rh 凝集素,当抗 Rh 凝集素透过胎盘进入胎儿血液中,就会使胎儿血液中的红细胞发生凝集反应而溶血,导致胎儿的死亡。因此,对多次怀孕均造成死胎的孕妇,特别是少数民族妇女,应引起医务人

笔记栏

员的高度注意,检查她是否属于少见的 Rh 阴性,确定后,可及时输注特异性抗 D 免疫球蛋白,中和进入母体的 D 凝集原,以防止再次妊娠时新生儿溶血的发生。

（三）交叉配血试验

由于红细胞血型系统有多种及亚型的存在,即使是同型血液相输,输血前也必须进行交叉配血试验。交叉配血试验的方法如图 3-7 所示:供血者的红细胞和受血者的血清相混合称主侧;受血者的红细胞和供血者的血清相混合则称次侧。分别观察结果,如果两侧均不发生凝集,称为配血相合,可以输血;如果主侧有凝集反应,不管次侧结果如何,均为配血不合,绝对不能输血;如果主侧不发生凝集反应而次侧发生凝集反应者,一般不宜进行输血,紧急的情况下必须输血时,应按输入 O 型血的原则慎重处理。交叉配血试验可以避免由于亚型和血型不同原因而引起的输血反应。

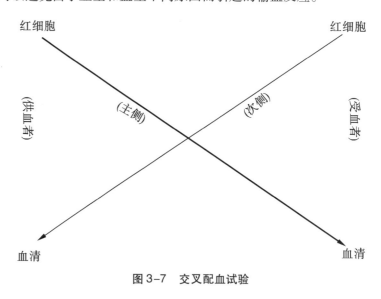

图 3-7　交叉配血试验

（任传忠）

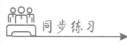同步练习

一、名词解释

1.血细胞比容　2.血沉　3.血清　4.等渗溶液　5.血型

二、单项选择题

1.血浆胶体渗透压降低时可引起　　　　　　　　　　　　　　　（　　）

　　A.红细胞膨胀和破裂　　　　　　　　B.红细胞萎缩

　　C.组织液增多　　　　　　　　　　　D.组织液减少

　　E.组织液不变

2.血浆胶体渗透压主要由下列哪种物质形成　　　　　　　　　　（　　）

　　A.葡萄糖　　　　　　　　　　　　　B.NaCl

　　C.Ca^{2+}　　　　　　　　　　　　　D.白蛋白

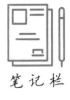

E. 氨基酸

3. 红细胞生成的主要原料是 （ ）

 A. 铁和维生素 B_{12} B. 维生素 B_{12} 和叶酸

 C. 蛋白质和叶酸   D. 铁和蛋白质

 E. 铁和叶酸

4. 产生促红细胞生成素的主要部位是 （ ）

 A. 骨髓   B. 肝

 C. 脾   D. 肾

 E. 心

5. 正常成年人安静状态白细胞总数高于下列哪值,即为白细胞增多

                （ ）

 A. $7×10^9$/L   B. $8×10^9$/L

 C. $9×10^9$/L   D. $10×10^9$/L

 E. $6×10^9$/L

6. 具有特异性免疫功能的白细胞是 （ ）

 A. 中性粒细胞   B. 嗜酸性粒细胞

 C. 单核细胞   D. 淋巴细胞

 E. 嗜碱性粒细胞

7. 下列关于血小板生理特性的叙述哪项是错误的 （ ）

 A. 释放作用   B. 血凝块回缩作用

 C. 吸附作用   D. 吞噬作用

 E. 聚集

8. 某人红细胞与 B 型血的血清发生凝集,其血清与 B 型血的红细胞也发生凝聚,其血型是 （ ）

 A. A 型   B. B 型

 C. AB 型   D. O 型

 E. Rh(+)

9. 启动内源性凝血的最主要物质是 （ ）

 A. F Ⅲ   B. 钙离子

 C. F Ⅶ   D. F Ⅻ

 E. F Ⅹ

三、问答题

1. 简述生理性止血的过程。

2. 简述血液凝固的基本过程。

3. 受血者第二次输入同一供血者的血液时,是否需要交叉配血? 为什么?

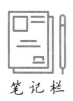

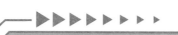

第四章

血液循环

学习目标

◎掌握　①心动周期的概念、心脏泵血的机制与过程、心脏泵血功能的评价和影响因素。②心室肌细胞、窦房结细胞跨膜电位形成的机制。③心电图的主要波形及生理意义。④动脉血压的形成机制、正常值和影响因素;组织液生成与回流的影响因素、中心静脉压、静脉回心血量及其影响因素。⑤心血管的神经体液调节。⑥冠脉循环的特点和调节。

◎熟悉　①心音的特点、成因及意义。②心肌的生理特性。③微循环的组成、淋巴液的生成及生理作用。

◎了解　①心力储备、动脉脉搏。②脑循环、肺循环的特点及血流调节。

　　血液在心脏和血管内按一定的方向,周而复始地循环流动,称为血液循环。心脏是血液循环的动力器官,血管是供血液流动的管道。

　　血液循环的主要任务是运输各种营养物质及代谢产物,保证机体的新陈代谢能正常进行。另外,机体内环境的相对稳定,血液的防御功能以及其他功能的实现,也都有赖于血液循环。一旦循环功能发生障碍,机体的新陈代谢便不能正常进行,一些重要器官将受到严重损害,甚至危及生命。心脏和血管内皮细胞还具有内分泌功能,可分泌生物活性物质,如心房钠尿肽、内皮舒血管因子等。

　　本章主要讨论心脏生理、血管生理和心血管活动的调节,最后介绍几个重要器官的循环特点。

第一节　心脏的泵血功能

　　心脏的主要功能是泵血,通过心脏节律性的收缩和舒张推动血液循环的进行。

一、心动周期

　　心脏的收缩和舒张呈现周期性活动。在整个周期性活动的过程中,由于心肌收缩和舒张,造成心房和心室腔内压力的变化,随之引起瓣膜的启闭和血流方向的改变,从而造成心腔容积的变化。同时,伴随瓣膜的启闭,产生了心音。

笔记栏

1. 心率　心脏每分钟搏动的次数称为心率(heart rate)。正常成人,安静状态时的心率为 60~100 次/min,平均约为 75 次/min。心率有显著的个体差异,还与年龄、性别及其他生理状况有关。比如新生儿的心率很快,可达 130 次/min 以上,此后随年龄的增长而逐渐减慢,至青春期接近成人水平;正常成人,女性的心率比同龄男性快;安静或睡眠时心率减慢,而在运动或情绪激动时心率加快;经常进行体育锻炼或体力劳动者心率较慢。

2. 心动周期　心脏每收缩和舒张一次的机械活动周期称为心动周期。在一个心动周期中,心房和心室的活动不同步,各有自己的收缩期和舒张期。由于心室在心脏泵血过程中起主要作用,因此通常所说的心动周期指心室的活动周期。

心动周期的持续时间与心率有关,如果正常成人的平均心率为 75 次/min,则每一心动周期历时 0.8 s。首先,两心房收缩,持续时间约 0.1 s,随后进入 0.7 s 的舒张期。心房收缩结束之后,两心室开始收缩,持续时间约 0.3 s,随后进入 0.5 s 的舒张期,在心室舒张的前 0.4 s,心房也处于舒张期,这一时期称为全心舒张期(图 4-1)。可见,心房和心室的舒张期均长于收缩期,这有利于静脉中的血液回流到心脏,进而更有效地完成射血功能。心动周期与心率呈反比关系,心率加快,则心动周期缩短。当心动周期缩短时,虽然收缩期和舒张期都缩短,但舒张期的缩短更为明显,因此,心率过快不利于心脏充盈活动。

【议一议】
舒张期对于心脏泵血活动有何意义?心率过快为何不利于心脏持久活动?

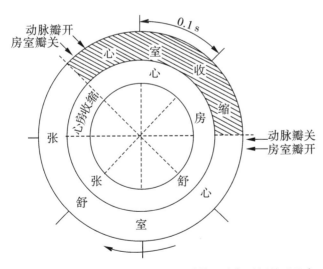

图 4-1　心动周期中心房和心室活动的顺序与时间关系示意

二、心脏的泵血过程和机制

心脏的功能是泵血,即不断地从压力很低的静脉中把血液抽吸进来,然后再将其射到压力较高的动脉内。心脏之所以能使静脉血回心,又使回心血液射入动脉,主要由两个因素决定。首先,由于心脏节律性收缩和舒张活动,形成心室内压与动脉压之间的压力梯度,或心室内压与心房压之间的压力梯度,造成血液由压力高一侧向压力低一侧流动;其次,心脏内部具有朝一个方向开放的瓣膜,以控制血流方向。

在心脏射血与充盈过程中,心室起的作用比心房重要得多。左、右心室泵血过程相似且几乎同时进行,现以左心室为例分析心动周期中发生的各种变化(图4-2)。

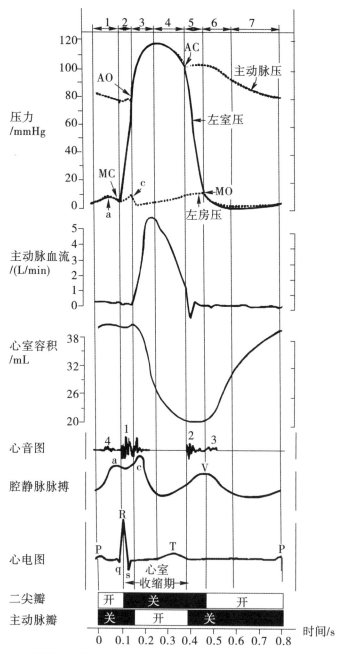

1.房缩期;2.等容收缩期;3.快速射血期;4.减慢射血期;5.等容舒张期;6.快速充盈期;7.减慢充盈期;AO与AC:分别表示主动脉瓣开放与关闭;MC与MO:分别表示二尖瓣关闭与开放。

图4-2 心动周期中心室压力、容积、瓣膜、心音图、心电图变化情况

1.心室收缩期 心室收缩期包括等容收缩期和射血期。射血期又可分为快速射血期和减慢射血期。

（1）等容收缩期 心室开始收缩后，室内压力迅速升高，当室内压超过房内压时，心室内的血液推动房室瓣使其关闭。但此时室内压尚未超过主动脉压，所以半月瓣仍处于关闭状态。在这段时间内，房室瓣和半月瓣都关闭着，心室的收缩只使其内压迅速升高，而容积不变。自房室瓣关闭至半月瓣开放所经历的时程称为等容收缩期，历时约 0.05 s。等容收缩期的长短与心肌收缩力的强弱、动脉血压的高低有关。心肌收缩力减弱或动脉血压升高时，开启半月瓣所需时间延长，使得等容收缩期延长。

（2）射血期 随着心室肌的继续收缩，室内压进一步上升，当室内压高于主动脉压时，心室内的血液就把半月瓣冲开，血液射入主动脉。此时，室内压上升至峰值。从半月瓣开放到心室开始舒张之间的时程为射血期。射血期又分为快速射血期和减慢射血期。射血开始阶段，由于心室剧烈地收缩，所以血流速度很快，射出的血量多，这段时间称为快速射血期，此期约为 0.1 s，射血量相当于整个射血期射血量的 2/3。之后，心室肌收缩减弱，室内压开始下降，故射血速度也逐步减慢，这段时间称为减慢射血期，此期约为 0.15 s。

实验证明，自快速射血期的中期或后期，室内压已逐渐低于主动脉压，但由于此时心室内的血液具有较高动能，故仍可依其惯性逆压力梯度流入动脉。

2.心室舒张期 心室舒张期包括等容舒张期和充盈期。充盈期又可分快速充盈期、减慢充盈期、心房收缩期。

（1）等容舒张期 心室肌开始舒张后，室内压急剧下降，主动脉内反流的血液推动半月瓣，使之迅速关闭。但此时室内压仍高于房内压，所以房室瓣还未开放，无血液进出心室。从半月瓣关闭到房室瓣开放之间的时程称为等容舒张期，为 0.06～0.08 s。此期，心室肌舒张使室内压迅速下降，但心室的容积却不变。

（2）充盈期 心室肌进一步舒张，使室内压继续下降。当室内压低于房内压时，心房内的血液就冲开房室瓣，流入心室，开始了充盈期。在充盈初期，由于心室内低压的抽吸作用，血液从心房快速流入心室，此时即为快速充盈期，约占时 0.11 s。此期进入心室的血液量约为总充盈量的 2/3。此后，由于心室内的血液增多，室内压力逐步上升，心室充盈速度减慢，此时为减慢充盈期，约占时 0.22 s。心室舒张的最后 0.1 s，心房开始收缩，故称为心房收缩期，心房收缩期使心室进一步充盈，充盈量可再增加 10%～30%。

三、心脏泵血功能的评定和影响因素

1.心脏泵血功能的评价

（1）每搏输出量及射血分数 一侧心室一次收缩所射出的血量，称为每搏输出量（stroke volume），简称搏出量。正常成人安静状态下，每搏输出量为 60～80 mL，通常左右心室的搏出量大致相等。每搏输出量为心室舒张末期容积与收缩末期容积之差值。正常人静息状态下左心室舒张末期容积约

为125 mL,收缩末期容积约为55 mL,所以搏出量约为70 mL,可见,心脏每次射血后,心室的血液并没有全部射出,仍存有剩余血量。每搏输出量占心室舒张末期容积的百分比称为射血分数,公式如下:

$$射血分数 = \frac{每搏输出量(mL)}{心室舒张末期容积(mL)} \times 100\%$$

正常情况下,每搏输出量始终与心室舒张末期容积相适应,即当静脉回流量增加时,使心室舒张末期容积增加,每搏输出量也相应增加,而射血分数则基本不变。在安静状态下,健康成人的射血分数为55%~65%。心肌收缩力越强,搏出量越多,心室内剩余血量越少,射血分数越大。但是,当心功能减退、心室异常增大时,由于心室舒张末期容积增大,故每搏输出量可能与正常人无明显差异,但射血分数已明显减少。因此,射血分数是评定心脏功能的重要指标。

(2)每分输出量与心指数 每分钟由一侧心室射出的血量,称为每分输出量,简称心输出量(cardiac output)。心输出量等于心率与搏出量的乘积。如果心率每分钟75次,搏出量为60~80 mL,则心输出量为4.5~6.0 L/min。成年女性的心输出量比同体重男性的心输出量约低10%。心输出量随着机体代谢和活动情况增强而增加,在运动、情绪激动、怀孕等情况下,心输出量均增加。成年人在剧烈运动时,心输出量可高达25~35 L/min。

身材不同的个体,维持正常新陈代谢所需的心输出量不同,为了便于个体之间的比较,必须考虑体表面积的因素。以每平方米体表面积计算的心输出量称为心指数(cardiac index)。我国中等身材成人的体表面积为1.6~1.7 m²,若以安静和空腹的情况下心输出量5~6 L/min计算,则心指数为3.0~3.5 L/(min·m²)。在安静和空腹情况下测定的心指数称为静息心指数,是评定不同个体心脏功能的常用指标。

2.心脏做功 心室一次收缩所做的功称为每搏功(stroke work),简称搏功。心室每分钟所做的功称为每分功,简称分功。心脏做功是评价心功能的重要指标之一。心脏收缩所释放的机械能,一部分转化为动能,推动血液流动;一部分转化为压强能,维持动脉血压。人在安静状态下,血流动能在左心室每搏功中所占比例甚小,常可忽略不计,因此左心室每搏功可以用下面公式表示。

左心室每搏功(J)=搏出量(L)×(射血期左心室内压-舒张末期左心室充盈压)(mmHg)×13.6×9.807×(1/1 000)

通常在实际应用时,以平均动脉压代替射血期左心室内压,以平均左心房内压(约6 mmHg)代替舒张末期左心室充盈压,因此:

左心室每搏功(J)=搏出量(L)×(平均动脉压-平均左心房内压)(mmHg)×13.6×9.807×(1/1 000)

每分功 = 每搏功×心率

通常左、右心室的搏出量基本相等,但是,由于肺动脉内压为主动脉内压的1/6,故右心室的做功量只有左心室的1/6。由此可见,心输出量相同的心脏不等于它们的做功量相等,例如,两个人的每搏输出量相同,均为70 mL,但前者为高血压患者,后者为正常血压者,因此,前者心脏做功的量大于后者,只有这样才能维持相同的搏出量。所以,用心脏做功量来评价心脏泵血功能要比单纯用心输出量更为全面和客观,尤其是在对动脉血压高低不同的个体以及同一个体动脉血压发生变化前后的心脏泵血功能进行比较时。

笔记栏

【议一议】
搏出量相同时,心脏做功一定也会相同吗?

3.心脏泵血功能的贮备能力　正常情况下,心脏的泵血功能必须与不同生理条件下的新陈代谢相适应。当机体代谢增强时,心输出量必须相应增多。心输出量能随机体代谢的需要而增加的能力,称为心脏泵血功能贮备,即心力贮备(cardiac reserve),它包括搏出量贮备和心率贮备。心力贮备能反映心脏泵血功能的潜力和心脏的健康程度。

(1)心率贮备　一般情况下,动用心率贮备是提高心输出量的重要途径。健康成人剧烈活动时,心率可从安静时75 次/min,增加到160 ~ 180 次/min,可以使心输出量增加2 ~ 2.5 倍。

(2)搏出量贮备　搏出量贮备可以通过改变收缩期贮备和舒张期贮备完成。①收缩期贮备:指心室收缩加强时,使搏出量增加的能力。在正常安静状态下,心脏射血期末,约有55 mL血液仍残留心室腔内。而当心脏做最大限度收缩之后,搏出量增加,心室腔内剩余血量可减少到20 mL以下。可见,通过对收缩期贮备的充分动用,可以使搏出量增加35 ~ 40 mL。因此,收缩期贮备可用安静状态下心缩末期容积与做最大限度收缩后心缩末期容积的差值来表示。②舒张期贮备:指心室进一步舒张使充盈量增加的能力。静息状态下,心室舒张末期容积为125 mL。运动时,静脉回流量增加,使心室舒张末期容积加大,心肌通过自身调节(后述),使收缩力加强,搏出量随之增加。但由于心肌伸展的程度有限,心舒末期容积一般最多只能达到140 mL左右,即舒张期贮备只有15 mL。所以,舒张期贮备比收缩期贮备小。

当运动时,主要动用心率贮备和收缩期贮备,使心输出量增加。心力贮备反映心脏功能的潜力。健康人有相当大的心力贮备,最大输出量为静息时的5 ~ 6 倍。某些心脏疾患的患者,静息时心输出量与健康人无明显差别,尚能满足静息状态下的代谢需要,但当活动增强时,心输出量却不能相应增加,最大输出量较正常人低,从而出现心悸、气急等症状。而训练有素的运动员,心脏的最大输出量远比一般人高,可达35 L以上,为静息时的8 倍。有资料表明,坚持体育锻炼的人,其心肌纤维增粗,收缩力增强,同时,心率贮备也增加,所以经常进行体育锻炼可以提高心力贮备。

4.影响心输出量的因素　如前所述,心输出量等于搏出量与心率的乘积,因此凡能影响搏出量和心率的因素均可影响心输出量。而搏出量的多少则取决于前负荷、后负荷和心肌收缩能力等。

(1)前负荷　心室肌的前负荷是指心室舒张末期充盈的血量,即心室舒张末期容积或压力,它决定了心肌的初长度。心室舒张末期充盈的血量是射血后剩余在心室的余血量与静脉回心血量之和,但后者占的比例很大。心脏舒张末期充盈的血量越多,即心舒末期容积越大,心舒末期室内的压力就越高,心室肌纤维的初长度也越长。与骨骼肌相似,在一定范围内,心肌的前负荷越大,心肌的初长度就越长,心肌的收缩力也越大。这种通过心肌本身初长度的改变而引起心肌收缩强度变化的调节方式称为异长自身调节。动物实验观察到,当逐渐改变心室舒张末期压力,可以使心室射血的搏功发生变化。以心室舒张末期压力为横坐标,心室射血的搏功为纵坐标,绘成坐标图,称为心室功能曲线(图4-3)。

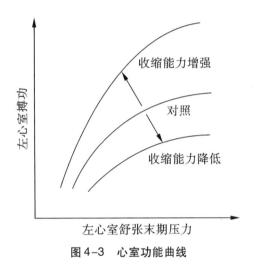

图4-3　心室功能曲线

　　该曲线显示,在相当大的范围内,随着心室舒张末期压力的加大,搏功也加大。正常成人的左心室舒张末期压力达到12～15 mmHg 时,搏功达到最大。之后,搏功不再随着舒张末期压力增加而加大。这表明左心室心肌的最适前负荷为12～15 mmHg,这时心肌细胞的长度为最适初长度。这种心肌收缩强度由初长度变化而引起相应改变的现象属于心肌细胞的自身调节功能。其调节机制是,当心脏舒张末期充盈的血量增多后,心室肌受到牵拉使心肌细胞的初长度增加,肌小节中粗肌丝与细肌丝有效重叠的程度随之增加,这样横桥与细肌丝结合位点的联结数目相应增多,其结果使心肌收缩强度增加。正常生理情况下,左室舒张末期室内压为5～6 mmHg,并非处于最适前负荷状态,这表明心室肌具有较大的初长度贮备。

　　骨骼肌初长度超过最适初长度后,随着初长度的加长,张力随之减小,出现曲线的降支。与骨骼肌不同的是:在心肌,充盈压超过最适前负荷后,曲线表现平坦,搏功并不下降。这是由于心肌细胞外间质内含有大量胶原纤维,使心肌的伸展性较小。所以,在一定范围内,心室内压力越大,心肌纤维就越长,但是,当心肌达到一定长度后,心室内压力继续加大,心肌纤维的长度不再被拉长,只有心室发生严重病变,功能曲线才会出现降支。

　　心脏这种自身调节的生理意义在于对搏出量进行精细的调节,使充盈量与搏出量平衡。在一定范围内,静脉回心血量增多,心室充盈加大,即心室前负荷增加,心室肌纤维初长度增长,心肌收缩力增强,搏出量就随之增多。例如,当体位改变使静脉回心血量增加时,通过自身调节作用,心脏能将增加的回心血量泵出,不让过多的血液滞留在心腔中,从而维持回心血量和搏出量之间的动态平衡,防止心室舒张末期压力和容积发生过多或过久的改变。

（2）后负荷　心室肌的后负荷是指心室收缩射血过程中所遇到的负荷,即大动脉血压。动脉血压的变化将影响心室肌的收缩过程,从而影响搏出量。当动脉血压升高,后负荷增加时,心室收缩的阻力增加,室内压超过主动脉压所需时间延长,半月瓣开放延迟,即心室等容收缩期延长,从而使射血期缩短。同时,由于心室肌缩短的速度和幅度降低,使射血速度减慢,搏出量减少。但在正常情况下,搏出量的减少可使心室内剩余的血量增加,造成心室舒张末期容量增加（即初长度增加）,通过异常自身调节使心肌收缩力增强,搏出量又恢复原有水平。如果动脉血压持续升高,心室肌将长期处于收缩加强状态而逐渐代偿性肥厚,此时搏出量可能在正常范围,但心脏做功量增加。久之,心脏将不堪负担,最终失去代偿能力而致心力衰竭。临床上治疗这类疾病时,适当用舒血管药,降低动脉血压,使后负荷减轻,搏出量增加,对改善心脏泵血功能是有益的。

（3）心肌收缩能力　人体在劳动或运动时,搏出量明显增加,但是此时舒张末期容积或动脉血压并无明显增加,说明此时搏出量增加不依赖于前负荷或后负荷的改变。实验证明,心肌可以通过改变其收缩能力来调节搏出量。心肌收缩能力是指心肌不依赖于前、后负荷而改变其收缩强度和速度的一种内在特性。受自主神经和多种体液因素的影响,如心交感神经活动增强、血液中的儿茶酚胺增多,均可使心肌纤维缩短程度和缩短速度增加,室内压上升速率加快,结果使搏出量增多,心室功能曲线向左上方移位（图4-3）。而乙酰胆碱、缺氧、酸中毒等因素,均可使心肌收缩能力降低,搏出量减少,心室功能曲线向右下方移位。

（4）心率　心输出量是每搏输出量和心率的乘积。正常成人安静状态时,心率为60~100次/min,劳动或者运动时心率加快。在一定范围内,心率加快可使心输出量增加。但是,当心率过快,超过160~180次/min时则心动周期缩短,主要表现为舒张期缩短,由于心室缺乏足够的充盈时间,使心室充盈量减少,导致搏出量明显减少,心输出量反而降低。反之,心率过缓,低于40~50次/min时,心输出量也会降低,这是因为心动过缓时,舒张期延长,心室充盈量已经达到最大限度后,不再继续增加,故搏出量不能再增多。所以,心率适宜时,心输出量最大,过快或过缓均使心输出量减少。在搏出量保持恒定的条件下,心率是调节心输出量的主要因素。影响心率的因素有神经和体液因素。交感神经兴奋时,心率加快;迷走神经兴奋时,心率减慢。循环血中肾上腺素、去甲肾上腺素和甲状腺激素升高时,心率加快。另外,心率也受温度、代谢和环境等多种因素的影响,例如,体温升高1 ℃,心率可增加12~18次/min。

四、心音

在心动周期中,心肌收缩、瓣膜启闭、血流对心血管壁的冲击以及涡流

笔记栏

【议一议】
高血压病对心脏会有什么危害?

等因素引起的机械振动,可通过周围组织传导到胸壁,用听诊器在胸部某些部位可听到该声音,称为心音。这种机械振动可被心音图仪转换成电信号并记录下来,称为心音图。心音发生在心动周期的某些特定时期,其音调和持续时间具有一定的规律。心脏某些异常活动可以产生杂音或其他异常心音。因此,听取心音对于心脏疾病的诊断有一定的临床意义。正常心脏在一个心动周期可出现四个心音,分别称为第一、第二、第三和第四心音。多数情况下,只能听到第一和第二心音,用心音图可记录到 4 个心音。

1.第一心音　发生在心缩期,标志着心室收缩开始,在心尖搏动处(左侧胸部第五肋间锁骨中线处)听得最清晰。它的特点是:音调较低,持续时间较长。产生第一心音的主要原因是心室收缩时,房室瓣关闭,引起了室壁及室内血液的振动。此外,主动脉瓣开放、心室射出的血流冲击主动脉根部,以及大血管扩张形成血液涡流产生的振动均参与第一心音的构成。

2.第二心音　发生在心舒期,标志着心室舒张开始,分别在主动脉瓣区和肺动脉瓣区(胸骨旁第二肋间)听得最清楚。它的特点是:音调较高,持续时间较短。它的产生主要与半月瓣关闭、血液冲击大动脉根部引起血液、管壁及心室壁的振动有关。

3.第三心音　发生在快速充盈期末,也称舒张早期音或快速充盈音。其特点是音调低、振幅低、持续时间短。它的形成可能是由于心室快速充盈期末,血流速度突然减慢,引起心室壁和瓣膜产生振动所致,某些青年人和儿童,侧卧时在心尖部容易听到,特别是在运动后或体位变化引起静脉回心血量增加时更为明显。

4.第四心音　为心房收缩时产生的声音,又称心房音,为一低频短音,在部分正常青年人和心舒末期室内压升高的患者中可听到第四心音。

心音是心动周期的外在表现,在诊断心脏功能方面有重要意义。例如,从第一心音和第二心音可检查房室瓣与半月瓣的功能状态,当瓣膜关闭不全或狭窄时均可产生涡流而发生杂音。

第二节　心肌的生物电现象

心肌细胞是组成心脏的基本结构和功能单位。心肌细胞可分为两类:一类是普通的心肌细胞,由这类细胞构成心房壁和心室壁。它们具有兴奋性、传导性和收缩性,但是,在正常情况下,不具有自动产生节律性兴奋的能力,即不具有自律性,故称非自律细胞。另外,由于这些细胞含有丰富的肌原纤维,主要执行收缩功能,故又可称为工作细胞。另一类是一些特殊分化的心肌细胞,组成了心脏的特殊传导系统。它们分别存在于窦房结、房室交界区、房室束及其分支和浦肯野纤维网。这类心肌细胞除了具有兴奋性、传导性外,还具有自律性,所以,这类细胞又称自律细胞。自律细胞胞浆中含肌原纤维很少或完全缺乏,基本丧失收缩功能,主要是负责产生和传导兴奋,控制整个心脏的节律活动。另外,根据动作电位去极化速度的快慢,心肌细胞又分为快反应细胞和慢反应细胞。比如,窦房结细胞的去极化是由于钙通道开放,Ca^{2+}内流所至,而钙通道开放和失活速度慢,故去极化速度慢、时间长,因此,窦房结细胞属于慢反应细胞。而心房肌细胞、心室肌细胞和浦肯野细胞的去极化是由于钠通道开放,Na^+内流所至,而钠通道开放和失活速度快,故去极化速度快、时间短,因此,心房肌细胞、心室肌细胞和浦肯野细胞属于快反应细胞。心肌细胞的分类概括如下。

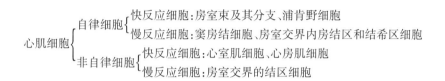

心肌细胞的生物电活动是心脏机械活动的基础。与神经细胞和骨骼肌细胞相比,心肌细胞跨膜电位的波形和离子机制要复杂得多,不同类型的心肌细胞,动作电位的幅度和持续时间不尽相同。

（一）工作细胞的生物电现象

心房肌和心室肌属于工作细胞,其跨膜电位及形成机制基本相同,下面着重介绍心室肌细胞的跨膜电位。

1. 静息电位　哺乳类动物(包括人)的心室肌细胞的静息电位约为-90 mV,其形成主要是K^+外流所形成的K^+平衡电位,与神经细胞、骨骼肌细胞静息电位形成机制基本相同。

2. 动作电位　与神经细胞、骨骼肌细胞动作电位相比较,心室肌细胞动作电位具有复极过程复杂、持续时间长、动作电位的升支与降支不对称的特点。为方便分析,通常将其分为0、1、2、3、4五个时期(图4-4)。

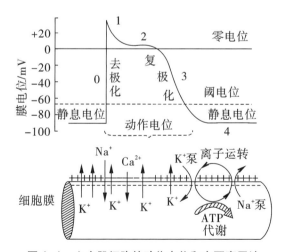

图4-4　心室肌细胞的动作电位和主要离子流

（1）0期（去极化过程）　当窦房结发出的兴奋传导至心室肌时,心室肌细胞膜内电位由-90 mV迅速上升到+30 mV左右,形成动作电位升支,历时1~2 ms。0期形成的机制是:兴奋传导至心室肌时,首先引起膜上少量钠通道激活开放,少量Na^+内流造成膜部分去极化。当去极化达到阈电位水平

（－70 mV）时，膜上钠通道大量激活开放，大量 Na^+ 迅速内流，膜内电位急剧上升，直至升支顶点，接近 Na^+ 平衡电位。钠通道激活快，失活也快，开放时间很短，仅为 1 ms 左右，故称之为快通道，它可被河豚毒素选择性阻断。

（2）1 期（快速复极初期）　在动作电位达峰值后，膜内电位由 +30 mV 迅速降到 0 mV 左右，复极快速而短暂，历时约 10 ms。1 期形成是由于钠通道失活，Na^+ 内流停止，而瞬时性外向钾通道激活，K^+ 外流所致。

（3）2 期（平台期）　在膜内电位降到 0 mV 左右时，复极化过程变得非常缓慢，历时 100～150 ms，膜电位基本停滞于 0 mV 水平，因而形成平台期，也叫缓慢复极期。平台期的形成是由于膜上的慢钙通道于去极化到 －40 mV 时被激活，Ca^{2+} 缓慢持久内流，抵消了复极化过程中 K^+ 外流的作用，因而膜电位处于缓慢下降的状态，使复极化过程明显延长。这是心室肌细胞区别于神经纤维、骨骼肌细胞的动作电位的主要特征。该通道可被多种钙通道阻断剂所阻断，如维拉帕米。

（4）3 期（快速复极末期）　膜内电位由 0 mV 左右较快地下降到 －90 mV，完成复极化过程，历时 100～150 ms。3 期形成的原因是慢钙通道失活关闭，Ca^{2+} 内流停止，而 K^+ 外流持续进行所致。

（5）4 期（静息期）　此时膜电位已恢复至静息电位水平，与神经纤维和骨骼肌细胞几乎一样，稳定在约 －90 mV 水平。此期存在活跃的离子跨膜转运，用以恢复细胞膜内外离子的正常浓度梯度，钠泵开始活动，将进入细胞的 Na^+ 运出细胞，同时将流出的 K^+ 运回细胞内。另外，Na^+-Ca^{2+} 交换也通过 Na^+-Ca^{2+} 交换体开始进行，将进入细胞的 Ca^{2+} 运出细胞，还有少量的 Ca^{2+} 可通过细胞膜上的 Ca^{2+} 泵主动排出细胞。通过 Na^+-K^+ 泵和 Na^+-Ca^{2+} 交换体及 Ca^{2+} 泵的活动使细胞内外的各种离子浓度恢复到静息时的水平。洋地黄类药物通过抑制 Na^+-K^+ 泵的活性，造成细胞内 Na^+ 量增多，膜两侧 Na^+ 浓度差减少，减小 Na^+-Ca^{2+} 交换速率，减少 Ca^{2+} 外排，使细胞内 Ca^{2+} 浓度升高，从而加强心肌的收缩力量。

心房肌细胞的跨膜电位与心室肌细胞基本相同，不同的是，心房肌细胞动作电位的时程较短，去极和复极全过程仅 150～200 ms，无明显的 2 期平台期。

（二）自律细胞的生物电现象

窦房结、房室交界（结区除外）、房室束、浦肯野细胞等属于自律细胞，这些细胞能够自动地产生节律性兴奋的原因是动作电位的 4 期膜电位不稳定，当 3 期复极达到的最大的膜电位值（最大复极电位）时，膜电位立即开始自动去极，当去极达到阈电位后便爆发下一个动作电位，如此周而复始，动作电位就自动产生。4 期自动去极化是自律细胞产生自律性的基础。不同的自律细胞，其动作电位的特征和产生机制不完全相同。

1. 窦房结细胞　窦房结细胞的动作电位明显不同于心室肌细胞（图 4-5），具有以下特征：①0 期去极速度慢（历时约为 7 ms）、幅度小，膜电位仅上升到 0 mV 左右，不出现明显的反极化；②无明显的 1 期和 2 期复极；③最大复极电位为 －60 mV，阈电位为 －40 mV；④4 期膜电位不稳定，当 3 期复极到最大复极电位时,开始自动去极,去极速度较其他自律细胞快。

窦房结细胞动作电位的0期去极由Ca^{2+}内流引起,当膜电位由最大复极电位开始自动去极达到阈电位水平时,细胞膜上钙通道被激活,Ca^{2+}内流造成去极化。由于钙通道激活和失活的速度慢,故窦房结细胞的0期去极速度慢,时间长。3期复极由K^+外流所致,随着钙通道的逐渐失活,Ca^{2+}内流减少;同时,K^+通道被激活,K^+外流增加,形成3期复极化。当3期复极到最大复极电位,约-60 mV时,K^+通道逐渐失活,K^+外流进行性减少,而Na^+内流逐渐增强,造成膜电位缓慢上升,呈现出4期自动去极化。构成窦房结细胞起搏电流的成分比较复杂,但上述K^+外流进行性衰减和Na^+内流进行性增强是窦房结细胞4期自动去极化最重要的离子基础。

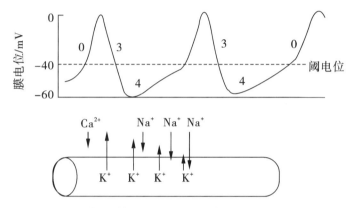

在4期,K^+外流随时间递减,Na^+内流随时间递增。

图4-5　窦房结P细胞动作电位和离子流示意

2.浦肯野细胞　浦肯野细胞属于快反应自律细胞。其动作电位的0期、1期、2期、3期的形态及形成机制与心室肌细胞相似,3期最大复极电位约为-90 mV。4期自动去极是由于K^+外流进行性减弱,Na^+内流逐渐增强,造成膜电位缓慢去极化。4期自动去极速度较窦房结细胞慢,故每分钟自动发生兴奋的频率低(图4-6)。

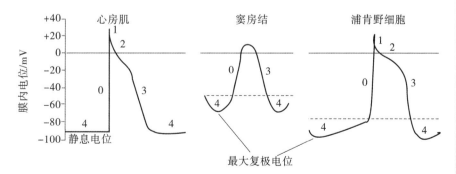

图4-6　心房肌、窦房结和浦肯野细胞的生物电

笔记栏

第三节　心肌的生理特性和体表心电图

一、心肌的生理特性

心肌细胞具有兴奋性、自律性、传导性和收缩性4种生理特性。兴奋性、自律性和传导性是以心肌的生物电活动为基础的,故称为电生理特性。心肌收缩性是指心肌细胞(工作细胞)兴奋时能产生收缩反应的特性,为心肌的机械特性。

(一)兴奋性

与神经、骨骼肌细胞一样,所有的心肌细胞都具有兴奋性。兴奋性是指心肌细胞受刺激产生兴奋的能力。兴奋的标志是产生动作电位。衡量心肌的兴奋性,可以用刺激的阈值作指标,阈值大表示兴奋性低,阈值小表示兴奋性高。现以心室肌细胞为例,说明心肌细胞在每次兴奋过程中兴奋性的周期性变化。

1.心肌细胞兴奋性的周期性变化　心室肌细胞每产生一次兴奋,膜电位将发生一次周期性的变化。在细胞的一次兴奋过程中,由于钠通道由备用状态经历激活、失活和复活等过程,因此,细胞兴奋性也将随着钠通道状态改变的时间进程而发生相应的周期性变化,从而相继出现有效不应期、相对不应期和超常期(图4-7)。

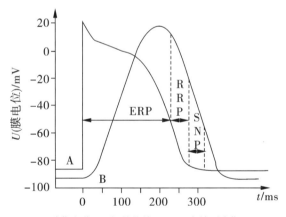

A.动作电位;B.机械收缩　ERP:有效不应期;RRP:相对不应期;SNP:超常期。

图4-7　心室肌动作电位期间兴奋性的变化及其与机械收缩的关系

(1)有效不应期　心室肌细胞从0期去极化开始至复极3期膜电位达-60 mV,此期间为有效不应期(effective refractory period,ERP)。此期包括两个阶段:其一是从0期去极化开始到3期复极达-55 mV,此期间无论给予多大的刺激,心肌细胞都不能产生反应,称为绝对不应期;其二是从-55 mV复极到-60 mV 的过程中,此时给予强刺激可以产生局部兴奋,但不能产生动作电位。可见,有效不应期由于钠通道完全失活或仅有少量开始复活,故心肌的兴奋性完全丧失或极低,任何刺激都不能使心肌细胞再次产生动作电位和机械收缩。

(2)相对不应期　复极化从-60 mV 到-80 mV 的这段时期称为相对不应期(relative refractory period,RRP)。在此期内,给予阈上刺激才能引发动作电位。产生相对不应期的原因是因为此期大多数钠通道已复活,但尚有少部分处于失活状态,故心肌细胞的兴奋性虽比有效不应期时有所恢复,但仍低于正常。

(3)超常期　心肌细胞继续复极化,膜电位由-80 mV 恢复到-90 mV 这一段时期内,用阈下刺激便能引起动作电位,表明心肌细胞的兴奋性高于正常,故称超常期(supranormal period,SNP)。这是因为,此时段内钠通道已全部恢复到备用状态,而且此时的膜电位距阈电位水平较近,故引起兴奋所需的刺激强度小于正常。最后,复极化完毕,膜电位恢复到静息期水平,细胞的兴奋性也恢复到正常状态。

心肌兴奋时兴奋性变化的主要特点是有效不应期长,历时 200 ~ 300 ms,一直延续到机械活动的舒张早期。也就是说,有效不应期所持续的时间等于机械活动的收缩期加舒张早期(图 4-7)。在有效不应期内,给予刺激将不能引起第二次兴奋和收缩,这一特性具有重要的生理意义,它使心肌不会像骨骼肌那样发生完全强直收缩,而是收缩和舒张交替进行,从而保证心室收缩时血液被射入动脉,而心室舒张时血液回流入心室。

2. 决定和影响兴奋性的因素

(1)静息电位(或最大复极电位)水平　在一定范围内,静息电位(或最大复极电位)绝对值增大,距阈电位水平的差距就加大,引起兴奋所需要的刺激阈值增高,表示兴奋性降低。相反,静息电位(或最大复极电位)绝对值减小,使二者之间的差距减小,引起兴奋所需的刺激阈值减小,表示兴奋性增高。

(2)阈电位水平　阈电位水平上移,与静息电位(或最大复极电位)之间差距加大,引起兴奋所需的刺激强度就加大,故兴奋性降低;阈电位水平下移,与静息电位(或最大复极电位)之间差距减小,引起兴奋所需的刺激强度就减小,故兴奋性增高。

(3)钠通道的状态　心肌细胞产生兴奋是以钠通道能够被激活为前提的。钠通道有备用、激活和失活 3 种状态,这 3 种状态是决定兴奋性高低的主要因素。由于钠通道是电压依赖式通道,所以通道处于哪一种状态,取决于当时的膜电位和通道状态变化的时间进程。当心肌细胞在静息电位水平(-90 mV)时,钠通道处于备用状态,通道虽然关闭,但如果给予适当刺激,使膜电位去极化达阈电位(-70 mV)水平,则钠通道可被激活,引起 Na^+ 内流和膜的进一步去极化,爆发动作电位,此时心肌细胞的兴奋性为正常水平。钠通道激活后数毫秒内迅速失活关闭,使 Na^+ 内流终止。处于失活状态的钠通道不能再次被激活开放,此时心肌的兴奋性为零。膜电位的逐步恢复使部分钠通道由失活转为备用,并随着时间和膜电位的发展,复活的钠通道越

笔记栏

【想一想】
　　心室肌细胞兴奋性的周期性变化与钠通道状态的改变有何关联?

来越多,心肌兴奋性也逐渐提高,但与正常水平相比仍较低。直至膜电位再次恢复到静息电位水平时,钠通道又全部重新恢复到备用状态,心肌的兴奋性恢复正常。由上可见,钠通道是否处于备用状态是心肌细胞是否具有兴奋性的前提。

3. 期前收缩与代偿间歇 正常情况下,由窦房结传来的兴奋控制心脏的节律活动。如果在心肌有效不应期之后,下一次窦性兴奋到达之前,受到一次额外的人工刺激或从异位起搏点传来一次兴奋,则心肌可提前发生一次兴奋和收缩,称为期前兴奋和期前收缩。在期前收缩之后,往往出现一段较长的舒张期,称为代偿间歇(图4-8)。

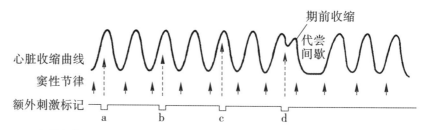

额外刺激a、b、c落在有效不应期内,不引起反应;额外刺激d落在有效不应期之后,引起期前收缩和代偿间歇。

图4-8 期前收缩和代偿间歇

(二)自律性

组织和细胞在没有外来刺激的情况下能够自动发生节律性兴奋的特性称为自动节律性,简称自律性。

1. 心脏起搏点 构成心脏特殊传导系统的细胞具有自律性,但各部位的自律性高低不一,窦房结、房室交界区、房室束和浦肯野纤维每分钟自动发生兴奋的频率依次为100、50、40和25次左右。在正常情况下,窦房结的自律性最高,成为控制心脏活动的正常起搏点,以窦房结为起搏点的心脏节律性活动,称为窦性心律。窦房结以外的其他自律细胞由于自律性较低而受窦房结超速抑制,在正常情况下其自身的节律性不能表现出来,只起兴奋传导作用,称为潜在起搏点。在某些异常情况下,潜在起搏点成为控制心脏活动的部位,此潜在起搏点称为异位起搏点。由窦房结以外的异位起搏点控制的心脏节律,称为异位心律。

2. 决定和影响自律性的因素 4期自动去极化使膜电位从最大复极电位达到阈电位水平从而引起自律细胞自动兴奋。因此,自律性高低受4期自动去极化速度、最大复极电位水平和阈电位水平的影响(图4-9)。

(1)4期自动去极化速度 4期自动去极化速度加快,达到阈电位所需的时间就缩短,单位时间内发生自动兴奋的次数就增多,自律性增高;反之则自律性降低。

(2)最大复极电位的水平 最大复极电位的绝对值变小,与阈电位的差距就减小、自动去极化达到阈电位所需的时间就缩短,自律性增高;反之则自律性降低。

（3）阈电位水平　阈电位下移，最大复极电位与阈电位的距离缩小，自律性增高；反之则自律性降低。

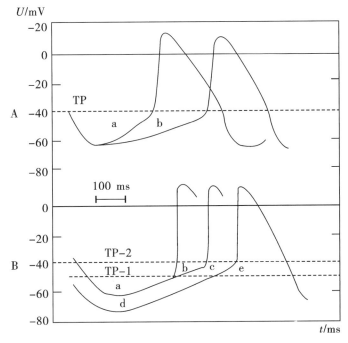

A.去极化速度对自律性的影响：起搏电位斜率由 a 减小到 b 时，自律性降低。B.阈电位和最大复极电位对自律性的影响：最大复极电位水平由 a 达到 d，或阈电位由 TP-1 升到 TP-2 时，自律性均下降。TP 为阈电位。

图 4-9　影响自律性的因素

链接

自律性与心律失常

1. 窦性心律失常　各种因素通过影响窦房结 P 细胞 4 期自动去极化速率、最大复极电位或阈电位水平，使窦房结的自律性过高、过低或不规则，可分别产生窦性心动过速、窦性心动过缓、窦性心律不齐及病态窦房结综合征。

2. 异位心律失常　由异位起搏点引起的心律失常称异位心律失常。当各种原因致静息电位降低到 $-80\sim-60$ mV 时，心房肌和心室肌的一些非自律细胞也可发生 4 期自动去极化而表现异常自律性，成为异位起搏点。随着静息电位值降低程度的增大，这种异常自律性发生概率增高。浦肯野细胞也存在异常自律性。异常自律性的 4 期自动去极化是由于静息膜电位值减小（部分去极化），导致 Ca^{2+} 内流激活和 K^+ 外流的衰减。

3. 心律变异　窦房结的自律性电活动及兴奋在心脏内各部分的传导受神经、体液因素的调控，而神经、体液活动又会在机体的功能状态，甚至思维、情绪等变化时发生波动，致使窦房结兴奋或心室收缩的节律产生生理性变化。近10多年来,许多学者研究心电图中代表心室兴奋的 R 波相互间的间隔随时间的变化,以探索健康或疾病状态下心脏活动节律改变的规律。

(三)传导性

心肌细胞之间传导兴奋的能力称为心肌的传导性(conductivity)。心肌细胞以局部电流的形式实现兴奋的传播。心肌细胞之间通过低电阻的闰盘形成缝隙连接,因此细胞膜上任何部位产生的兴奋不但可以沿整个细胞膜传播,而且可以通过闰盘迅速传递到另一个心肌细胞,使之出现同步兴奋和收缩。因此使两侧心房及两侧心室相当于各自形成一个功能上的合胞体,实现同步舒缩。

1.兴奋在心脏内的传导过程 窦房结发出的兴奋经心房肌传播到左、右心房,引起左、右心房肌的兴奋与收缩,同时,窦房结的兴奋沿着"优势传导通路"迅速传到房室交界区。"优势传导通路"是指在窦房结与房室交界区之间有一些排列比较整齐的心房肌,因为其传导速度比其他心房肌速度快,所以称之为心房的"优势传导通路"。由于心房和心室之间有结缔组织将其分开,无心肌纤维相互联系,因此,正常情况下,房室交界是兴奋由心房传入心室的唯一通路。兴奋通过房室交界区后,再经过房室束、左右束支和浦肯野纤维网传到左右心室,引起心室肌的兴奋和收缩(图4-10)。

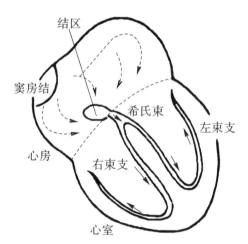

图 4-10 兴奋在心内的传递过程

即兴奋的传播途径为:窦房结→心房肌、结间束(优势传导通路)→房室交界区→房室束、左右束支→浦肯野纤维→心室肌。

兴奋在心脏各部位传导的速度不同。心房肌传导速度较快,兴奋传遍两侧心房仅需要 0.06 s,这样就使得左右心房几乎同步兴奋和收缩。兴奋在房室交界区的传导速度最慢,其中结区的传导速度仅为 0.02 m/s,兴奋通过房室交界区需要 0.1 s。由房室束至浦肯野纤维的传导速度最快,其中浦肯野纤维的传导速度约为 4 m/s,心室肌细胞传导速度约为 1 m/s,这样兴奋从房室束传遍左右心室仅需 0.06 s。综上所述,兴奋在心脏内的传导速度呈现"快-慢-快",即兴奋在心房和心室传导快,而在房室交界区传导慢。房室交界区传导速度慢的现象称为房室延搁。房室延搁的生理意义在于使心室的收缩发生于心房收缩完毕之后,因而不会引起心房和心室同时收缩,有利于心室充盈和射血。

笔记栏

2.影响传导性的因素

(1)心肌细胞的结构　直径大,横截面积较大的心肌细胞,对电流阻力较小,局部电流传播的距离较远,兴奋传导较快;反之则传导较慢。例如,浦肯野纤维直径最大,兴奋传导速度最快,而房室交界区的结区细胞直径最小,传导速度最慢。

(2)0 期去极化速度和幅度　0 期去极化速度愈快和幅度愈大,其形成的局部电流愈早、愈大,达到阈电位所需时间愈短,故传导速度加快;反之则传导速度减慢。

(3)邻近部位细胞膜的兴奋性　兴奋的传导是细胞膜依次兴奋的过程,只有邻近部位膜的兴奋性正常时,兴奋才能正常传导。邻近部位兴奋性高,传导速度就快;反之则传导速度就慢。

(四)收缩性

心肌收缩原理与骨骼肌基本相似,但其收缩性与骨骼肌相比,有如下特点。

1.依赖细胞外液 Ca^{2+}　触发骨骼肌收缩的 Ca^{2+} 来自肌浆网内 Ca^{2+} 释放。然而,心肌的肌浆网不如骨骼肌发达,Ca^{2+} 的贮存和释放量均较少,在收缩过程中所需的 Ca^{2+} 有赖于细胞外 Ca^{2+} 的内流。在一定范围内,增加细胞外 Ca^{2+} 浓度,可使心肌收缩增强;反之则心肌收缩减弱。

2."全或无"式收缩　"全或无"式收缩是指在其他条件不变的情况下,心房肌或心室肌纤维要么全部不收缩(舒张),要么全部收缩。在心肌,由于细胞之间通过闰盘连接,兴奋可在细胞之间迅速传播,使心房或心室所有肌纤维几乎同步发生收缩,故心房或心室的收缩均表现出"全或无"式的特点。这种方式的收缩力量大,有利于提高泵血的效率。

3.不发生强直收缩　心肌细胞兴奋时兴奋性变化的主要特点是有效不应期特别长,200~300 ms,相当于整个收缩期和舒张早期。因此,心肌不可能像骨骼肌那样发生多个收缩过程的融合,即不会发生强直收缩。这使心肌始终保持收缩与舒张交替进行的节律性活动,从而保证心脏有序地充盈与射血。

二、体表心电图

心脏内兴奋产生和传播时所发生的电变化,可通过组织和体液传至体表。将引导电极置于体表的一定部位,即可把心肌活动时电变化的波形引导到心电图机中记录下来,称为心电图(electrocardiogram,ECG)(图 4-11)。心电图可反映整个心脏兴奋的产生、传导和恢复过程中电位变化。正常心电图包含有 P 波、QRS 波群、T 波以及各波之间代表时间的线段(即间期)和

ST 段。正常心电图的波形、含义及其正常值如表 4-1 所示。

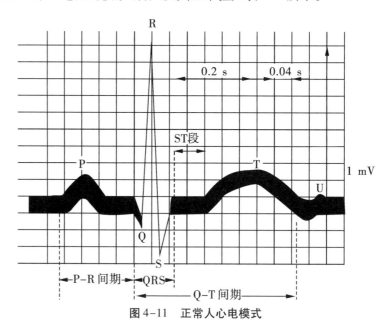

图 4-11　正常人心电模式

表 4-1　心电图各波段的含义及正常值

名称	含义	幅度/mV	时间/s
P 波	反映心房去极化过程	<0.25	0.08～0.11
QRS 波群	反映心室去极化过程		0.06～0.10
T 波	反映心室复极化过程	0.1～0.8	0.05～0.25
U 波	反映浦肯野纤维网复极化过程	<0.05	0.02～0.04
P-R 间期	从 P 波的起点到 QRS 波的起点，表示从心房开始兴奋到心室开始兴奋的时间		0.12～0.20
Q-T 间期	从 QRS 波起点到 T 波终点的时程，代表心室开始兴奋去极化至完全复极的时间		<0.40
ST 段	从 QRS 波终点到 T 波起点之间的线段，表示心室各部分处于去极化状态，各引导电极之间不存在电位差，也反映动作电位平台期的长短	与基线平齐	0.05～0.15

第四节　血管生理

一、各类血管的功能特点

人体的血管分为动脉、毛细血管和静脉三大类。不论是体循环还是肺循环,血液均由心室射出,流经动脉、毛细血管和静脉后返回心房。血管在血液运输、血液分配和物质交换等方面都有重要作用。因管壁的组织结构和所处部位不同,各类血管具有不同的生理功能,按其生理功能不同可分为以下几种。

笔记栏

（一）弹性贮器血管

弹性贮器血管指主动脉、肺动脉主干及其发出的最大的分支,这些血管的管壁厚,富含弹性纤维,有明显的可扩张性和弹性。心室射血时,大动脉压力升高,管壁被动扩张,暂时贮存部分血液;心室停止射血后,大动脉依靠其本身的弹性回缩,将贮存其中的那部分血液推向外周,使血液循环得以继续。

（二）分配血管

分配血管指中动脉,即从弹性贮器血管以后到分支为小动脉前的动脉管道,这类血管的中膜含平滑肌较多,故管壁收缩性强。中动脉可将血液分配并输送到各个部位和器官。

（三）毛细血管前阻力血管

毛细血管前阻力血管指小动脉、微动脉,其数量多,管径小,对血流的阻力大,故又称为阻力血管。这类血管的管壁富含平滑肌,它们的舒缩活动可引起血管口径的明显变化,在调节血管的外周阻力和局部的血流量中发挥主要作用。

（四）毛细血管后阻力血管

毛细血管后阻力血管指微静脉,微静脉的舒缩活动影响毛细血管前、后阻力的比值,从而改变毛细血管血压和体液在血管内及组织间隙内的分配情况。

（五）交换血管

交换血管指真毛细血管,它连接微动脉和微静脉,分布广泛,深入到组织细胞之间相互连通形成网状,其管径细,管壁薄,通透性大,是血液与组织液进行物质交换的主要场所。

（六）容量血管

容量血管指静脉,其数量多,管径大,管壁薄,容量大,易扩张,可容纳的血量多。安静时60%~70%的循环血量容纳在静脉内,故称为容量血管。

二、血流量、血流阻力和血压

血液在心血管系统中流动的力学称为血流动力学,其主要研究的问题是血流量、血流阻力和血压以及三者之间的关系。

（一）血流量和血流速度

单位时间内流过血管某一截面的血量即血流量,又称容积速度,单位为mL/min或L/min。血流量（Q）与血管两端的压力差（ΔP）成正比,与血流阻力（R）成反比,它们之间的关系可以用公式$Q=\Delta P/R$表示。

笔记栏

血液中一个质点在血管内移动的线速度为血流速度。它与血流量成正比,与血管总截面积成反比。

（二）血流阻力

血液在血管内流动时遇到的阻力即血流阻力。它主要来自血液内各成分之间的摩擦和血液与血管壁之间的摩擦。血流阻力的大小与血管半径(r)、血液黏滞度(η)和血管长度(L)有关。它与血管长度和血液黏滞度成正比,与血管半径的四次方成反比,它们之间的关系可用以下公式表示：$R=8\eta L/\pi r^4$。一般情况下,血管的长度和血液黏滞度很少变化,因此血流阻力主要由血管直径决定,尤其是阻力血管(小动脉和微动脉)对血流阻力影响最明显。当阻力血管受神经和体液因素的影响导致直径发生微小变化,即可引起血流阻力显著地改变。如果把血流阻力的公式代入前面血流量的公式,则得到公式：$Q=\Delta P\pi r^4/8\eta L$。这就是泊肃叶定律(Poiseuille law),它表示血液流动时,血流量和血压、血管直径、血管长度及血液黏滞度之间的关系。

（三）血压

血管内流动的血液对于单位面积血管壁的侧压力(压强)即血压。血压的计量单位是千帕(kPa)或毫米汞柱(mmHg),两种计量单位的换算关系为$1 \text{ mmHg}\approx0.133 \text{ kPa}$。大静脉内的压力较低,常以厘米水柱(cmH_2O)为单位,厘米水柱与千帕单位的换算关系为$1 \text{ cmH}_2\text{O}\approx0.098 \text{ kPa}$。

三、动脉血压和动脉脉搏

动脉血压是指动脉内流动的血液对单位面积血管壁的侧压力(压强)。一般所说的动脉血压是指主动脉压。动脉血压是推动血液循环和保证各组织器官血流量的必要条件。动脉血压过高或过低都有害于身体健康。

（一）动脉血压的正常值

在一个心动周期中,动脉血压随着心脏的舒缩而发生周期性变化。心室收缩时,动脉血压上升达到的最高值称为收缩压;心室舒张时,动脉血压下降达到的最低值称为舒张压。收缩压与舒张压之差称为脉搏压,简称脉压,脉压可以反映在一个心动周期中动脉血压的波动幅度。在一个心动周期中,动脉血压的平均值称为平均动脉压。由于在心动周期中,心舒期长于心缩期,故平均动脉压更接近舒张压,约等于舒张压加1/3脉压。平均动脉压是影响组织血液灌流量的直接因素,保持一定高度的平均动脉压是维持组织器官供血量的必需条件。由于在大动脉内血压下降幅度很小,为测量方便,临床上常用听诊法间接测定肱动脉血压代表主动脉血压。测量结果的记录方法是：收缩压/舒张压值(mmHg 或 kPa)。

我国健康成年人安静状态下的收缩压为 100~120 mmHg(13.3~16.0 kPa),舒张压为 60~80 mmHg(8.0~10.6 kPa),脉压为 30~40 mmHg(4.0~5.3 kPa),平均动脉压为 100 mmHg(13.3 kPa)左右。根据国际上统一标准,当收缩压≥140 mmHg 和(或)舒张压≥90 mmHg 时诊断为高血压;收缩压持续低于 90 mmHg 或舒张压低于 60 mmHg 时称低血压。健康成年人在安静状态下血压值比较稳定,但也存在着个体差异并随年龄、性别和生理情况的差别而不同。不论男性或女性,动脉血压都随着年龄的增大而逐渐增高。同龄的男性动脉血压略高于女性。同一人在不同的生理状态下,动脉血压也可发生变化,如情绪激动或体力劳动时,动脉血压可暂时升高。正常人动脉血压保持相对稳定具有重要的生理意义。如果动脉血压过低,可致各器官血流量减少,特别是心、脑等重要器官,会由于缺血缺氧造成严重后果。而动脉血压过高,心室肌后负荷长期过重,可致心室肥厚,甚至发生心力衰竭。

笔记栏

(二)动脉血压的形成

循环系统内足够的血液充盈是形成动脉血压的前提条件。血流充盈的程度可用循环系统平均充盈压来表示,平均充盈压的大小取决于循环血量和血管容量之间的相对关系。通常,由于神经、体液因素的调节作用,血管总是处于一定程度的收缩状态,故循环血量比心血管的总容积要稍大一些,以保证心室有足够的舒张末期容量和弹性贮器血管能经常处于扩张状态,以维持正常动脉血压。在动物实验中,用电刺激造成心室颤动使心脏暂时停止射血,此时循环系统中各处的压力均为 7 mmHg,这一数值即为循环系统平均充盈压。

心室收缩射血和外周阻力是形成动脉血压的两个决定因素。心室收缩射血是推动血液循环的直接动力,心室收缩的能量一部分表现为血压,另一部分则表现为血液流动的动力。如心脏停止搏动,动脉血压立即下降。外周阻力是指小动脉和微动脉对血流的阻力,如果没有外周阻力,心室射出的血液将快速流向外周,进入毛细血管网,动脉内不能保持足够的血量,动脉血压同样不能形成和维持。

另外,大动脉管壁的弹性也是形成动脉血压的重要因素。以左心室为例,左心室收缩射血时,由于大动脉管壁的弹性贮器作用和外周阻力的存在,射入主动脉内的血液只有1/3流向外周,另外2/3贮存在富有弹性的主动脉和大动脉内,使之扩张。这样,左心室收缩所释放出的能量,大部分以势能的形式贮存在弹性贮器血管中。心舒期,心室射血停止,动脉血压理应急剧下降,但由于弹性贮器血管的弹性回缩,把心缩期时贮存在主动脉和大动脉内的那部分血液推向外周,使血液在心舒期内继续以一定的速度向前流动,形成舒张压,并维持一定的水平。因此,大动脉管壁的弹性可起到缓冲收缩压、维持舒张压的作用,并将心室间断射血变为血液在动脉内连续流动(图4-12)。

(三)影响动脉血压的因素

如上所述,足够的血液充盈量、心室射血、外周阻力及大动脉的弹性贮器作用是形成动脉血压的基本条件。因此,凡是能影响这些动脉血压形成条件的因素,都能影响动脉血压。现将各影响因素分述如下。

1.搏出量　在外周阻力和心率不变的情况下,每搏输出量增大,心缩期射入主动脉的血量增多,血液对血管壁的侧压力增大,故收缩压明显升高。由于动脉血压升高,血流速度随之加快,在心舒期内流向外周的血液增多。

【议一议】
动脉血压异常可反映哪些方面的问题?

笔记栏

因此至心舒末期,大动脉内存留的血量和每搏输出量增加之前相比,增加并不多,故舒张压升高较少,因而脉压增大。反之,每搏输出量减少,则主要使收缩压降低,脉压减小。可见,收缩压的高低主要反映每搏输出量的多少。

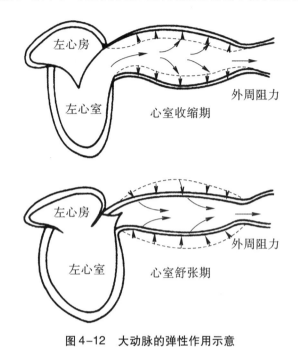

图4-12 大动脉的弹性作用示意

2. **心率** 其他因素不变,心率加快时,对动脉血压的影响表现为舒张压明显升高,收缩压升高不明显,脉压减小。这是因为心率加快时,虽然心舒期和心缩期时间均缩短,但心舒期的缩短更明显,造成心舒期内流至外周的血液减少,故心室舒张末期存留在动脉内的血量增多,舒张压升高幅度较大。相反,心率减慢时,舒张压降低比收缩压降低更为明显。因此,心率的改变主要影响舒张压。

3. **外周阻力** 心输出量不变而外周阻力增大时,收缩压和舒张压均升高,表现为舒张压显著升高,收缩压升高不明显,脉压减小。这是因为外周阻力增大时,血液向外周流动的速度减慢,心室舒张末期存留在大动脉内的血量增多,故舒张压升高。舒张压升高又导致心缩期动脉血压升高,从而使血流速度加快,故收缩压升高不如舒张压升高明显,脉压减小。可见在一般情况下,舒张压的高低主要反映外周阻力大小。

临床上原发性高血压病,主要是由于小动脉和微动脉弹性降低、管壁增厚、管腔狭窄,使外周阻力增大,从而导致舒张压明显增高。所以临床上常以舒张压的高低来判断高血压病是否存在及其严重程度。相反,当小动脉和微动脉舒张时,外周阻力减小,舒张压明显降低。因此,外周阻力的改变主要影响舒张压。此外,血液黏滞度也是构成血流阻力的因素之一,它与血流阻力呈正变关系。又因血液黏度的大小主要取决于红细胞数量的多少。故严重贫血时,红细胞数量减少,血液黏度降低,血流阻力减小,动脉血压有所降低。而不管何种原因使红细胞数量增多时,血液黏滞度升高可致动脉血压相应升高。

4.大动脉管壁的弹性　大动脉管壁的弹性可起到缓冲收缩压、维持舒张压的作用,使收缩压不致过高,舒张压不致过低。老年人因血管硬化使大动脉管壁弹性减退,导致收缩压升高,舒张压降低,脉压增大,临床表现为单纯收缩期高血压(即收缩压≥140 mmHg,舒张压<90 mmHg)。但因老年人多伴有小动脉、微动脉硬化,使外周阻力增加,舒张压也升高,但往往不如收缩压升高明显,因此老年人的脉压较大。

5.循环血量与血管容量　循环血量与血管容量相适应,可以使血管保持一定的充盈程度以维持正常的血压。如急性大失血时,血管容量不变而循环血量减少,使心血管充盈不足,收缩压和舒张压都会明显下降,严重时会危及生命,故应及时补充血量。药物过敏或中毒性休克时,由于全身小血管扩张,血量不变而血管容量改变,使血管充盈度降低,血压亦随之明显降低。而在醛固酮增多的患者,血管容量不变而血量增多,心血管过度充盈,使收缩压和舒张压都升高。

以上讨论各种因素对动脉血压的影响,都是假设其他因素不变的条件下,分析某一因素对动脉血压的影响。实际上,在不同的生理情况下,在完整的人体内,上述各种影响动脉血压的因素可同时发生多种变化,动脉血压相对稳定的维持是多种因素综合作用的结果。只是在特定的情况下,某一种因素的作用是主要的。不同的病理情况下,动脉血压可反映多方面的变化,因其测量方法简单易行,故临床上测量动脉血压是常规的检查项目之一。

链接

高血压小知识

当收缩压≥140 mmHg 和(或)舒张压≥90 mmHg 时即为高血压,临床上高血压根据产生的原因可分为两大类。原发性高血压:原因不明,可能与遗传、性别、压力、高血脂及吸烟有关。继发性高血压:除心脏血管系统外其他系统异常所致的高血压。常见的是抗利尿激素、肾素、醛固酮或肾上腺素分泌过多造成。高血压治疗原则通常以药物配合饮食限制,如限制食盐、脂肪及胆固醇的摄取量。药物则以β受体阻断剂、利尿剂、血管扩张剂和血管加压素转化酶抑制剂为主。

(四)动脉脉搏

在每个心动周期中,随着心室的收缩和舒张,动脉内的压力和容积可呈现周期性波动从而导致动脉管壁的扩张与回缩。这种动脉血管壁发生的周期性搏动称为动脉脉搏,简称脉搏。脉搏可在浅表动脉所在的皮肤表面用手指触摸到或用仪器进行记录,桡动脉是临床上最常用的检测部位。脉搏的强弱与心输出量、动脉的可扩张性和外周阻力有密切关系。因此,动脉脉搏是反映心血管功能的一项指标。中医的脉象就是通过脉搏搏动的情况来帮助对某些疾病进行诊断。

　　用脉搏描记仪记录到的动脉脉搏的波形称为脉搏图(图4-13)。正常脉搏图由上升支和下降支组成。下降支中间有一个小波,称为降中波,降中波左侧的切迹称降中峡。心室快速射血时,血管充盈量增加,使动脉血压迅速上升,从而引起相应血管壁的骤然扩张,形成了脉搏波中的上升支。上升支的斜率和幅度可以反映快速射血期的射血速度、搏出量、射血时所遇到的阻力。如果阻力大,心输出量少,射血速度慢,则上升支的斜率小,幅度也低;反之,则斜率大、幅度大。心室射血后期,射血速度减慢,被扩张的动脉血管开始回缩,形成了脉搏波下降支的前段。降中波的形成是由于心室舒张,主动脉瓣突然关闭,血液冲击瓣膜而形成血流折返,使动脉血压小幅度上升而引起的。此后,心室继续扩张,血液不断流向外围,动脉血压逐渐下降,形成了下降支的后段。下降支的波形可大致反映外周阻力的大小。当外周阻力增高时,下降支的下降速度减慢,降中峡位置较高,降支后段的坡度较陡;外周阻力减小,则下降支的下降速率较快,降中峡的位置较低,后段平坦。主动脉瓣关闭不全时,心舒期有部分血液倒流入心室,故下降支很陡,降中波不明显或消失。

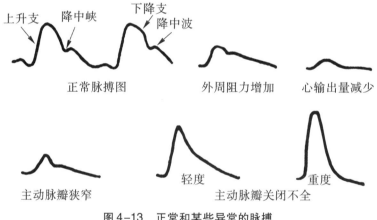

图4-13　正常和某些异常的脉搏

四、静脉血压和静脉血流

　　静脉在安静时可容纳体循环血量的60%~70%,故又称容量血管。同时通过其收缩或舒张可有效调节回心血量和心输出量,以适应人体不同生理状况的需要。

(一)静脉血压

　　1.外周静脉压　各器官静脉的血压称为外周静脉压。通常以人体平卧时的肘静脉压为代表,正常值为5~14 cmH_2O。

　　2.中心静脉压　通常将右心房和胸腔内大静脉的血压称为中心静脉压(central venous pressure,CVP)。其正常值为4~12 cmH_2O。中心静脉压的高低取决于心脏射血能力和静脉回心血量之间的相互关系。如果心脏射血能力较强,能及时将回流入心脏的血液射入动脉,中心静脉压就较低。如果心脏射血能力减弱,或静脉回流速度加快都可能使中心静脉压升高。因此,中心静脉压是反映心血管功能的一个指标。临床上在输液时可通过观察中心静脉压来控制补液量和补液速度。中心静脉压高于正常值并有升高的趋势则提示输血、输液过多、过快或心功能减弱,输血、输液需慎重或暂停;中心静脉压偏低或有下降趋势,常提示血量不足或静脉回流不足,是输血、输液的指征。

（二）静脉血流及其影响因素

外周静脉血流的动力是静脉两端的压力差,即外周静脉压与中心静脉压之差,因此,凡能使两者之间压力差变化的因素,均能影响静脉回流。此外,由于静脉管壁薄,易扩张,静脉血流还受重力和体位的影响。

1. 体循环平均充盈压 它是反映血管系统充盈程度的指标。实验证明,血管系统内血液充盈程度愈高,静脉回心血量就愈多。当血量增加或容量血管收缩,体循环平均充盈压升高,与右心房压之间的差值增大,静脉回心血量增多;反之,则静脉回心血量减少。

2. 心肌收缩力 心肌收缩力增强时,心室射血较充分,使心舒期心室内压降得较低,对心房和大静脉内血液的抽吸力量就较大,中心静脉压就较低,结果静脉回心血量增多。反之,则回心血量减少。譬如,右心衰竭时,由于右心室收缩力减弱,右心房压升高,体循环的静脉回流减慢,就会出现颈静脉怒张、肝充血肿大,下肢水肿等体征。左心衰竭时,左心房压和静脉压升高,肺循环静脉回流减慢,造成肺淤血和肺水肿。

3. 骨骼肌的挤压作用 静脉具有控制血液由远心端向近心端方向流动的瓣膜,可以防止血液倒流。当肌肉收缩时,肌肉内和肌肉间的静脉受挤压,由于瓣膜的作用,静脉内血液被挤向心脏;当肌肉舒张时,静脉内压力降低,有利于血液从毛细血管流入静脉而使静脉充盈。当肌肉再次收缩时,又可将较多的血液挤向心脏。可见,骨骼肌和瓣膜一起对静脉血的回流起着"泵"的作用,称为肌肉泵。肌肉泵起到辅助心脏泵血推动血流的作用。但若肌肉不是做节律性的舒缩,静脉血回流便会减少。比如,长期站立工作的人,不能充分发挥肌肉泵的作用,易引起下肢静脉淤血,乃至形成下肢静脉曲张。长跑到终点时如突然停下,可因静脉血的回流突然减少,动脉血压突然降低而昏倒。

4. 重力和体位 血管内血液本身的重力作用于血管壁产生一定的静水压。当人体平卧时,身体各部分的血管与心脏几乎在同一水平,静水压基本相同。而机体直立位时,大多数血管在心脏以下,静水压比平卧时明显升高,跨壁压(血管壁内外的压力差)增大,静脉扩张,容积增大,较多的血液停留在静脉中,进而回心血量减少。故由卧位突然站立起来时,可因大量血液积滞在下肢,回心血量过少,进而心输出量减少,动脉血压下降,导致脑组织血液供应不足,可出现昏厥。

5. 呼吸运动 吸气时,胸腔容积增大,胸膜腔负压值增大,使胸腔内的大静脉和右心房更加扩张,压力也进一步降低,因此有利于外周静脉血回流

笔记栏

【想一想】
心衰的患者为何常取半卧位休息?

到右心房。呼气时,胸膜腔负压值减小,由静脉回流到右心房的血量就相应减少。可见,呼吸运动对静脉回流也起着"泵"的作用,称"呼吸泵"。

五、微循环

微循环是指微动脉和微静脉之间的血液循环。也是血液与组织液之间不断进行物质交换的场所,通过物质交换使组织液更新,维持内环境相对稳定。

(一)微循环的组成与通路

微循环由微动脉、后微动脉、毛细血管前括约肌、真毛细血管、通血毛细血管、动静脉吻合支和微静脉组成(图4-14)。在微动脉和微静脉之间存在三条通路。

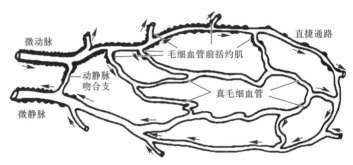

图4-14　微循环的组成

1.迂回通路　血液由微动脉流经后微动脉、毛细血管前括约肌进入真毛细血管网,最后汇入微静脉。此通路常见于肠系膜、肝、肾中。该通路长而迂曲,血流缓慢,是物质交换的主要场所,故又称为营养通路。

2.直捷通路　血液由微动脉经过后微动脉、通血毛细血管而进入微静脉。这类通路常见于骨骼肌中。这条通路较短而直,血流阻力较小,流速较快,经常处于开放状态。主要功能是促进血液通过微循环进入静脉并回流到心脏。

3.动静脉短路　血液由微动脉经动静脉吻合支直接流入微静脉。这类通路常见于皮肤中。该通路短而直,血流速度最快,没有物质交换功能。参与体温调节是其主要功能。通常该通路是关闭的,当环境温度升高时,动静脉短路开放,皮肤血流量增加,有利于散热;环境温度降低时,动静脉短路关闭,皮肤血流量减少,有利于保存体内热量。动静脉短路开放,会相对减少组织对血液中氧的摄取。在某些病理状态下,例如感染性和中毒性休克时,动静脉短路大量开放,可加重组织的缺氧状态。

(二)微循环的调节

微循环的调节主要指对真毛细血管交替开放与关闭进行调节,从而使组织的血流量与其代谢水平相适应。真毛细血管的开放与关闭受后微动脉和毛细血管前括约肌的舒缩活动控制,而后微动脉和毛细血管前括约肌的舒缩活动主要受局部代谢产物的调节。当代谢活动增强时,局部代谢产物增多,后微动脉和毛细血管前括约肌舒张,真毛细血管开放,血流量增加,血流速度加快,带来氧和营养物质,同时带走局部积聚的代谢产物,之后微动脉和毛细血管前括约肌收缩,真毛细血管关闭。如此周而复始形成真毛细血管交替开放。安静时,同一时间内肌肉中大约只有20%的真毛细血管开放。在一般情况下,真毛细血管开放与关闭的交替为5~10次/min(图4-15)。

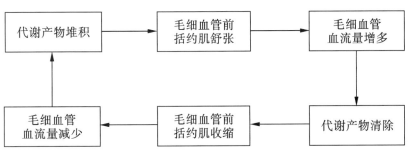

图4-15 微循环血流量调节示意

六、组织液的生成及其影响因素

(一)组织液的生成与回流

生理学中将液体从毛细血管由内向外的移动,称为滤过。反之,称为重吸收。组织液是血浆通过毛细血管壁的滤过而生成的。滤过与重吸收取决于以下4个因素:毛细血管血压、组织液胶体渗透压、血浆胶体渗透压和组织液静水压。前两个因素是促进滤过的力量(滤过动力);而后两个因素是促进重吸收的力量(滤过阻力)。滤过动力与滤过阻力二者的代数和称为有效滤过压(effective filtration pressure,EFP)。

有效滤过压=(毛细血管血压+组织液胶体渗透压)−(血浆胶体渗透压+组织液静水压)

当有效滤过压为正值时,血浆从毛细血管滤出形成组织液;当有效滤过压为负值时,组织液被重吸收到毛细血管内使组织液回流。

正常情况下,毛细血管血压在其动脉端约为32 mmHg,静脉端约为14 mmHg;血浆胶体渗透压约为25 mmHg,组织液胶体渗透压约8 mmHg,组织液静水压约2 mmHg。按上述公式计算,毛细血管动脉端有效滤过压为13 mmHg,表明有组织液不断生成,而毛细血管静脉端有效滤过压为−5 mmHg,表明有组织液被重吸收(图4-16)。组织液的生成与回流是一个渐进的过程,一般说来,由动脉端向静脉端滤过量逐渐减少,而重吸收量逐渐增加。流经毛细血管的血浆,只有0.5%~2%在毛细血管动脉端滤出到组织间隙形成组织液,这部分组织液85%~90%通过毛细血管静脉端重吸收回血液,其余部分则进入毛细淋巴管,形成淋巴液,经淋巴系统回流入血液。

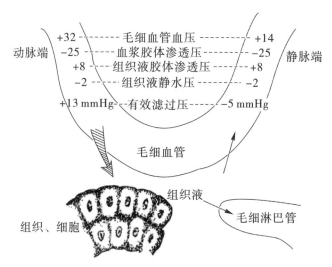

+ 代表使血浆滤出毛细血管的力量,- 代表使组织液吸收回毛细血管的力量。

图4-16　组织液生成与回流示意

（二）影响组织液生成与回流的因素

1.毛细血管血压　其他因素不变,毛细血管血压升高,有效滤过压增大,可使组织液生成增多,回流减少,导致水肿。譬如,炎症时,炎症部位小动脉扩张,毛细血管前阻力减小,进入毛细血管的血量增加而使毛细血管血压增高,引起局部水肿。又如,右心衰竭时,静脉回流受阻,全身毛细血管后阻力增大,使毛细血管血压逆行性升高,组织液生成增多,引起全身性水肿。

2.血浆胶体渗透压　由于血浆蛋白生成减少或大量丢失,使血浆胶体渗透压降低,有效滤过压增大,可产生水肿,常见于肝病、营养不良或某些肾病等。

3.毛细血管壁通透性　毛细血管壁通透性增大时,可造成组织液生成增多,出现水肿。比如,在过敏反应时局部组织释放大量组胺,使毛细血管壁通透性增加,部分血浆蛋白渗出,使组织液胶体渗透压升高,组织液生成增多而回流减少,引起水肿。

4.淋巴回流　当淋巴回流受阻时,组织液积聚在受阻淋巴管上游部分的组织间隙,出现水肿。譬如,血丝虫病引起的象皮肿。

七、淋巴循环

组织液进入毛细淋巴管即成为淋巴液。淋巴液在淋巴系统内流动称为淋巴循环。淋巴循环可视为血液循环的一个侧支,是血液循环的辅助系统。

（一）淋巴液的生成与回流

毛细淋巴管末端是袋状盲管,管壁由单层内皮细胞组成,无基底膜。相邻内皮细胞的边缘呈叠瓦状相互覆盖形成向管腔内开放的单向活瓣。组织液和其中的蛋白质、脂肪滴、红细胞、细菌等颗粒,都可以通过活瓣进入毛细淋巴管成为淋巴液。淋巴液流经毛细淋巴管汇入淋巴管,途经淋巴结,最后汇聚到胸导管和右淋巴导管注入静脉。

(二)淋巴循环的功能

1.回收蛋白质 这是淋巴循环最为重要的功能。由毛细血管动脉端滤出的少量血浆蛋白质,不可能逆浓度差被重吸收回血液,却很容易通过毛细淋巴管壁进入淋巴液。人体每天有75～100 g的蛋白质由淋巴液带回血液,使组织液中的蛋白质浓度保持较低水平,利于组织液的生成与回流。

2.调节血浆与组织液之间的液体平衡 成人每天有2～4 L的淋巴液通过淋巴循环回流入血,相当于全身的血浆总量。因此,淋巴循环对血浆和组织液之间的液体平衡起着调节作用,若淋巴回流受阻,会导致受阻部位出现局部水肿。

3.运输脂肪和其他营养物质 由小肠吸收的脂肪80%～90%是通过小肠绒毛的毛细淋巴管吸收而入血液的。

4.防御屏障作用 淋巴液在回流过程中经过淋巴结时,淋巴结内的巨噬细胞可以清除淋巴液中的细菌及其他异物。同时,淋巴结还可产生淋巴细胞和浆细胞,参与免疫反应。

笔记栏

第五节 心血管活动的调节

循环系统的基本功能是维持各器官、组织适当的血液供应,并根据新陈代谢的需要调节血流量。当机体的活动发生改变时,主要通过神经和体液调节对心脏和血管的活动进行调控,从而使机体各部分的血流量与该部分活动相适应。

一、神经调节

(一)心脏和血管的神经支配

1.支配心脏的传出神经 心脏接受心交感神经和心迷走神经的双重支配,它们共同影响心脏的活动。一般而言,心交感神经对心脏活动起兴奋作用,心迷走神经对心脏活动起抑制作用。

(1)心迷走神经 心迷走神经的节前纤维起自延髓迷走神经背核和疑核,进入心脏后在心内神经节换元,节后纤维支配心传导系统和心房肌,支配心室肌的迷走神经纤维较少。右侧迷走神经主要影响窦房结的活动,左侧迷走神经主要影响房室传导功能。

心迷走神经兴奋时,节后纤维末梢释放乙酰胆碱,作用于心肌细胞膜 M 型胆碱受体,使心肌细胞膜对 K^+ 的通透性增大而对 Ca^{2+} 通透性降低,促进 K^+ 外流而抑制 Ca^{2+} 内流,结果心率减慢,心房肌收缩力减弱,房室传导减慢,分别称为负性变时作用、负性变力作用和负性变传导作用。总之,心迷走神经兴奋对心脏的活动起抑制作用。阿托品是 M 型胆碱受体阻断剂,它能阻断心迷走神经对心脏的抑制作用。

笔记栏

（2）心交感神经 心交感神经的节前纤维起自脊髓胸段第1~5节的侧角神经元，在星状神经节或颈交感神经节更换神经元，节后纤维在心脏附近形成心脏神经丛，支配窦房结、心传导系统、心房肌和心室肌。右侧心交感神经主要支配窦房结，左侧心交感神经主要支配房室交界、心房肌和心室肌。

心交感神经兴奋时，节后纤维末梢释放去甲肾上腺素，主要作用于心肌细胞膜上 β_1 肾上腺素能受体，使心肌细胞膜对 Ca^{2+} 的通透性增高而对 K^+ 通透性降低，导致心率加快，心肌收缩力增强，房室传导加快，分别称为正性变时作用、正性变力作用和正性变传导作用。总的来说，心交感神经兴奋时对心脏的活动起兴奋作用。β_1 受体阻断剂普萘洛尔（心得安）等可阻断心交感神经对心脏的兴奋作用。

在正常情况下，心交感神经和心迷走神经始终维持一定程度的冲动发放，分别称为心交感紧张和心迷走紧张，两者共同作用于心脏，相互抑制。比如，窦房结是心脏的正常起搏点，它的自律性约为100次/min，但正常成人安静时心率约75次/min，这就是由于安静时心迷走紧张对心脏的作用要比心交感紧张更强。

2. 支配血管的传出神经 除真毛细血管外，血管壁都有平滑肌分布。绝大多数血管平滑肌都受自主神经支配，包括缩血管神经纤维和舒血管神经纤维。大多数血管只受缩血管神经的单一支配，只有一小部分血管接受双重神经支配。

（1）缩血管神经纤维 缩血管神经纤维都是交感神经纤维，故又称为交感缩血管纤维。其节前纤维起自脊髓胸腰段侧角，在椎旁和椎前神经节换元，节后纤维末梢释放去甲肾上腺素。去甲肾上腺素与血管平滑肌细胞膜上 α 受体结合，可导致血管平滑肌收缩。在安静状态下，交感缩血管纤维持续发放1~3次/s的低频冲动，称为交感缩血管紧张，这种紧张性活动使血管平滑肌保持一定程度的收缩状态。当交感缩血管紧张性活动增强时（可达10次/s），血管平滑肌收缩增强；当交感缩血管紧张性活动减弱时（低于1次/s），血管平滑肌舒张。因此，中枢神经系统可通过改变交感缩血管紧张的程度来调节血管平滑肌的舒缩，进而调节不同器官的血流阻力和血流量，参与全身血压的调节。

（2）舒血管神经纤维 ①交感舒血管纤维：这类纤维主要支配骨骼肌的血管，其节后纤维末梢释放乙酰胆碱，与血管平滑肌细胞膜上 M 受体结合而使血管舒张，骨骼肌血流量增多。平时这类纤维无紧张性活动，只有当机体处于情绪激动或作剧烈运动等情况时才发放冲动，使骨骼肌血管舒张，血流量增多。②副交感舒血管纤维：分布于脑膜、唾液腺、胃肠道的外分泌腺和外生殖器等少数器官的血管平滑肌，其节后纤维末梢释放乙酰胆碱，与血管平滑肌细胞膜上 M 受体结合，引起血管舒张，从而调节所支配的组织器官局部血流量，但对循环系统总外周阻力的影响很小。

（二）心血管中枢

心血管中枢是指调控心血管活动的神经元胞体相对集中的部位。它们广泛分布于中枢神经系统各级水平。

1. 延髓心血管中枢 一般认为,心血管活动的基本中枢在延髓。延髓心血管中枢是指位于延髓内的心迷走神经元和控制心交感神经和交感缩血管神经活动的神经元。这些神经元平时就有紧张性活动,表现为上述的心交感紧张、心迷走紧张和交感缩血管紧张。

2. 延髓以上的心血管中枢 延髓以上的脑干、大脑、小脑都存在与心血管活动有关的神经元。它们根据不同的环境刺激或机体不同的功能状况,在心血管活动和机体其他功能活动之间进行更为复杂的整合,使心血管活动能满足机体当时主要功能活动的需要。例如,下丘脑在体温调节、摄食、水平衡以及发怒、恐惧等情绪反应的整合中起重要作用,而这些反应都包含有相应的心血管活动的变化。

(三)心血管反射

心血管中枢对心血管活动的调节是通过反射来完成的。在各种心血管反射中,最重要的反射是颈动脉窦和主动脉弓压力感受性反射。

1. 颈动脉窦和主动脉弓压力感受性反射

(1)压力感受器 该感受器是颈动脉窦和主动脉弓血管外膜下的感觉神经末梢(图4-17)。它有3个特点:①不是直接感受动脉血压的变化,而是感受血液对血管壁的机械牵张程度的变化,而且颈动脉窦压力感受器比主动脉弓压力感受器更敏感。②在一定范围内(60~180 mmHg),压力感受器的传入冲动频率与动脉管壁的扩张、牵拉程度成正比。③对搏动性血压牵张变化比非搏动性血压牵张变化更敏感。这一特征与大动脉具有搏动性血压的特点相适应。

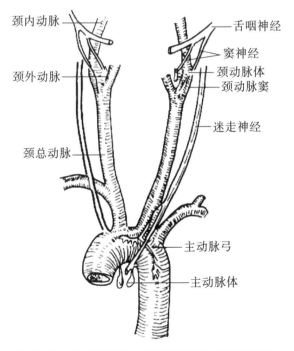

图 4-17 颈动脉窦与主动脉弓的压力感受器与化学感受器

（2）传入神经　颈动脉窦压力感受器的传入神经纤维组成窦神经，最后加入舌咽神经。主动脉弓压力感受器的传入神经为主动脉神经，最后加入迷走神经，但家兔的主动脉弓压力感受器的传入神经单独组成一束，与迷走神经和颈交感神经伴行，称为降（减）压神经（depressor nerve）。

（3）反射效应和生理意义　当动脉血压突然升高时，颈动脉窦和主动脉弓压力感受器受到的牵张刺激增强，发放传入冲动增多，通过心血管中枢的整合，使心迷走紧张加强，心交感紧张和交感缩血管紧张减弱，结果使心率减慢、心肌收缩力减弱，心输出量减少，血管舒张，外周阻力减小，因而动脉血压下降。因此，此反射又称为降（减）压反射。反之，当动脉血压突然降低时，压力感受器传入冲动减少，使心迷走紧张减弱，心交感紧张和交感缩血管紧张增强，于是心率加快，心肌收缩力增强，心输出量增加，外周阻力增大，血压回升。由此可见，该反射是一种典型的负反馈调节，其生理意义是：当心输出量、外周阻力、循环血量等因素突然发生变化引起动脉血压波动时，通过该反射调节血压，维持动脉血压的相对稳定，防止动脉血压发生明显波动。

2. 颈动脉体和主动脉体化学感受性反射　在颈总动脉的分叉处和主动脉弓下方分别存在有颈动脉体和主动脉体（图4-17）。这些小体中有特殊的感受细胞和很细微的神经末梢，共同组成外周化学感受器，能感受血液中某些化学成分的变化。如血液中O_2含量降低、CO_2含量升高及H^+浓度升高，都可使它们兴奋，产生的传入冲动经窦神经和主动脉神经传入延髓。来自这些感受器的传入冲动主要是兴奋呼吸中枢，使呼吸加深加快，同时对缩血管中枢也有兴奋作用，使皮肤、内脏和骨骼肌的血管收缩，外周阻力增大，回心血量增多，并且由于呼吸的增强反射性地引起心率加快，使心输出量增加，结果导致动脉血压上升。该反射的生理意义是：①主要参与呼吸运动的调节。②正常情况下不参与血压调节，只有在缺氧、窒息、失血、动脉血压过低、酸中毒或脑部血液循环不足等机体应急状态危及生命时才起作用，通过增大外周阻力，使血液重新分配，保证心脑等重要器官的血液供应。

3. 心肺感受器引起的心血管反射　心肺感受器主要存在于心房、心室和肺循环大血管壁，其适宜刺激有两类：一类是血管壁的机械牵张，如心房、心室或肺循环大血管内压力升高或血容量增大使之扩张时，感受器发生兴奋。另一类是化学物质，如前列腺素、缓激肽、心钠素。大多数心肺感受器的传入纤维是迷走神经，引起的效应是心迷走紧张增强，心交感紧张减弱，使心率减慢、血压下降，与此同时，还抑制血管升压素的释放，通过排钠利尿以减少血容量。因此，该反射在调节血流量和体液稳定中有重要意义。

二、体液调节

血液和组织液中一些化学物质对心血管活动的调节称为心血管活动的体液调节。这些化学物质有的通过血液循环广泛作用心血管系统，有的则主要作用于局部血管，调节局部血流。以下主要讨论常见的对心血管起作用的化学物质。

（一）肾上腺素和去甲肾上腺素

肾上腺素和去甲肾上腺素同属儿茶酚胺类物质。血液中的肾上腺素和去甲肾上腺素主要由肾上腺髓质分泌,其中前者约占80%,后者约占20%。此外,交感肾上腺素能神经末梢释放的去甲肾上腺素也有少量进入血液循环。这两种激素对心脏和心血管系统都有兴奋作用,但作用不完全相同。这主要是由于它们对不同的肾上腺素能受体结合能力不同所致。心血管上的肾上腺素能受体主要有 α 和 β(主要包括 β₁ 和 β₂) 两类。心肌细胞膜上的肾上腺素能受体为 β₁ 受体,被激活时具有使心肌收缩力加强的作用;血管平滑肌细胞膜上有 α 和 β 两种肾上腺素能受体,α 受体被激活时可使血管收缩,β₂ 受体被激活时则使血管舒张。

1.去甲肾上腺素　去甲肾上腺素主要激活 α 与 β₁ 受体,而对 β₂ 受体的作用很弱。因此去甲肾上腺素对体内大多数血管均有明显的收缩作用,使总外周阻力明显增大,动脉血压升高。实验观察,用去甲肾上腺素灌流离体心脏,可通过激活心肌的 β₁ 受体使心脏活动增强,心率增快。但是在完整机体,注射去甲肾上腺素后通常会出现心率变慢。这是由于去甲肾上腺素使血管广泛收缩,外周阻力增加,血压升高,通过压力感受性反射抑制心脏活动使心率减慢。此效应超过了去甲肾上腺素对心脏的直接作用,故心率变慢。所以,去甲肾上腺素在临床上常作为升压药物应用。

2.肾上腺素　肾上腺素既能激活 α 受体,也能激活 β 受体。肾上腺素与心肌细胞膜上的 β₁ 受体相结合,能使心率加快、传导加速、心肌收缩力加强,从而使心输出量增多和血压升高,主要表现为收缩压升高。肾上腺素对血管的效应取决于 α 与 β 两种受体的相对数量与反应特性。小剂量肾上腺素常引起 β₂ 受体占优势的冠状血管、骨骼肌和肝脏的血管舒张。同时引起 α 受体占优势的皮肤、肾、脾和胃肠道等器官的血管收缩。可见,肾上腺素对血管的作用是既有舒张,又有收缩,所以它对总外周阻力影响不大。在临床上主要作为强心药物应用。

【议一议】
　　比较肾上腺素和去甲肾上腺素对心血管的作用。

（二）肾素-血管紧张素系统

肾素-血管紧张素系统(renin-angiotensin system,RAS)是人体内一套重要的体液调节系统,对心血管系统的正常发育、功能发挥及血压调控均有重要作用。

血浆中的血管紧张素原(14 肽)先被肾脏近球细胞分泌的一种蛋白水解酶肾素(renin)水解为血管紧张素 I (10 肽),再在血浆和组织中(尤其是肺循环血管内皮表面)经血管紧张素转换酶水解为血管紧张素 II (angiotensin II,Ang II,8 肽),最后在氨基肽酶 A 的作用下生成血管紧张素 III (7 肽)(图 4-18)。血管紧张素中主要起生理作用的是血管紧张素 II 和血管紧张素 III,但由于血管紧张素 III 失活速度为血管紧张素 II 的 3 倍,故血管紧张素 II 显得更为重要。血管紧张素 II 的主要生理作用有:①可使全身微动脉收缩,外周阻力增大;静脉收缩,回心血量增多;②作用于中枢,使交感缩血管中枢紧张性活动加强;③促使交感神经节后纤维末梢释放去甲肾上腺素;④促进肾上腺皮质合成和释放醛固酮,醛固酮可促进肾小管对 Na^+、水的重吸收,使尿量减少,循环血量增多。

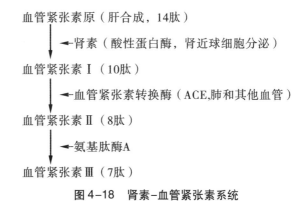

血管紧张素原（肝合成，14肽）

←肾素（酸性蛋白酶，肾近球细胞分泌）

血管紧张素 I （10肽）

←血管紧张素转换酶（ACE,肺和其他血管）

血管紧张素 II （8肽）

←氨基肽酶A

血管紧张素 III （7肽）

图4-18 肾素-血管紧张素系统

综上所述,肾素-血管紧张素系统是调节动脉血压和细胞外液量稳定的一个重要调节系统。如在大量失血情况下,该系统活动增强,从而防止血压过度下降。

（三）血管升压素

血管升压素(vasopressin,VP)是在下丘脑视上核和室旁核的一些神经元内合成的,经下丘脑垂体束运输到神经垂体,然后被释放到血液中。它的主要作用有二:①抗利尿效应,即血管升压素可促进肾脏远曲小管和集合管对水的重吸收,使尿量减小,起抗利尿效应,故又称为抗利尿激素(antidiuretic hormone,ADH)。②升压效应:血管升压素作用于血管平滑肌,引起血管收缩,血压升高。正常情况下,血浆中血管升压素浓度轻度升高时,首先出现抗利尿效应,只有当血管升压素浓度明显超过正常值时,才会出现升压效应。这是因为它能提高降压反射的敏感性,其升压效应被降压反射的降压效应抵消的缘故。正常情况下,血管升压素不参与血压的调节,只有当交感神经和肾素-血管紧张素系统活动异常时,才参与血压的调节,例如在禁水、失血等情况下,心房和肺血管的容量感受器传入冲动减少,使血管升压素释放增加,并在维持动脉血压中起作用。

（四）心房钠尿肽

心房钠尿肽(atrial natriuretic peptide,ANP)是心房肌细胞合成和释放的肽类激素。它可使血管舒张,外周阻力降低,心率减慢,搏出量减少,心输出量减少,因而使血压降低。此外,还有强大的利尿、排钠作用和抑制肾素、醛固酮以及血管升压素的释放,从而使得体内细胞外液量减少。

（五）激肽释放酶和激肽

激肽释放酶-激肽系统也参与血压和局部组织血流量的调节。存在于血浆中的激肽原,在血浆激肽释放酶和组织激肽释放酶的作用下,生成两种具有活性的激肽,即存在于血浆中的缓激肽和存在于组织中的赖氨酰缓激肽。后者又称血管舒张素,可在氨基肽酶的作用下脱去一个氨基酸成为缓激肽。缓激肽和血管舒张素是目前已知最强的舒血管物质,可引起全身性血管舒张,使外周阻力减少,出现血压降低的效应。

（六）组胺

组胺广泛存在于各种组织,特别是皮肤、肺和胃肠道黏膜组织中的肥大细胞内含量最多。当组织受到损伤、发生炎症或过敏反应时,均能引起组胺的释放,主要在局部发挥作用。组胺有强烈的舒血管作用,并能使小动脉、小静脉和毛细血管的管壁通透性增加,引起血浆渗出,形成局部水肿。

此外,还有其他体液因子,如前列腺素,也能舒张血管。在血管活动的调节中,除神经和体液调节外,还存在血管活动的自身调节。实验证明,当去除神经和体液因素的作用,血压在一定范围内变动时,某些器官组织的血流量仍能保持相对稳定,这是通过局部血管自身的舒缩活动来实现的。显然,血管的自身调节与神经、体液调节相比,调节能力有限,只居于次要的地位。

三、社会心理因素对心血管活动的影响

随着医学模式由生物医学模式到生物-社会-心理医学模式的转变,人们对心血管疾病的认识也更加深入。许多心血管疾病的发生和发展与社会心理因素密切相关。例如,长期巨大的生活、工作压力,高度紧张的工作氛围,会使高血压病的发病率明显增加。另外,在具有吸烟、酗酒等不良生活习惯的人群中,冠心病、高血压的发病率明显高于无此类不良习惯的人群。这说明社会心理因素对心血管系统的生理活动以及心血管疾病的发生、发展有着不可忽视的影响,需要引起高度重视。

第六节　器官循环

人体各器官的血流量取决于灌流该器官的动脉血压和流出这个器官的静脉血压之差以及该器官阻力血管的舒缩状态,但由于各器官的结构和功能不同,且器官内部的血管分布又各有特征,因此器官血流量的调节除遵循前述的一般规律外,还有各自的特点。本节重点讨论心、肺、脑等几个主要器官血液循环特征。

一、冠脉循环

（一）冠状血管的解剖特点

心脏本身的血液供应通过冠脉循环来完成。冠脉循环具有如下解剖特点:①左右冠状动脉主干走行于心脏表面,其分支常以垂直于心脏表面的方向穿入心肌,并在心内膜下分支成网。因此,冠脉血管容易在心肌收缩时受到压迫血流减少,心肌舒张时压迫解除而血流增多。②心肌的毛细血管网分布相当丰富。毛细血管数与心肌纤维数的比例为1∶1。在心肌横断面上,每平方毫米面积内有2 500～3 000根毛细血管,因此心肌与冠脉血液之间可进行迅速的物质交换。③缺乏有效的功能吻合支。人冠脉之间的侧支

吻合较细小,血流量也很少,因此,当冠状动脉突然阻塞时不易快速建立侧支循环,常可导致心肌梗死。

(二)冠脉循环的血流特点

1.血流量大 冠脉循环途径短,血压高,血流快,因此,血流量大。安静状态时,中等体重的人冠脉血流量为 200 ~ 250 mL/min,或每百克心肌血流量为 60 ~ 80 mL/min,占心输出量的4% ~ 5%,而心肌的重量只占体重的0.5%。当剧烈运动心肌活动增强时,每百克心肌血流量可增至 300 ~ 400 mL/min,为安静时的 4 ~ 5 倍。

2.心肌舒缩对冠脉血流影响 在同一心动周期中左、右冠状动脉血流变化见图 4-20。收缩期左心室的冠脉血流量大约只有舒张期血流量的 20% ~ 30%,在等容收缩时,左心室冠脉血流出现暂停,甚至倒流现象。右心室收缩对冠脉血流量的影响不如左心室收缩对冠脉血流量的影响明显。在安静状态下,右心室收缩期的冠脉血流量和舒张期相差不多,或略多于舒张期。总之,心肌的节律性收缩对冠脉血流量的影响较大,左心室主要在舒张期得到血液供应。因此,动脉舒张压的高低及舒张期的长短对冠脉血流量的影响很大。

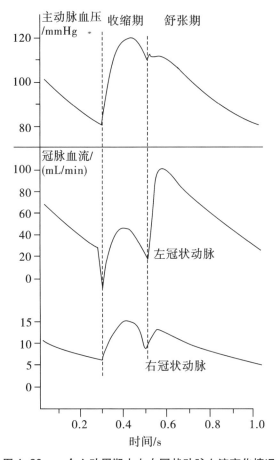

图 4-20 一个心动周期中左右冠状动脉血流变化情况

3.动静脉血氧分压差大　心肌摄氧能力很强。动脉流经心脏后,其中65%~70%的氧被心肌摄取,比骨骼肌摄氧率约高一倍。故经冠脉循环后的静脉血氧分压已很小,当机体进行剧烈运动时,主要靠扩张冠脉血管,增加血流量来提高心肌所需的氧气供应。因此,冠脉循环供血不足时,容易出现心肌缺氧。

(三)冠脉血流量的调节

冠脉血流量受多种因素调节,最重要的是心肌本身的代谢水平的调节。

1.心肌代谢水平　实验证明,冠脉血流量与心肌代谢水平成正比。当心肌代谢增强,耗氧量增多时,冠脉血流量可突然增多,最多能增至原血流量的5倍以上。目前认为,此时使冠脉血管扩张的是心肌代谢产物,包括腺苷、H^+、CO_2、乳酸、缓激肽等,其中腺苷最重要。当心肌代谢增强而使局部氧分压降低时,心肌细胞中的ATP分解为ADP和AMP,在5'-核苷酸酶的作用下,使AMP分解产生腺苷。腺苷对小动脉有强烈舒张作用。腺苷在生成后迅速分解破坏,故不会引起其他器官血管舒张。

2.神经调节　冠状动脉受交感神经和迷走神经双重支配。心交感神经对冠脉血管的直接作用是使其收缩,但是由于交感神经兴奋时也使心脏活动加强,代谢加快,代谢产物增多,继发性引起冠脉血管舒张,使交感神经的缩血管效应被掩盖,因此,交感神经兴奋常引起冠脉血管舒张。心迷走神经的直接作用是使冠脉血管舒张,但因其又能使心脏活动减弱和耗氧量降低,继发性引起冠脉血管收缩,从而抵消了迷走神经对冠脉血管直接的舒张作用。综上所述,在整体情况下,神经因素对冠脉血流的影响在很短时间内就被心肌代谢改变引起的血流变化所掩盖,故冠脉血流主要靠心肌本身的代谢水平来调节。

3.体液调节　血管紧张素Ⅱ和大剂量的血管升压素使冠脉血管收缩,血流量减少。甲状腺激素通过增强心肌代谢,使冠脉血管舒张,血流量增大。

二、脑循环

(一)脑循环的解剖特点

脑的血液供应来自颈内动脉和椎动脉,它们在脑底部形成颅底动脉环。由此发出分支,供血给脑的各部分。静脉血汇入静脉窦,主要经颈内静脉回流进入上腔静脉。

(二)脑循环的特点

1.血流量大,耗氧量多　脑组织代谢水平高,血流量大。安静状态下,每百克脑的血流量为50~65 mL/min,整个脑的血流量为750~900 mL/min,占心输出量的15%左右,而脑的重量只占体重的约2%。安静时,每百克脑耗氧3~3.5 mL/min,整个脑的耗氧量占全身耗氧量的20%。脑对缺氧或缺血的耐受性很低,脑缺氧或缺血5~10 s即可导致意识丧失,缺氧或缺血

5 min以上脑功能出现不可逆性损伤。

2.脑的血流量变化小 脑位于骨性的颅腔内,因颅腔容积是固定的,脑组织又是不可压缩的,故脑血管舒缩受到限制,脑血流量变化就小。若要提高脑的血液供应,主要依靠提高脑循环的血流速度。

3.存在血-脑屏障 存在于毛细血管血液和脑组织之间的屏障是血-脑屏障。该屏障的存在对保持脑组织周围化学环境的稳定和防止血液中的有害物质进入脑组织具有重要生理意义。

(三)脑血流量的调节

1.脑血管的自身调节 在正常情况下,平均动脉压在60～140 mmHg范围内变化时,脑血管可通过自身调节的机制使脑血流量保持恒定。但当平均动脉压降低到60 mmHg以下时,脑血流量就会显著减少,引起脑的功能障碍。反之,当平均动脉压超过140 mmHg时,脑血流量显著增加,可因脑毛细血管血压过高引起脑水肿。

2.体液调节 脑血管的舒缩活动主要受血液中化学因素的影响。血液中CO_2分压升高或O_2分压降低,可引起脑血管扩张,血流量增加。反之,血液中CO_2分压降低或O_2分压升高,则脑血流量减少。脑各部分的血流量与该部分脑组织的代谢活动有关,当脑的某一部分活动增强时,该部分的血流量就增多。

3.神经调节 脑血管接受交感缩血管纤维和副交感舒血管纤维的支配,还有血管活性肠肽等神经纤维分布,但它们对脑血管活动的调节作用很小。在多种心血管反射中,脑血流量一般变化很小。

三、肺循环

(一)肺循环的解剖特点

肺循环(pulmonary circulation)血管是肺的功能性血管,主要作用是实现血液与肺泡之间的气体交换,即肺换气。对肺组织起营养作用的是支气管动脉,属于体循环的一部分。肺循环和支气管动脉的末梢之间有吻合支沟通。一部分支气管静脉血液可经这些吻合支进入肺静脉返回左心房,使主动脉血液中掺入1%～2%的静脉血。

(二)肺循环的血流特点

肺循环的血管位于胸腔内,受胸膜腔负压的影响。故与体循环相比,有以下特点。

1.血流阻力小而血压低 肺动脉及其分支短而粗,管壁较薄,仅为主动脉管壁厚度的1/3,容易扩张,故对血流的阻力较小,压力低。正常情况下,肺动脉的收缩压为22 mmHg,舒张压为8 mmHg,平均血压为13 mmHg,肺循环的毛细血管平均压为7 mmHg。由于血浆胶体渗透压为25 mmHg,加上肺泡表面活性物质能降低肺泡的表面张力,因此,肺部组织液滤过的力量小于重吸收的力量,有效滤过压为负值,肺毛细血管壁几乎没有液体滤出,使肺泡内和肺组织间隙没有液体积聚。

左心衰竭时,肺静脉血压及肺毛细血管血压升高,可导致液体积聚在肺泡或肺组织间隙中而形成肺水肿。

2. 血容量大,变动范围大　与体循环相比,肺血管的顺应性大。安静时,肺血容量为450 mL,占全身血量9%。用力呼气时肺的血容量可减少到200 mL,深吸气时可增加到约1 000 mL。变动范围大,因此,肺有贮血库的作用。

（三）肺循环血流量的调节

肺血管的可扩张性,可缓冲肺动脉血压的变动,使肺动脉血压不会因右心室输出量的改变而发生明显的改变。肺循环血流量受局部某些化学因素和神经体液因素的调节。

1. 局部化学因素的调节　肺循环血管平滑肌对局部环境中某些化学因素的改变可发生反应。其中最重要的是对低氧的反应。当肺泡通气量减少,局部O_2分压降低时,肺泡周围微动脉及毛细血管壁前括约肌收缩,血流阻力增大,血流量减少。使血液改道流向通气尚好的肺泡进行气体交换。在高海拔地区,吸入气中O_2分压降低,肺泡气中O_2分压较低,可引起肺循环中微动脉收缩,肺动脉高压,长期肺动脉高压会引起右心肥厚。

2. 神经调节　交感神经使肺血管收缩,肺循环血流阻力增加。迷走神经使肺血管扩张,肺循环血流阻力降低。

3. 体液调节　肾上腺素、去甲肾上腺素、血管紧张素Ⅱ、血栓素A_2、前列腺素$F_{2\alpha}$都能引起肺循环的微动脉收缩。乙酰胆碱、缓激肽、前列环素、NO能使肺循环血管舒张。

（韩雪飞　李　敏）

问题分析与能力提升

患者张某,女,62岁。因感觉非常疲乏、心悸、气短而就医。检查发现她的皮肤发绀,心率快,呼吸急促,肺部有啰音,颈静脉怒张,肝大伴压痛,下肢踝关节肿胀,收缩压100 mmHg,脉压小。左心室射血分数40%。

诊断:全心功能不全。

请问:①患者心脏泵血功能是否正常?②患者为什么出现颈静脉怒张、肝大伴压痛、下肢踝关节肿胀?

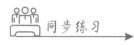

同步练习

一、名词解释

1. 心率　2. 心动周期　3. 搏出量　4. 射血分数　5. 有效不应期
6. 微循环　7. 中心静脉压　8. 心指数　9. 心输出量　10. 血压

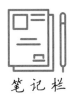

二、单项选择题

1. 心脏在血液循环中的作用是 （ ）
    A. 通道   B. 运输
    C. 泵血   D. 容器
    E. 分配

2. 心肌的后负荷是指 （ ）
    A. 外周阻力   B. 血量
    C. 动脉血压   D. 血液黏性
    E. 心肌的初长度

3. 心室肌细胞动作电位的主要特征是 （ ）
    A. 去极过程快   B. 静息电位较稳定
    C. 有 2 期平台   D. 复极过程复杂
    E. 有自动去极化

4. 微循环最主要的功能是 （ ）
    A. 物质交换   B. 调节血压
    C. 调节体温   D. 调节回心血量
    E. 调节各器官血流量

5. 心血管活动的基本中枢在 （ ）
    A. 延髓   B. 脊髓
    C. 下丘脑   D. 大脑皮质
    E. 脑桥

6. 关于组织液生成与回流,错误的是 （ ）
    A. 小动脉收缩,外周阻力增加时,组织液生成增多
    B. 血浆胶体渗透压降低时,组织液生成增多
    C. 静脉血压升高时,组织液生成增多
    D. 淋巴回流受阻时,组织液积聚
    E. 毛细血管壁通透性增大时,组织液生成增多

7. 心脏的正常起搏点是 （ ）
    A. 窦房结   B. 房室交界
    C. 房室束   D. 浦肯野纤维
    E. 左右束支

8. 人体内大多数血管的神经支配属于 （ ）
    A. 交感缩血管神经纤维
    B. 交感舒血管神经纤维
    C. 副交感舒血管神经纤维
    D. 交感缩血管神经纤维和副交感舒血管神经纤维
    E. 交感缩血管神经纤维和交感舒血管神经纤维

9. 关于交感神经对心脏的作用,下列哪项是错误的 （ ）
    A. 节后神经末梢释放的递质是去甲肾上腺素
    B. 作用于心肌细胞膜上的 β_1 受体
    C. 可使心率加快,心肌收缩力加强

D. 使心输出量减少

E. 使心肌细胞膜对 Ca^{2+} 的通透性增高

10. 心室肌动作电位 0 期去极化是由于细胞膜对哪种离子通透性增高造成（　　）

  A. Mg^{2+} B. Na^+

  C. K^+ D. Ca^{2+}

  E. H^+

11. 心肌兴奋性周期性变化的特点是（　　）

  A. 有效不应期长   B. 超常期长

  C. 兴奋性不稳定   D. 相对不应期短

  E. 低常期短

12. 房室延搁的生理意义是（　　）

  A. 使心室肌不产生强直收缩 B. 利于心室肌几乎同步收缩

  C. 使心室肌有效不应期长   D. 使心房、心室不发生同时收缩

  E. 利于心房肌几乎同步收缩

13. 使心输出量减少的因素是（　　）

  A. 心率适度增加   B. 静脉回流量适度增加

  C. 前负荷适度增加   D. 应用乙酰胆碱

  E. 后负荷适度减轻

14. 形成动脉血压的前提条件是（　　）

  A. 足够的循环血量   B. 心脏前负荷

  C. 心脏收缩做功   D. 外周阻力

  E. 心室收缩射血

15. 引起冠状动脉舒张作用最强的是（　　）

  A. 肾上腺素   B. 乙酰胆碱

  C. 血管紧张素   D. 腺苷

  E. 去甲肾上腺素

16. 其他因素不变而搏出量增大时, 动脉血压的变化主要是（　　）

  A. 收缩压升高明显, 舒张压稍有升高

  B. 舒张压升高

  C. 收缩压和舒张压升高幅度相同

  D. 收缩压降低, 舒张压升高

  E. 收缩压降低

17. 静脉注射去甲肾上腺素后出现血压升高, 心率减慢, 出现心率减慢的主要原因是（　　）

  A. 去甲肾上腺素对心脏的抑制作用

  B. 去甲肾上腺素对血管的抑制作用

  C. 减压反射活动减弱

  D. 减压反射活动增强

  E. 去甲肾上腺素激活心肌的 β_1 受体

笔记栏

18. 由平卧位突然站立,静脉回心血量减少,每搏输出量减少、动脉血压降低,是由于下列哪项引起 ( )
    A. 等长调节　　　　　　　B. 异长调节
    C. 心交感神经兴奋　　　　D. 心迷走神经兴奋
    E. 心脏的前负荷增加

19. 心室肌细胞不具有哪种生理特性 ( )
    A. 兴奋性　　　　　　　　B. 自律性
    C. 传导性　　　　　　　　D. 收缩性
    E. 动作电位存在平台期

20. 用于分析比较不同个体心功能的常用指标是 ( )
    A. 每分输出量　　　　　　B. 心指数
    C. 射血分数　　　　　　　D. 心脏做功量
    E. 每搏输出量

21. 心室期前收缩后出现代偿间歇的原因是 ( )
    A. 期前兴奋有自己的有效不应期　　B. 窦房结少产生一次兴奋
    C. 心肌细胞需要充分恢复　　　　　D. 期前兴奋落于有效不应期内
    E. 心肌细胞的有效不应期较长

22. 心室肌细胞是否具有兴奋性的前提是 Na^+ 通道处于 ( )
    A. 启动状态　　　　　　　B. 备用状态
    C. 失活状态　　　　　　　D. 激活状态
    E. 关闭状态

23. 脑循环的生理特点是 ( )
    A. 器官血容量的变动范围大　　B. 组织液的压力为负压
    C. 两者都有　　　　　　　　　D. 两者都没有
    E. 脑组织血流量大

24. 心动周期中,心室内压上升速度最快是在 ( )
    A. 等容收缩期　　　　　　B. 等容舒张期
    C. 快速射血期　　　　　　D. 减慢射血期
    E. 心室充盈期

25. 某患者出现颈静脉怒张,肝大和双下肢水肿,最可能的心血管疾病是 ( )
    A. 左心衰　　　　　　　　B. 右心衰
    C. 肺水肿　　　　　　　　D. 高血压
    E. 先心病

26. 心率为 100 次/min,心动周期为 ( )
    A. 1.0 s　　　　　　　　　B. 0.8 s
    C. 0.7 s　　　　　　　　　D. 0.6 s
    E. 0.9 s

27. 在体循环和肺循环中基本相同的是 ( )
    A. 血流阻力　　　　　　　B. 心输出量
    C. 收缩压　　　　　　　　D. 舒张压

E. 平均动脉压

28. 引起动脉瓣开放的原因是　　　　　　　　　　　　　（　　）

A. 室内压>房内压　　　　　　　B. 室内压>大动脉压

C. 房内压>大动脉压　　　　　　D. 动脉压>室内压

E. 房内压>室内压

29. 收缩压为 100 mmHg,舒张压为 70 mmHg,则平均动脉压为（　　）

A. 70 mmHg　　　　　　　　　　B. 75 mmHg

C. 80 mmHg　　　　　　　　　　D. 90 mmHg

E. 85 mmHg

30. 心电图 P-R 间期延长表示　　　　　　　　　　　　　（　　）

A. 心房肥大　　　　　　　　　　B. 心房内传导速度减慢

C. 房室交界区传导速度减慢　　　D. 心室肥大

E. 心室去极化速度快

31. 反映左右心房去极过程的是　　　　　　　　　　　　（　　）

A. P 波　　　　　　　　　　　　B. QRS 波群

C. T 波　　　　　　　　　　　　D. P-R 间期

E. Q-T 间期

32. 下列哪一心音可作为心室收缩期开始的标志　　　　　（　　）

A. 第一心音　　　　　　　　　　B. 第二心音

C. 第三心音　　　　　　　　　　D. 第四心音

E. 第一和第二心音

33. 引起组织毛细血管交替开放的物质是　　　　　　　　（　　）

A. 激素　　　　　　　　　　　　B. 乙酰胆碱

C. 组胺　　　　　　　　　　　　D. 局部代谢产物

E. 儿茶酚胺

34. 重度营养不良引起水肿的主要原因　　　　　　　　　（　　）

A. 血浆胶体渗透压降低　　　　　B. 毛细血管血压升高

C. 组织液胶体渗透压降低　　　　D. 组织液静水压降低

E. 淋巴回流受阻

35. 安静状态下,由于耗氧量大,以致其动脉血和静脉血的含氧量差值最大的器官是　　　　　　　　　　　　　　　　　　　（　　）

A. 心　　　　　　　　　　　　　B. 脑

C. 肝　　　　　　　　　　　　　D. 肾

E. 肺

三、问答题

1. 中心静脉压的临床意义是什么?

2. 试述微循环的通路类型及其生理意义。

3. 心脏受什么神经支配? 支配结果如何?

4. 试述减压反射的效应和生理意义。

5. 影响心输出量的因素有哪些? 其作用机制如何?

6. 影响静脉回流的因素有哪些?

7.为什么人在蹲久了突然站立起来时会感到头晕眼花,甚至出现晕厥?若是在剧烈运动后立即停止活动,也会出现上述情况,又是为什么?

8.根据组织液生成及回流的过程,试述引起水肿的原因。

9.动脉血压是如何形成的? 试述影响动脉血压的因素。

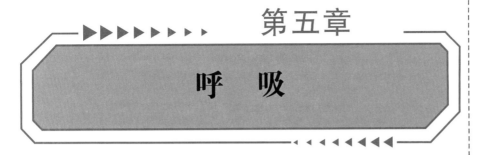

第五章

呼　吸

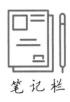

学习目标

◎掌握　①呼吸的3个环节。②肺通气的动力,肺内压和胸内压的变化。肺通气的弹性阻力和气道阻力。肺表面活性物质的来源、作用。③功能余气量、时间肺活量、肺通气量、肺泡通气量。④气体交换的动力,肺换气与组织换气的过程,影响肺换气的因素。⑤肺牵张反射、血液 CO_2、O_2 和 H^+ 浓度的变化对呼吸运动的影响及其作用机制。

◎熟悉　①肺容量、补吸气量、补呼气量、余气量,无效腔及其影响因素。②气体在血液中的运输形式。

◎了解　①呼吸节律的产生。②非弹性阻力。

　　机体在新陈代谢过程中,不断地从外界环境中摄取 O_2,并将代谢中产生的 CO_2 排出体外。机体与外界环境之间气体交换的过程称为呼吸。呼吸的生理意义是通过气体交换,确保机体正常进行新陈代谢,并维持内环境的相对稳定。可以说,呼吸是维持机体生命活动所必需的基本生理过程之一,呼吸一旦停止,生命便将终结。

　　呼吸的全过程由3个既相互衔接又同步进行的环节组成(图5-1)。

　　1.外呼吸　外呼吸是指外界环境与肺毛细血管血液之间的气体交换,包括肺通气和肺换气。肺通气是指肺泡与外界环境之间的气体交换;肺换气是指肺泡与肺毛细血管血液之间的气体交换。

　　2.气体在血液中的运输　是指机体通过血液循环把 O_2 由肺运送到组织、细胞;同时把组织细胞产生的 CO_2 运送到肺的过程。

　　3.内呼吸　内呼吸是指组织毛细血管血液和组织细胞之间的气体交换过程,又称组织换气。

　　呼吸3个环节中任一环节障碍均可引起组织缺 O_2 和 CO_2 潴留,导致内环境紊乱和疾病的发生。

笔记栏

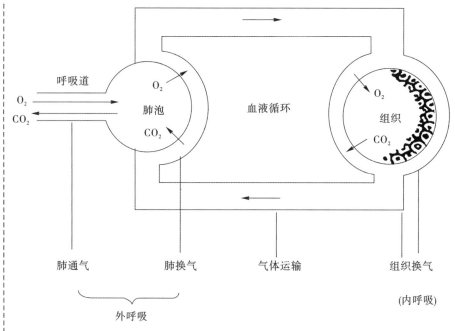

图 5-1　人体呼吸全过程示意

第一节　肺通气

肺通气是指肺与外界环境之间的气体交换的过程。实现肺通气的主要结构包括呼吸道、肺泡和胸廓等。呼吸道是肺通气时气体进出肺的通道,肺泡是肺换气的场所;胸廓的节律性呼吸运动是实现肺通气的原动力。气体进出肺是两方面力量相互作用的结果:第一,推动气体流动的动力;第二,阻止气体流动的阻力。动力克服阻力,才能实现肺通气。

一、肺通气的动力

气体总是从气压高处向气压低处扩散。当肺内压低于大气压时,气体进入肺;当肺内压高于大气压时,气体流出肺。肺内压的变化是由肺的扩大和缩小引起的,但肺本身并不具有主动扩大或缩小的能力,其容积的改变完全依靠胸廓的带动。胸廓扩大则肺容积增大,使肺内压下降;胸廓缩小则肺容积减小,使肺内压升高。而胸廓的扩大和缩小又是通过呼吸肌的收缩和舒张引起的。由此可见,肺内压与大气压之间的压力差是肺通气的直接动力,而呼吸肌的收缩和舒张引起的节律性呼吸运动则是肺通气的原动力。

(一)呼吸运动

呼吸肌收缩和舒张引起的胸廓节律性扩大和缩小称为呼吸运动,包括吸气运动和呼气运动。呼吸肌主要有肋间肌和膈肌,此外还有胸廓、肩部和腹部的一些辅助呼吸肌。在不同功能状态下,参与呼吸运动的呼吸肌也不尽相同。根据呼吸深度的不同或呼吸运动的方式不同可将呼吸运动分成不同的类型。

（1）平静呼吸和用力呼吸　安静状态下的呼吸运动称为平静呼吸（eupnea）。正常成人安静状态下呼吸频率为每分钟 12～18 次。平静呼吸时，吸气运动是由肋间外肌和膈肌的收缩来实现，当肋间外肌和膈肌收缩时，肋和胸骨上举，膈顶下降，使胸廓的前后径、左右径和上下径均扩大，引起胸廓和肺容积增大，肺内压下降低于大气压，外界气体进入肺，完成吸气。平静呼气时，肋间外肌和膈肌舒张，肋骨、胸骨和膈顶均回位，胸廓容积缩小，肺依靠其自身的回缩力而回缩，肺内压上升高于大气压，肺内气体流出，完成呼气。平静呼吸的特点是：呼吸运动较为平稳均匀，吸气是主动的，呼气是被动的。

当机体活动增强，如运动或劳动时，或通气阻力增大等情况下呼吸加深加快，这种呼吸运动称为用力呼吸。用力吸气时除膈肌和肋间外肌收缩外，还有辅助吸气肌也参与收缩，胸廓和肺容积进一步扩大，肺内压比平静吸气时更低，与大气压之间差值更大，吸入气体更多。而用力呼气时，除吸气肌群舒张外，呼气肌也参与收缩，使胸廓和肺容积进一步缩小，肺内压比平静呼气时更高，呼出气体更多。用力呼吸的特点是呼气和吸气都是主动的。

（2）胸式呼吸与腹式呼吸　通过肋间肌收缩和舒张，以胸部起伏为主要表现的呼吸运动，称为胸式呼吸。通过膈肌收缩和舒张，以腹部起伏为主要表现的呼吸运动，称为腹式呼吸。实际上两种呼吸运动均不同程度的同时存在，当患肺炎、重症肺结核、胸膜炎或发生肋骨骨折等，可使胸式呼吸减弱而腹式呼吸增强。妊娠后期、腹水、腹膜炎时，则腹式呼吸减弱而胸式呼吸增强。

（二）肺内压和胸膜腔内压

1. 肺内压　肺泡内的压力称肺内压。在呼吸运动过程中，肺内压随胸腔容积的变化而呈周期性波动（图 5-2 右）。平静吸气开始时，肺容积随胸廓的扩大而相应增大，肺内压随之下降，通常低于大气压 1～2 mmHg，外界气体经呼吸道进入肺泡。随着肺内气体的逐渐增多，肺内压也逐渐升高，至吸气末，肺内压升至与大气压相等，吸气停止。呼气开始时，肺容积随着胸廓的回缩而相应减小，肺内压随之升高，可高于大气压 1～2 mmHg，肺泡内气体经呼吸道排出体外。随着肺内气体的呼出，肺内压逐渐下降，至呼气末，肺内压又降至与大气压相等，呼气停止（图 5-2）。

在呼吸过程中，肺内压变化的幅度与呼吸运动的深浅、缓急和呼吸道的通畅程度等因素有关。若呼吸浅而快，则肺内压变化幅度较小；反之，呼吸深而慢或呼吸道不够通畅，则肺内压变化幅度增大。用力呼吸时，肺内压的升降幅度会有所增加。

由此可见，在呼吸运动过程中，正是由于肺内压的周期性交替升降，造成肺内压和大气压之间的压力差，这一压力差成为推动气体进出肺的直接动力。根据这一原理，在人的自然呼吸停止时，可以用人工的方法改变肺内压，建立肺内压和大气压之间的压力差，从而维持肺的通气，这就是人工呼吸。

笔记栏

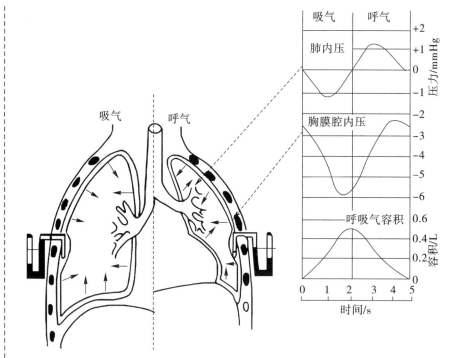

图 5-2　吸气和呼气时胸膜腔内压直接测量示意

链接

人工呼吸

　　临床上常采用人工呼吸的方法抢救呼吸暂停的患者。人工呼吸的方法有负压呼吸和正压呼吸。负压呼吸指类似于自然呼吸的一种人工通气方法，即通过人为地牵引上臂、压迫胸壁，使胸廓节律性地扩大和缩小，在胸膜腔内压的耦联作用下，肺泡相应扩张和回缩，继而肺内压相应变化，形成吸气和呼气。正压呼吸是人为地提高气道开口处的压力，使之大于肺内压，将气体压入肺内，借助胸廓回位形成呼气。在施行人工呼吸时，首先要保持患者呼吸道的通畅，否则人工呼吸的操作对肺通气仍是无效的。

　　2.胸膜腔内压　前已述及在呼吸运动过程中，肺容积随胸廓容积的变化而改变，使肺内压与外界大气压之间产生压力差，是实现肺通气的直接动力。但肺与胸廓在结构上并不相连，那么，肺为什么会随着胸廓的运动而舒缩呢？这主要是由胸膜腔的结构特点和胸膜腔内压决定的。

　　胸膜腔是由紧贴于肺表面的脏层胸膜及胸廓内表面的壁层胸膜共同围成的一密闭、潜在的腔隙，其内没有气体，只有少量浆液。浆液的存在不仅起润滑作用，减轻呼吸运动时两层胸膜间的摩擦，而且由于液体分子的内聚力，可使两层胸膜紧贴在一起，不易分开，从而使肺被胸廓牵引，并随胸廓一起扩张和回缩，实现吸气和呼气。

　　胸膜腔内的压力即胸膜腔内压简称胸内压。胸膜腔内压可采用直接法和间接法进行测量。直接法是用连接检压计的针头斜刺入胸膜腔内,检压计的液面水平即可直接反映胸膜腔内的压力(图5-2左)。间接法是让受试者吞下带有薄壁气囊的导管至食管下段,通过测定呼吸过程中食管内压的变化来间接反映胸膜腔内压的变化。因为食管在胸腔内介于肺和胸壁之间,食管壁薄而软,在呼吸过程中食管内压与胸膜腔内压变化值基本一致,所以可用食管内压的变化间接反映胸膜腔内压的变化。

测量表明,在平静呼吸过程中,胸膜腔内压始终比大气压低。若将大气压数值看作为零,则胸膜腔内压为负值,因此习惯上称其为胸膜腔负压(胸内负压)。

胸膜腔负压是在出生后形成的,并随着胸廓和肺的生长发育而逐渐增大。在人体的生长发育过程中,胸廓的发育较肺更快,胸廓的容积大于肺的容积。由于两层胸膜紧贴在一起,因此肺总是受到胸廓的被动牵拉而处于一定程度的扩张状态,只是在呼气时扩张的程度较吸气时小些而已。另一方面,肺是弹性组织,借呼吸道与大气相通,当它被动扩张时,总存在回缩倾向。胸膜腔负压的形成与作用在脏层胸膜表面上方向相反的两种力有关:一是肺内压,它是促使肺泡扩张的力,另一个是肺的回缩压,它是促使肺泡缩小的力。因此胸膜腔内承受的实际压力应为:

$$胸膜腔内压 = 肺内压 - 肺回缩压$$

由于在吸气末和呼气末肺内压均等于大气压,因而:

$$胸膜腔内压 = 大气压 - 肺回缩压$$

若把大气压看成是零,则:

$$胸膜腔内压 = -肺回缩压$$

由此可见,胸膜腔负压实际上是由肺回缩压所决定的,故其值也随呼吸过程的变化而变化。吸气时,肺扩大,回缩压增大,胸膜腔负压增大;呼气时,肺缩小,回缩压减小,胸膜腔负压也减小。呼吸愈强,胸膜腔负压的变化也愈大。正常成人平静吸气末胸膜腔内压为 $-10 \sim -5$ mmHg;呼气末为 $-5 \sim -3$ mmHg(图5-2右)。当紧闭声门用力吸气时,胸膜腔内压可达 -90 mmHg,而紧闭声门用力呼气时变为正值,可达 110 mmHg。

胸膜腔负压的存在具有重要的生理意义:①保持肺的扩张状态,不致因肺的回缩力而萎缩;②促进静脉血和淋巴液的回流,如位于胸腔中的心房、静脉、淋巴管等,受到胸内负压的影响处于扩张状态,有利于外周静脉血和淋巴液的回流;③在呼吸运动与肺通气之间起耦联作用,使肺能随胸廓的扩大而扩张。如果因胸壁外伤或其他原因导致胸膜破裂,使胸膜腔的密闭性遭到破坏,胸膜腔与外界大气相通,空气进入胸膜腔,造成两层胸膜被分开,肺将因本身的弹性回缩力而萎缩塌陷,形成气胸(pneumothorax)。此时,虽呼吸运动仍进行,但肺不再随胸廓运动而扩张,使肺通气受阻。同时,位于纵隔内的心脏和大血管受到两侧胸膜腔压力不等的影响,将导致循环功能障碍,甚至危及生命。

二、肺通气的阻力

肺通气的动力必须克服肺通气的阻力,才能实现肺通气。通气阻力增大是临床肺通气障碍最常见的原因。肺通气的阻力来自两个方面:一是弹性阻力,包括肺和胸廓的弹性阻力;二是非弹性阻力,包括气道阻力、惯性阻力和黏滞阻力等。平静呼吸时,弹性阻力约占肺通气总阻力的70%,非弹性阻力约占30%。

(一)弹性阻力

弹性阻力是指弹性物体在外力作用下变形时,产生的对抗变形的回位力。胸廓和肺都是弹性体,因此,当呼吸运动改变其容积时都会产生弹性阻力。

【想一想】
　　胸廓和肺的弹性阻力总是吸气或呼气的阻力吗?

1.肺弹性阻力　肺弹性阻力即肺回缩力,由来自于肺泡表面液体层的表面张力和肺弹性纤维的弹性回缩力构成。前者约占肺弹性阻力的2/3,后者约占1/3。

2.表面张力和肺泡表面活性物质　肺泡内表面覆盖有一层薄薄的液体(图5-3),它与肺泡内气体形成液-气界面,液体分子间存在吸引力,即表面张力。它远大于液体与气体分子间的吸引力,故使液体表面有尽量缩小的倾向,使肺泡有缩小的趋势,这种缩小的力对于肺扩张而言是一种阻力。

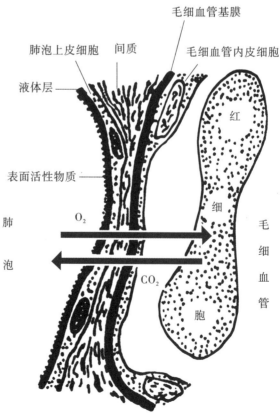

图5-3　呼吸膜结构示意

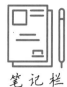

理论上讲,表面张力过大,会给呼吸带来严重的负面影响:①阻碍肺泡的扩张,增大吸气的阻力。②使相通的大小肺泡内压不稳定。正常人的肺由亿万个大小不等的肺泡构成,肺内的大小肺泡之间又是彼此连通的。根据 Laplace 定律,肺泡回缩压(p)与表面张力(T)成正比,而与肺泡半径(r)成反比,即 $p=2T/r$。如果大小肺泡表面张力相同,则大肺泡因半径大,回缩压小;而小肺泡因其半径小则回缩压大,气体将从小肺泡不断流入大肺泡,导致小肺泡萎缩,大肺泡膨胀,甚至破裂(图5-4A、B)。③促进肺部组织液生成,使肺泡内液体积聚。因肺泡表面张力可使肺泡缩小,肺组织间隙扩大,静水压降低,组织液生成增加,严重时可形成肺水肿。但这些情况正常时并不会发生,这是因为在肺泡内的液-气界面上还存在有可降低肺泡表面张力的肺泡表面活性物质(图5-3)。

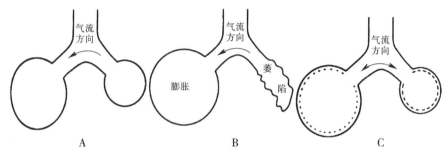

A. 大小肺泡在无表面活性物质时,小肺泡回缩压大,气体流入大肺泡;B. 为 A 的结果;C. 大肺泡表面活性物质分布密度小,表面张力增大,小肺泡表面活性物质分布密度大,表面张力减小,大小肺泡容积相对稳定。箭头表示气流方向。

图5-4　肺泡表面活性物质使连通的大小肺泡容积维持相对稳定

肺泡表面活性物质是由肺泡Ⅱ型细胞合成并分泌,主要成分是二棕榈酰卵磷脂(又称二软脂酰卵磷脂)(dipalmitoyl phosphatidyl choline, DPPC)(dipalmitoyl lecithin, DPL)。它以单分子层分布于肺泡内的液-气界面上,从而减小液体分子之间的相互吸引,降低肺泡表面张力。肺泡表面活性物质的生理作用主要有3个方面:①降低肺泡的表面张力,有利于肺的扩张。②调节大小肺泡肺内压,维持大小肺泡的稳定性。由于肺泡表面活性物质在大小肺泡分布密度不同,大肺泡的表面活性物质分子密度小,分布稀疏,降低肺泡表面张力的作用弱;而小肺泡的表面活性物质密度大,分布密集,降低肺泡表面张力作用强,这样就使大小肺泡内的压力趋于稳定,防止大肺泡扩张,小肺泡塌陷(图5-4C)。③阻止液体渗入肺泡,防止肺水肿。肺泡表面张力对肺毛细血管液体具有吸引作用,肺泡表面活性物质可降低肺泡表面张力,减弱这种吸引作用,从而防止肺水肿的发生。

3. 顺应性　胸廓和肺扩张的难易程度常用顺应性表示。所谓顺应性是指具有弹性的物体,在外力作用下的可扩张性。在外力作用下,容易被扩张,即顺应性大;不容易被扩张,则顺应性小。顺应性(C)与弹性阻力(R)成反比关系,用公式表达:顺应性(C)= 1/弹性阻力(R)。肺充血、肺纤维化等原因造成肺弹性阻力增大,导致肺顺应性降低。因此患者必须用力吸气,方能有足够的肺通气量,因而可出现呼吸困难。

（二）非弹性阻力

非弹性阻力包括气道阻力、惯性阻力和黏滞阻力,主要指气道阻力。气道阻力是指气流通过呼吸道时产生的摩擦力。气道阻力受气流速度、气流形式和气道直径大小的影响。气流速度快,阻力大;气流速度慢,则阻力小。气流形式有层流和湍流二种,层流产生阻力小,湍流产生阻力大。气道直径是影响气道阻力的主要因素,气道直径大,阻力小。呼吸道平滑肌受交感神经和迷走神经的支配,交感神经兴奋时,平滑肌舒张,气道直径增大,阻力变小;迷走神经兴奋时,平滑肌收缩,气道直径变小,阻力增大。支气管哮喘患者发病时支气管平滑肌痉挛,细支气管直径变小,气道阻力将明显增大,肺通气量减少。

三、肺通气功能的评价

对肺通气功能的测定,不仅可以明确是否存在通气功能障碍,还可以鉴定肺通气障碍的类型。

（一）肺容积

肺容积是指肺在不同状态下所容纳的气体量。机体在呼吸运动中,肺容积随着吸入或呼出的气体量而变化,其变化的幅度与呼吸深度有关。通常肺容积可分为潮气量、补吸气量、补呼气量和残气量(图5-5),它们互不重叠,全部相加后等于肺总量。

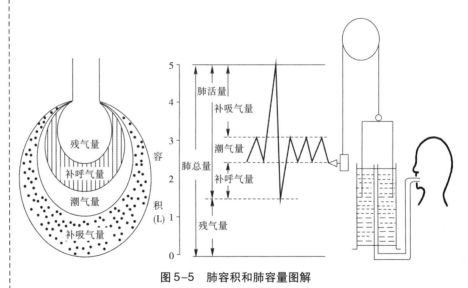

图5-5 肺容积和肺容量图解

1. 潮气量 潮气量(tidal volume,TV)是指每次呼吸时,吸入或呼出的气体量。正常成年人平静呼吸时,潮气量400~600 mL,平均约为500 mL。用力呼吸时,潮气量增大。

2. 补吸气量 补吸气量(inspiratory reserve volume,IRV)是指在平静吸气末,再尽力吸气,所能吸入的气体量。正常成年人的补吸气量为1 500~2 000 mL。补吸气量反映了人体吸气的贮备能力,故又称吸气贮备量。

3.补呼气量　补呼气量(expiratory reserve volume,ERV)是指在平静呼气末,再尽力呼气所能呼出的气体量。正常成年人为 900 ~ 1 200 mL。补呼气量反映了机体呼气功能的贮备能力,故又称呼气贮备量。

4.残气量　最大呼气后,肺内仍残留不能呼出的气体量称为残气量(residual volume,RV)。正常成年人的残气量为 1 000 ~ 1 500 mL。残气量过大,表示肺通气功能不良。例如,肺气肿和支气管哮喘患者的残气量增加。

(二)肺容量

肺容量指的是肺容积中两项或两项以上的联合气体量,包括深吸气量、功能残气量、肺活量和肺总量。

1.深吸气量　深吸气量(inspiratory capacity,IC)是指从平静呼气末做最大吸气时所能吸入的气体量。它是潮气量与补吸气量之和,是衡量最大通气潜力的重要指标。

2.功能残气量　功能残气量(functional residual capacity,FRC)是指平静呼气末肺中剩余的气体量。功能残气量等于补呼气量与残气量之和。正常成年人功能残气量约 2 500 mL。肺弹性减退,如肺气肿患者,功能残气量增加。

3.肺活量　肺活量(vital capacity,VC)是指最大深吸气后,再尽力呼气,呼出的最大气量。即肺扩张至最大,再缩小到最小时,肺容量的变化量。肺活量为潮气量、补吸气量和补呼气量三者之和。此项指标受身材大小、体质强弱、性别及体位的影响。正常成年男性约 3 500 mL,女性约 2 500 mL。肺活量反映了肺每次通气的最大能力,常作为测定肺通气功能的一项指标。但由于测定肺活量时,没有规定时间和速度,测得的肺活量不能充分反映肺组织的弹性状态和气道的通畅程度,故不能全面反映肺通气功能的好坏,于是有人提出了时间肺活量的概念。时间肺活量(timed vital capacity,TVC)是指做最大吸气后,进行快速用力呼气,在一定时间内所能呼出的气体量,也称为用力呼气量(forced expiratory volume,FEV)。在 1 s、2 s、3 s 末呼出的气体量分别称为 1 s、2 s、3 s 时间肺活量。为排除肺容积差异影响,时间肺活量通常以它占肺活量的百分数表示。正常成人第 1、2、3 秒末呼出气量分别为其肺活量的 83%、96%、99%。时间肺活量是一种动态指标,不仅反映肺通气量的大小,还反映了通气速度,是衡量肺通气功能的一项较理想的指标。例如,呼吸道狭窄的患者,时间肺活量明显下降。

4.肺总量　肺总量(total lung capacity,TLC)是指肺所容纳的最大气体量,即肺活量和余气量之和。此项指标受身材大小、性别、健康状况和年龄等因素影响,正常成年男性约为 5 000 mL,女性约为 3 500 mL。

(三)肺通气量和肺泡通气量

1.肺通气量　肺通气量是指每分钟吸入或呼出肺的气量,其大小取决于呼吸的深度和频率,即:肺通气量=潮气量×呼吸频率(次/min)。肺通气量是评价肺通气功能的重要指标。正常成年人,平静呼吸时肺通气量为 6 ~ 9 L。劳动和运动时,机体的新陈代谢加快,耗氧量和二氧化碳产生量增加,此时,呼吸频率和呼吸的深度也加大,故肺通气量可高达 70 ~ 80 L。

2.肺泡通气量 肺泡通气量是指每分钟吸入肺泡的新鲜空气量。从气体交换的角度考虑,真正有效的通气量是肺泡通气量。

实际上,每次吸入的气体总有一部分留在从上呼吸道至呼吸性细支气管以前的呼吸道内,这部分气体不参与肺换气。因此,把这部分呼吸道称为解剖无效腔,其容积约为150 mL。进入肺泡的气体,有时还可以因为肺内血液分布不均或供血不足而不能充分与血液进行气体交换。这部分不能与血液进行交换的肺泡气容积称肺泡无效腔,它与解剖无效腔加在一起,合称为生理无效腔。正常人生理无效腔稍大于或等于解剖无效腔。当肺内血液分布明显不均匀或肺动脉有部分梗死等情况时,则生理无效腔增大,可引起肺泡通气量减少。

因此,安静时肺泡通气量的计算公式为:肺泡通气量 =（潮气量-生理无效腔气量）×呼吸频率。

链接

解剖无效腔

1894 年,Loewy 用石膏浇模方法测得人体解剖无效腔为144 mL。1959 年,Nunn 报道解剖无效腔为 138 mL,其中上呼吸道气量占50% 左右。Radford 估计,成人解剖无效腔约为2.22 mL/kg体重。由于解剖无效腔的存在,每次吸入肺的新鲜空气不能全部进入肺泡。吸气初进入肺泡的是上次呼气之末存在于解剖无效腔内的"废气",以后进入肺泡的才是新鲜空气,吸入的最后一部分新鲜空气却留在无效腔内,于下次呼气之初被呼出。

【议一议】
临床上在配合支气管镜检查、治疗呼吸衰竭等时,为什么采用高频通气?

若改变呼吸频率和呼吸的深度,对肺通气量和肺泡通气量有什么影响呢? 如表5-1所示:在潮气量减半而呼吸频率加倍或潮气量加倍而呼吸频率减半时,肺通气量保持不变,但是肺泡通气量发生明显变化。可见,对肺换气而言,深而慢呼吸比浅而快呼吸的气体交换效率高。

表5-1　不同呼吸频率和潮气量时的每分肺通气量和肺泡通气量

呼吸频率 /（次/min）	潮气量 /mL	肺通气量 /（mL/min）	肺泡通气量 /（mL/min）
12	500	6 000	4 200
24	250	6 000	2 400
6	1 000	6 000	5 100

第二节 气体交换

气体交换包括肺换气和组织换气。肺换气是指肺泡与肺毛细血管血液之间的气体交换;组织换气是指组织毛细血管血液和组织细胞之间的气体交换,又称内呼吸。呼吸气体的交换是以扩散方式进行的。

一、气体交换的原理

(一)气体交换的动力

根据物理学原理,处于一定容器中的一定量的气体如由多种气体混合组成,则各组成气体各自所形成的压力,称为分压。气体分压的大小与该气体在混合气体中所占容积百分数成正比。各组成气体分压之和即为混合气体的总压力。各种气体,不论是处于气体状态或溶于液体之中,如果浓度不均匀,亦即压力不均匀时,则可通过分子运动,使气体从压力高的部位向压力低的部位扩散。如果是混合气体,则每一种气体分子都按该气体的分压,从分压高的部位扩散到分压低的部位。所以说分压差是气体交换的动力并决定了气体扩散的方向和扩散的速度。在呼吸过程中,空气、肺泡气、血液和组织等处的 O_2 和 CO_2 的分压各不相同,见表5-2。

表5-2 空气、肺泡气、血液和组织液内氧气和二氧化碳分压(mmHg)

项目	空气	肺泡气	静脉血	动脉血	组织液
PO_2	159	104	40	100	30
PCO_2	0.3	40	46	40	50

(二)气体扩散的速率

单位时间内气体扩散的容积称为气体扩散速率,它受下列因素的影响。

1.气体分压差 分压差是气体扩散的动力,分压差愈大,扩散愈快。

2.气体的分子量和溶解度 在其他因素相同时,气体扩散速率和气体分子量的平方根成反比,与气体溶解度成正比。

3.扩散面积与距离 气体扩散速率与扩散面积成正比,与扩散距离成反比。

4.温度 气体扩散速率与温度成正比。

综上所述,气体扩散速率与上述各因素的关系是:

$$气体扩散速率 \propto \frac{分压差 \times 温度 \times 扩散面积 \times 溶解度}{扩散距离 \times \sqrt{气体分子量}}$$

二、气体交换的过程

(一)肺换气

由表5-2可见肺泡气的 PO_2(104 mmHg)高于静脉血的 PO_2(40 mmHg);而肺泡气的 PCO_2(40 mmHg)则低于静脉血的 PCO_2(46 mmHg)。因此,来自肺动脉中的静脉血流经肺毛细血管时,O_2 由肺泡向静脉血扩散;而 CO_2 则由静脉血向肺泡扩散,完成肺换气过程,结果使静脉血变成了动脉血(图5-6)。

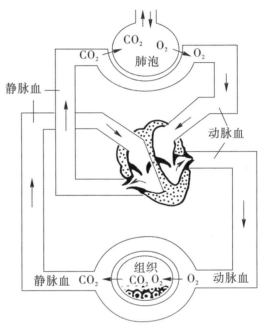

图5-6　气体交换示意

(二)组织换气

组织内的 PO_2(30 mmHg)低于动脉血的 PO_2(100 mmHg);而组织内的 PCO_2(50 mmHg)则高于动脉血的 PCO_2(40 mmHg),所以,当动脉血流经组织毛细血管时,O_2 由动脉血液向组织扩散,CO_2 则由组织扩散入动脉血液,进行组织换气,结果使动脉血变成静脉血。组织由此而获得 O_2,排出 CO_2(图5-6)。

三、影响肺换气的因素

这里主要介绍扩散距离、扩散面积和肺通气血流比值对肺换气的影响。

(一)呼吸膜的厚度

肺泡与肺毛细血管之间进行气体交换时所通过的结构称为呼吸膜(图5-3)。正常呼吸膜由6层结构组成:含肺泡表面活性物质的液体层、肺泡上皮层、上皮基底膜、肺泡上皮和毛细血管之间很小的间隙、毛细血管基膜和毛细血管内皮细胞层。虽然呼吸膜有 6 层结构,但却很薄,总厚度不足 1 μm,对氧和二氧化碳的通透性很大。病理情况下,任何使呼吸膜增厚的疾病,都会降低扩散速率,减少扩散量。如肺纤维化、肺水肿等。

（二）呼吸膜的面积

单位时间内气体的扩散量与扩散面积成正比,扩散面积大则单位时间内扩散的气体量就多。正常成人两肺约有 3 亿多肺泡,总面积达 60 ~ 100 m^2。安静状态下,呼吸膜的扩散面积约 40 m^2。运动时,因肺毛细血管开放的数量和开放的程度增加,呼吸膜扩散面积可增大到 70 m^2 以上。扩散面积可因肺本身的疾病而减小(如肺不张、肺实变、肺气肿等),也可因肺毛细血管关闭和阻塞而减小。

（三）通气/血流比值(V/Q 比值)

通气/血流比值(ventilation/perfusion ratio,V/Q),是指每分肺泡通气量(V)和每分肺血流量(Q)之间的比值(V/Q)。正常成人安静时约为 4.2/5 = 0.84,此比值时肺换气效率最高(图 5-7A)。如果 V/Q 比值增大,就意味着通气过剩或血流不足,部分肺泡气未能与血液气充分交换,致使肺泡无效腔增大(如肺动脉栓塞)(图 5-7B);若 V/Q 比值下降,则意味着通气不足(如哮喘)或血流过剩,部分血液流经通气不良的肺泡,静脉血中的气体未得到充分更新,未能成为动脉血就流回了心脏,犹如发生了功能性动静脉短路(图 5-7C)。由此可见,无论 V/Q 比值增大或减小,气体交换效率都会下降(图 5-7)。

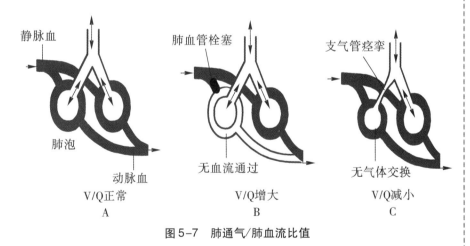

图 5-7 肺通气/肺血流比值

第三节 气体在血液中的运输

在呼吸过程中,血液起着运输气体的作用。血液将 O_2 从肺运送到全身组织,又把组织代谢产生的 CO_2 运送到肺部。气体在血液中运输的形式有物理溶解和化学结合两种形式。物理溶解的量虽少,但很重要,是化学结合和释放的必要环节。

一、氧气的运输

(一)物理溶解

O_2在血液中溶解量很小,每100 mL动脉血液中仅溶解0.3 mL,占血液运输O_2总量的1.5%。

(二)化学结合

化学结合是O_2运输的主要形式,约占血液运输O_2总量的98.5%。

1. Hb与O_2结合的特征　当血液中氧分压升高时,血红蛋白与氧结合,形成氧合血红蛋白(oxyhemoglobin,HbO_2);氧分压降低时,HbO_2将氧解离形成去氧血红蛋白(deoxyhemoglobin,Hb)。

$$Hb+O_2 \underset{O_2 \text{分压低时}}{\overset{O_2 \text{分压高时}}{\rightleftharpoons}} HbO_2$$

O_2与Hb结合的特点是:无须酶的催化,快速而可逆,结合或解离决定于血液中氧的分压。当血液流经肺毛细血管时,由于动脉血O_2分压高,促使O_2与Hb结合,形成大量的HbO_2;而当血液流经组织时,由于静脉血O_2分压低,则HbO_2解离成Hb和O_2,释放出O_2进入组织,以供组织利用。

链接

缺氧与发绀

当皮肤浅表血管内血液中的Hb含量达50 g/L以上时,皮肤、黏膜可呈青紫色,称为发绀,发绀通常是缺O_2的标志。但严重贫血者,由于Hb达不到50 g/L,即使机体缺O_2但并不出现发绀;相反,某些红细胞增多的人(如高原性红细胞增多症),Hb含量可达50 g/L以上,因而即使不缺氧也可出现发绀。此外,在CO中毒时,CO与Hb结合形成一氧化碳血红蛋白(HbCO)。HbCO呈樱桃红色,患者虽有严重缺氧,也可不出现发绀。

Hb结合O_2的量是有限度的,即具有饱和性。1分子Hb最多可结合4分子O_2,1 g Hb可结合1.34 mL的O_2。每100 mL血液中的Hb所能结合的最大O_2量,称为Hb的氧容量。每100 mL血液中Hb实际结合的O_2量,称为Hb的氧含量。Hb的氧含量占Hb氧容量的百分比称为Hb的氧饱和度。通常情况下血液中物理溶解的O_2量很少,可忽略不计,因此常将Hb氧容量、Hb氧含量和Hb氧饱和度分别视为血液的氧容量、血液的氧含量和血液的氧饱和度。

2. 氧解离曲线　氧解离曲线(oxygen dissociation curve)是表示PO_2与

Hb 氧饱和度关系的曲线(图 5-8)。该曲线表示不同 PO_2 下,O_2 与 Hb 结合和分离情况。

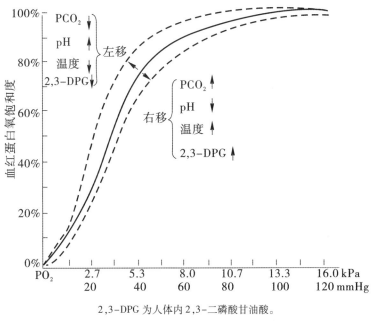

2,3-DPG 为人体内 2,3-二磷酸甘油酸。

图 5-8 氧解离曲线及主要影响因素

在一定范围内,Hb 氧饱和度与 PO_2 呈正相关,但并非完全的线性关系,而是呈近似 S 形的曲线。各段特点及意义如下:

(1)氧解离曲线的上段 相当于 PO_2 在 60 ~ 100 mmHg,血氧饱和度 90% ~97.4%。这段曲线是反映 Hb 与 O_2 结合的部分。其特点是曲线比较平坦,表明血液 PO_2 在这个范围内发生变化时对 Hb 氧饱和度的影响不大。当 PO_2 超 100 mmHg 时,Hb 氧饱和度的增加幅度不大;当 PO_2 下降时,只要 PO_2 不低于60 mmHg,Hb 氧饱和度仍可以保持在 90% 以上,说明血液仍能携带足够的 O_2,不会引起组织明显缺 O_2。因此,即使在高原、高空或患某些呼吸系统疾病时,吸入气或肺泡气 PO_2 有所下降,但只要 PO_2 不低于 60 mmHg,血液仍可携带足够量的 O_2,保证人体对 O_2 的需要,不致引起明显的低氧血症。

(2)氧解离曲线的中段 相当于 PO_2 在 40 ~ 60 mmHg,血氧饱和度 75% ~90%。此段曲线较陡,其意义是在这个范围内 O_2 分压稍有下降,血氧饱和度就下降很多,因而能释放出大量的 O_2。

(3)氧解离曲线的下段 相当于 PO_2 在 15 ~40 mmHg,氧饱和度20% ~75%。此段曲线最陡,是反映 HbO_2 与 O_2 解离的部分。如组织活动加强,耗 O_2 更多时,PO_2 进一步下降,Hb 氧饱和度就大幅度降低,有更多的 O_2 从 HbO_2 中解离出来。另外,氧含量较低的血液流经肺部时,PO_2 轻度升高,就会使 Hb 氧饱和度明显提高,血氧含量大大增加。

O_2 与 Hb 的结合或解离可受多种因素影响,这些因素会使氧解离曲线的位置发生偏移。血液中主要的影响因素有 PCO_2、pH 值和温度。当 pH 值下降、PCO_2 和温度升高时,使氧解离曲线右移,即说明 Hb 与 O_2 的亲和力下降,O_2 释放增多;反之,pH 值升高、PCO_2 和温度降低,氧解离曲线左移,即说明 Hb 与 O_2 的亲和力升高,O_2 释放减少。血液中 PCO_2、pH 值和温度对氧解离曲线的影响有重要的生理意义。例如,人体在剧烈运动或劳动时,组织代谢活动增强,产热量、CO_2 生成量以及酸性代谢产物均增多,都可使氧解离曲线右移,促使更多的 HbO_2 解离,对组织的供 O_2 量明显增多。此外,红细胞在无氧糖酵解中形成的 2,3-双磷酸甘油酸(2,3-DPG)也能使氧解离曲线右移,使 Hb 对 O_2 的结合力降低,这有利于人体对低氧环境的适应。

二、二氧化碳的运输

(一)物理溶解

CO_2 在血液中的溶解度比 O_2 大。每 100 mL 静脉血液中溶解的 CO_2 为 2.9 mL,占 CO_2 总运输量的 5%。

(二)化学结合

化学结合约占 CO_2 总运输量的 95%,化学结合的形式主要是碳酸氢盐和氨基甲酰血红蛋白,其中碳酸氢盐形式占 CO_2 总运输量的 88%,氨基甲酰血红蛋白形式占 7%(图5-9)。

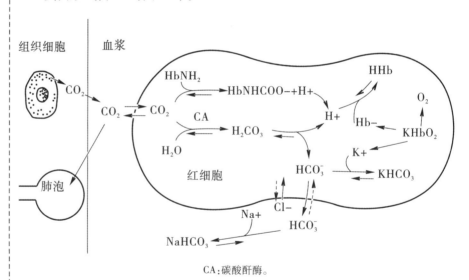

CA:碳酸酐酶。

图 5-9　二氧化碳在血液中运输

1. 碳酸氢盐形式　CO_2 扩散入红细胞后,在红细胞内存在的碳酸酐酶作用下,可迅速与水分子结合形成碳酸,后者又会立即解离成氢离子和碳酸氢根离子,此反应迅速、可逆。组织换气时,由于 PCO_2 升高,反应向右进行;肺换气时,由于 PCO_2 降低,反应向左进行。反应过程如下:

$$CO_2 + H_2O \underset{\text{碳酸酐酶}}{\overset{\text{碳酸酐酶}}{\rightleftharpoons}} H_2CO_3 \rightleftharpoons HCO_3^- + H^+$$

在此反应过程中,红细胞内 HCO_3^- 浓度不断增加,HCO_3^- 便顺浓度梯度通过红细胞膜扩散进入血浆。红细胞负离子的减少应伴有同等数量的正离子向外扩散,才能维持此平衡。但是红细胞膜不允许正离子自由通过,小的负离子可以通过。于是血浆中 Cl^- 向红细胞内转移替换 HCO_3^-,以维持膜两侧的电位平衡,这种现象称为氯转移。在红细胞内 HCO_3^- 与 K^+ 结合,在血浆中则与 Na^+ 结合生成碳酸氢盐。上述反应中产生的 H^+,大部分与 Hb 结合,得以缓冲。

碳酸酐酶在 CO_2 的运输中具有非常重要的意义,因此在使用碳酸酐酶抑制剂(如乙酰唑胺)时,应注意可能会影响到 CO_2 运输。有动物实验资料表明,乙酰唑胺可以使组织中的 PCO_2 由正常的 46 mmHg 升高到 80 mmHg。

2. 氨基甲酰血红蛋白形式　一部分 CO_2 与 Hb 的氨基结合生成氨基甲酰血红蛋白,这一反应无须酶的催化,而且迅速、可逆(图 5-9)。反应过程如下:

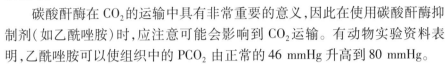

$$HbNH_2O_2 + CO_2 \xrightleftharpoons[\text{在肺}]{\text{在组织}} HbNHCOOH + O_2$$

去氧 Hb 与 CO_2 结合形成氨基甲酰血红蛋白的能力比氧合 Hb 大,因此在去氧 Hb 多时,反应向右进行;氧合 Hb 多时,促使氨基甲酰血红蛋白解离出 CO_2,反应向左进行,此反应主要受氧合作用的调节。

第四节　呼吸运动的调节

呼吸运动是一种节律性的运动,其深度和频率随机体状态的不同而改变。正常呼吸节律的维持和随机体功能活动的需求所发生的变化,必须依赖于体内完善的调节机制才能实现。

一、呼吸中枢

呼吸中枢是指中枢神经系统内产生和调节呼吸运动的神经细胞群。多年来,人们对于这些细胞群在中枢神经系统内的分布以及在呼吸节律的产生和调节中的作用采用多种方法进行了大量研究。从而得出:从脊髓至大脑皮质,都存在有支配和调节呼吸运动的神经细胞群。

(一)脊髓

支配呼吸肌的运动神经元位于脊髓前角。横断脑干实验证明,当横断脊髓,使脊髓与延髓脱离时,动物的呼吸立即停止,说明呼吸节律的产生不在脊髓。脊髓只是联系高位中枢与呼吸肌活动的中继站和某些呼吸反射的初级中枢(图 5-10)。

(二)低位脑干

低位脑干指脑桥和延髓。当在中脑与脑桥之间横断脑干,动物呼吸无明显变化;在延髓与脊髓之间横切后,动物呼吸立即停止(图5-10)。上述结果表明,呼吸节律产生于低位脑干,而高位脑干对节律性呼吸的产生与维持不是必需的。

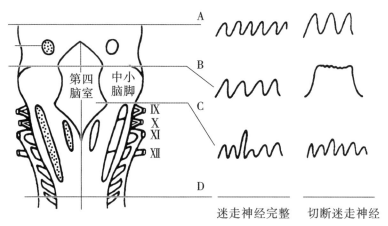

在A线横切时,呼吸的节律性不受影响,迷走神经切断后,呼吸频率变慢,但其幅度增加;在B线横切时,只要迷走神经完整,呼吸节律仍能照常,但迷走神经切断后,则出现长吸式呼吸;在C线横切时,呼吸变为不规则,当迷走神经切断后频率减慢;在D线横切时,呼吸停止。

图5-10　脑干不同平面横切后呼吸形式的改变(脑干背面观)

1. 延髓　延髓是产生基本呼吸节律的部位。电生理研究发现,延髓存在与呼吸有关的不同类型的神经元:在吸气时放电的神经元称为吸气神经元;在呼气时放电的神经元称为呼气神经元;还有一些神经元放电跨越呼吸两个时相。这些神经元分布相对集中,大体分为两组:在延髓背侧,主要集中在孤束核的腹外侧部,多为吸气神经元,支配对侧脊髓的膈肌运动神经元;在延髓的腹侧,主要集中在疑核、后疑核和面神经后核附近,既有吸气神经元,也有呼气神经元,支配脊髓的肋间内肌、肌间外肌和腹肌运动神经元以及咽喉部呼吸辅助肌。

2. 脑桥　在横断脑干实验中,研究者还发现,在脑桥上中部之间横切后,动物呼吸变慢变深,如再切断双侧迷走神经,吸气便大大延长,这种呼吸形式称为长吸式呼吸(图5-10)。这一结果提示,在脑桥上部有抑制吸气的中枢结构。现已发现这些神经元主要集中在脑桥头端背侧部的臂旁内侧核等部位,当这些呼吸神经元兴奋时,使吸气抑制,转为呼气,调整呼吸节律,因此称之为呼吸调整中枢。而迷走神经传入冲动有抑制吸气的作用,当延髓失去了呼吸调整中枢和迷走神经对吸气的抑制作用后,吸气活动不能及时被中断,而出现长吸式呼吸。如再在脑桥和延髓之间横切,动物出现喘息样呼吸,主要表现为呼吸不规则。这一结果表明,延髓可独立地产生节律呼吸。

(三)高位脑干对呼吸的调节

呼吸运动还受脑桥以上部位的调节。当体温升高时,呼吸常变浅变快,这可能是因为血液温度升高,刺激下丘脑体温调节中枢,再通过脑干的呼吸中枢改变呼吸运动。另外,呼吸运动还受大脑皮质,边缘系统等部位的控制,例如,人们在说话和唱歌时,可有意识地控制呼吸深度和频率。

（四）呼吸节律形成

呼吸节律的形成机制尚未完全阐明,提出多种假说,目前比较公认的是回返抑制假说。这一假说考虑到平静呼吸时吸气是主动的,呼气是被动的,认为呼吸节律的产生是由延髓吸气神经元活动的节律所决定。该假说提出:在延髓内有一个中枢吸气活动发生器,它引起吸气神经元放电,产生吸气;另外,还有一个吸气切断机制,当它由于吸气神经元的活动达到一定程度而被激活时,便切断中枢吸气活动发生器的活动,于是,吸气终止转为呼气(图5-11)。但是,上述回返抑制假说还有不少问题有待解决,例如,中枢吸气活动发生器在何处? 本质是什么? 尚无一致肯定的答案。

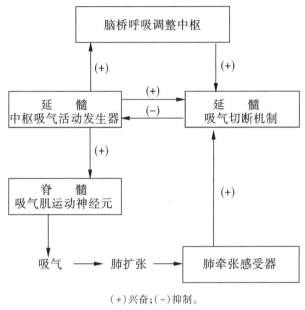

(+)兴奋;(-)抑制。

图5-11　呼吸节律形成机制

二、呼吸运动的反射性调节

呼吸运动可因机体受到各种刺激而发生反射性地加强或减弱。如伤害性刺激、冷刺激等都可反射性地影响呼吸运动。但调节呼吸运动最重要的反射却是来自呼吸道和肺部本身的刺激、呼吸肌本体感受性刺激以及血液中化学成分改变的刺激。

（一）肺牵张反射

1968 年 Hering 和 Breuer 发现,在麻醉动物,肺充气或扩张时引起吸气抑制;肺缩小可引起吸气兴奋。这种由肺的扩张或缩小所引起呼吸的反射性变化,称为肺的牵张反射(pulmonary stretch reflex)或黑-伯反射(Hering-Breuer reflex),包括肺扩张反射和肺萎陷反射两种。

反射过程为:从气管到细支气管的平滑肌中有牵张感受器,其阈值低,适应慢。当肺扩张牵拉呼吸道使之也扩张时,牵张感受器兴奋,冲动经迷走神经传入延髓,切断吸气,促使吸气转化为呼气。呼气时肺缩小,对牵张感受器的刺激减弱,传入冲动减少,解除了对吸气中枢的抑制,于是,吸气中枢再次兴奋,开始了下一次吸气。

在这个反射中,它的传入神经是迷走神经。若切断两侧的迷走神经后,则吸气延长、加深,呼吸变得深而慢。

肺牵张反射的意义是:使吸气不致过长、过深,促使吸气及时向呼气转化。它与脑桥的呼吸调整中枢共同调节呼吸的频率和深度。但在平静呼吸时,肺扩张反射一般不参与呼吸运动的调节,在病理情况下,如肺水肿、肺纤维化时,肺的顺应性降低,肺扩张时对气道的牵张刺激较强,可以引起该反射,使呼吸变浅变快。

(二)化学感受性反射

血液或脑脊液中的 PCO_2、PO_2 和 H^+ 浓度的变化,可通过刺激化学感受器,反射性地改变呼吸运动,称为化学感受性反射。机体通过呼吸运动调节血液中 CO_2、O_2 和 H^+ 的水平,而血液中的 CO_2、O_2 和 H^+ 水平的变化又通过化学感受性反射调节呼吸运动,从而维持机体内环境中这些化学因素的相对稳定和机体代谢活动的正常进行。

1. 化学感受器　化学感受器是指其适宜刺激是 CO_2、O_2 和 H^+ 等化学物质的感受器。根据所在部位的不同,化学感受器分为外周化学感受器和中枢化学感受器。外周化学感受器指的是颈动脉体和主动脉体,它们能感受血液中 PCO_2、PO_2 和 H^+ 浓度的变化。当血液中 PCO_2 和 H^+ 浓度升高、PO_2 下降时,外周化学感受器兴奋,冲动经窦神经(舌咽神经的分支,分布于颈动脉体)和迷走神经(分支分布于主动脉体)传入延髓呼吸中枢,反射性地引起呼吸运动加深加快。中枢化学感受器位于延髓腹外侧表浅部位,主要是对脑脊液和局部组织液中 H^+ 浓度的改变敏感,而对血液中 H^+ 浓度变化不敏感。

2. CO_2、H^+ 和 O_2 对呼吸运动的调节

(1)CO_2 对呼吸运动的调节　CO_2 是调节呼吸运动最重要的生理性化学因素。血液中一定水平的 PCO_2 是维持呼吸中枢正常兴奋性的必要条件。人如果过度通气,可发生呼吸暂停,这是由于 CO_2 排出过多,使血液中 CO_2 浓度降低的缘故。适当地增加吸入气中 CO_2 的浓度,可使呼吸增强、肺通气量增多。例如,当吸入气中 CO_2 含量由正常的 0.04% 增加到 1% 时,呼吸开始加深;尤其当吸入气中 CO_2 含量增加到 4% 时,肺通气量加倍。但若吸入气中 CO_2 含量超过 7% 时,中枢活动受抑制,肺通气量减少,可出现头痛、头昏、呼吸困难等症状,严重时,会导致惊厥、昏迷甚至呼吸停止。

CO_2 刺激呼吸运动是通过两条途径实现的:一是通过刺激外周化学感受器,传入冲动经窦神经和迷走神经传入延髓,反射性地使呼吸加深、加快,肺通气量增加;二是通过刺激中枢化学感受器再兴奋呼吸中枢:当血液中 PCO_2 升高时,CO_2 能通过血–脑屏障扩散入脑组织,与其内部的 H_2O 结合形成 H_2CO_3,然后解离出 H^+,由 H^+ 刺激中枢化学感受器,反射性地兴奋呼吸中枢。上述两条途径中,后者占主要地位。因此,血液中 PCO_2 升高,主要是通过 H^+ 作用于中枢化学感受器而调节呼吸的。但由于中枢化学感受器的反应较慢,所以当血液中 PCO_2 突然升高时,外周化学感受器在引起快速呼吸反

应中可起重要作用。另外,当中枢化学感受器受到抑制,对 CO_2 敏感性降低或产生适应后,外周化学感受器的作用就显得很重要。

（2）低 O_2 对呼吸运动的调节　　低 PO_2 对呼吸的影响完全是通过外周化学感受器实现的。低 PO_2 对呼吸中枢的直接作用是抑制,但又可通过外周化学感受器兴奋呼吸中枢。轻度低 O_2 时,低 O_2 刺激外周化学感受器引起呼吸中枢兴奋的作用往往比低 O_2 直接对呼吸中枢的抑制作用强,所以常表现为呼吸运动加强,肺通气量增加。但是,当严重低 O_2 时（PO_2 降至 38 mmHg）,低 O_2 刺激外周化学感受器引起呼吸中枢兴奋的作用不足以克服低 O_2 直接对呼吸中枢的抑制作用,而导致呼吸障碍,甚至呼吸停止。

（3）H^+ 对呼吸运动的调节　　血液中 H^+ 浓度升高,可使呼吸运动加深、加快,肺通气量增加;H^+ 浓度降低,呼吸运动受到抑制,肺通气量减少。H^+ 对呼吸运动的调节也是通过外周化学感受器和中枢化学感受器实现的。血液中 H^+ 浓度的改变是通过兴奋外周化学感受器来调节呼吸运动的;脑脊液中 H^+ 浓度的改变是通过兴奋中枢化学感受器发挥作用的。虽然中枢化学感受器对 H^+ 的敏感性高（约为外周化学感受器的 25 倍）,但由于 H^+ 不易通过血脑屏障,故血液中 H^+ 对呼吸运动的影响主要是通过外周化学感受器来实现的。

综上所述,PCO_2 升高、PO_2 下降及 H^+ 浓度升高都有兴奋呼吸的作用,尤其是 PCO_2 的改变对呼吸的刺激作用最强。但对于整个机体而言,往往是 3 种因素同时存在,相互影响,而不是单一因素发挥作用。血液中 PCO_2 升高时,血液 H^+ 浓度也会增加,二者共同作用使兴奋呼吸的作用大大加强。血液中 H^+ 浓度升高时,呼吸运动的加强,会引起肺通气量的增加及 CO_2 的排出增多,进而血液中 PCO_2 下降,对 H^+ 兴奋呼吸的作用有一定抵消。血液 PO_2 下降时,也可因肺通气量增多,使 CO_2 排出增多,结果使血液中 PCO_2 和 H^+ 浓度降低,使低 O_2 对呼吸的兴奋作用大为减弱。

（三）防御性呼吸反射

防御性呼吸反射是呼吸道黏膜受到刺激时所引起,以清除刺激物为目的的反射性呼吸变化。常见的防御性呼吸反射有咳嗽反射和喷嚏反射。

1. 咳嗽反射　　是重要的防御性反射,感受器位于喉、气管或支气管黏膜,刺激物是机械或化学性刺激。当喉、气管或支气管黏膜受到机械或化学性刺激时,反射效应首先表现短促或深的吸气,接着声门紧闭,呼气肌强烈收缩,肺内压和胸膜腔内压急剧上升,然后声门突然打开,由于气压差极大,气流以极高的速度从肺内冲出,将呼吸道内异物或分泌物排出。咳嗽反射的生理意义是清洁、保护和维持呼吸道的通畅。由于咳嗽时胸膜腔内压和肺内压显著升高,胸膜腔内压的升高可阻碍静脉回流,使静脉压和脑脊液压升高,肺内压的长期升高容易形成肺气肿,因此对于长期剧烈的咳嗽必须及时治疗。

2. 喷嚏反射　　与咳嗽反射类似,不同之处是喷嚏反射由鼻黏膜受到刺激而引起,反射效应是腭垂下降,舌压向软腭,呼出气流主要从鼻腔猛烈冲出,其生理意义是清除鼻腔中的刺激物。

（陈　才　张　敏）

问题分析与能力提升

　　患者李某,男,30岁,身体健康,无既往病史,因建筑施工不慎从二楼摔下,右胸壁剧烈疼痛,胸闷、气促、呼吸困难,急诊入院。经检查,患者轻度发绀,右前胸壁有15 cm×20 cm皮下淤血,胸壁浮动,两肺未闻及湿啰音,胸片见右侧胸壁第5、6肋骨有骨折,右肺被压缩约70%。2 h后,呼吸困难加重,咳嗽,颈、胸部出现皮下气肿,右侧呼吸音消失。

　　诊断为:右肺闭合性气胸。

　　请问:①诊断患者为右肺闭合性气胸的依据是什么? ②气胸患者的呼吸与循环功能会发生哪些变化?

同步练习

一、名词解释

1.肺通气　2.通气/血流比值　3.血红蛋白氧容量　4.肺牵张反射
5.肺活量　6.氧解离曲线

二、单项选择题

1.肺通气的原动力是　　　　　　　　　　　　　　　　　　　　　　(　　)

　　A.呼吸运动　　　　　　　　　　B.肋间内肌和外肌的收缩

　　C.胸内压和肺内压之差　　　　　D.肺内压与大气压之差

　　E.胸内压与大气压之差

2.肺泡内压在下列哪一个呼吸时相中与大气压相等　　　　　　　　(　　)

　　A.吸气初与呼气末　　　　　　　B.吸气末与呼气末

　　C.吸气初与呼气初　　　　　　　D.吸气末与呼气初

　　E.以上均不是

3.维持胸膜腔内负压的必要条件是　　　　　　　　　　　　　　　(　　)

　　A.呼吸道存在阻力　　　　　　　B.胸膜腔密闭

　　C.胸膜腔内有少量浆液　　　　　D.肺内压低于大气压

　　E.吸气肌的主动收缩

4.体内CO_2分压最高的部位是　　　　　　　　　　　　　　　　　(　　)

　　A.静脉血　　　　　　　　　　　B.毛细血管血液

　　C.组织液　　　　　　　　　　　D.细胞内液

　　E.动脉血

5.下列哪种情况使氧解离曲线右移　　　　　　　　　　　　　　　(　　)

　　A.pH值升高　　　　　　　　　　B.血液温度降低

　　C.2,3-DPG减少　　　　　　　　D.CO_2分压升高

　　E.以上均是

6.下列关于肺泡表面活性物质的叙述,错误的是　　　　　　　　　(　　)

　　A.由肺泡Ⅱ型细胞所分泌　　　　B.降低肺泡表面张力

　　C.增多时使肺泡回缩力增加　　　D.防止肺萎陷,增大肺顺应性

E. 防止肺水肿发生

7. 测定肺通气效率较好的指标是 （ ）

  A. 肺活量   B. 时间肺活量

  C. 潮气量   D. 通气/血流比值

  E. 残气量

8. 血液中 H^+ 浓度升高时, 使呼吸运动加强是通过 （ ）

  A. 刺激中枢化学感受器   B. 刺激外周化学感受器

  C. 刺激心肺感受器   D. 直接刺激呼吸中枢神经元

  E. 刺激牵张感受器

9. 每分钟吸入肺泡的新鲜空气量是 （ ）

  A. 肺泡通气量   B. 功能余气量

  C. 用力肺活量   D. 潮气量

  E. 深吸气量

10. 潮气量为 600 mL, 呼吸频率为 15 次/min, 无效腔气量为 150 mL, 则肺泡通气量为每分钟 （ ）

  A. 9 L   B. 5 L

  C. 24 L   D. 6.75 L

  E. 4.2 L

三、问答题

1. 试述正常呼吸过程中, 胸内压和肺内压的周期性变化。

2. 为什么从气体交换的角度, 肺通气量相等的浅而快呼吸较深而慢呼吸不利?

3. 什么是肺牵张反射? 其基本过程如何?

4. PCO_2 升高、缺 O_2 和 H^+ 对呼吸有何影响? 为什么?

笔记栏

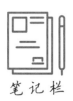

笔记栏

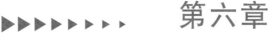
消化和吸收

学习目标

◎掌握　①消化和吸收的概念、吸收的部位及机制、几种主要营养物质的吸收。②胃液的成分和作用。③胃的排空及其控制。④胰液的性质、成分和作用。

◎熟悉　①消化道神经支配及其作用。②黏液–碳酸氢盐屏障、胃的运动形式、神经和体液因素对胃运动的调节。③胆汁的性质、成分和作用;小肠液的性质、成分和作用;小肠运动的形式。④促胃液素、促胰液素、缩胆囊素的主要生理作用。

◎了解　①消化道平滑肌的生理特性。②口腔内消化。③大肠内消化。

第一节　概　述

食物在消化管内被分解为可吸收的小分子物质的过程称为消化。消化方式有两种:机械性消化和化学性消化。机械性消化是指通过消化道的运动,将食物磨碎,使之与消化液充分混合、搅拌,同时把食物向消化道远端推送,起着初步消化作用;化学性消化则是通过消化液中各种消化酶的作用,将食物中的大分子物质(主要是糖、蛋白质和脂肪)分解为可吸收的小分子物质。在整个消化的过程中,两种消化方式同时进行,密切配合。经消化后的营养成分透过消化道黏膜进入血液或淋巴液的过程称为吸收。未被吸收的食物残渣则以粪便的形式被排出体外。

一、消化道平滑肌的生理特性

在整个消化道中,除了口腔、咽、食管上端和肛门外括约肌属骨骼肌外,其余的肌肉都是平滑肌。它除具有肌组织的共性,如兴奋性、传导性和收缩性外,还具有自身的特点。

(一)一般生理特性

1.兴奋性低,收缩缓慢　消化道平滑肌的兴奋性比骨骼肌低,收缩需要较长的时间,而舒张恢复也很慢,收缩的潜伏期、收缩期和舒张期均较长。

2. 具有自动节律性　消化道平滑肌在离体后,置于适宜的环境内,在无外来刺激情况下仍能进行良好的自动节律性收缩,但是收缩很缓慢,节律性远不如心肌规则。

3. 具有紧张性　消化道平滑肌经常保持一种轻微的持续收缩状态,称为紧张性或紧张性收缩。其生理意义:①维持消化道管腔内一定的基础压力;②保持消化器官的正常形态和位置,如当胃的紧张性降低时可发生胃下垂;③平滑肌的各种收缩活动也是在此基础上进行的。

4. 富有伸展性　消化道平滑肌能适应实际的需要而进行很大程度的伸展。其生理意义在于使中空的容纳器官(尤其是胃)可容纳超过原初体积几倍的食物,而不发生明显的压力变化和运动障碍。

5. 对不同刺激的敏感性不同　消化道平滑肌对电刺激不敏感,但对化学、温度、机械刺激却特别敏感。例如,微量的乙酰胆碱能引起其收缩,肾上腺素能使其舒张。迅速改变温度可引起其强烈收缩。这一特性是与其所处的生理环境分不开的,是长期在特定的环境条件影响下进化和适应的结果。

笔记栏

(二)电生理特性

消化道平滑肌细胞电活动要比骨骼肌复杂得多,其电位变化有 3 种形式,即静息电位、慢波电位和动作电位(图 6-1)。

1. 静息电位　用微电极技术记录消化道平滑肌的静息电位不稳定,其实测值为 $-60 \sim -50$ mV。产生机制较为复杂,静息电位主要由 K^+ 外流形成和生电钠泵的活动有关。另外,还有 Na^+、Cl^-、Ca^{2+} 等参与。

2. 慢波电位　消化道平滑肌细胞在静息电位基础上,会自发周期性地产生缓慢地去极化和复极化,称为慢波电位或基本电节律(basic electrical rhythm,BER)。其波动范围为 $10 \sim 15$ mV,持续时间数秒至十几秒,频率因部位不同而异,一般为 $3 \sim 12$ 次/min。在人类,胃体约为 3 次/min,十二指肠为 12 次/min,回肠末端为 $8 \sim 9$ 次/min。目前认为,节律性慢波起源于广泛存在于胃体、胃窦以及幽门部的环形肌和纵形肌交界处间质中的 Cajal 细胞(interstitial cajal cell,ICC)。它能启动节律性电活动,因而被认为是胃肠活动的起搏细胞。至于慢波产生的离子基础,目前尚不十分清楚。实验提示,它的产生原因可能是膜上钠钾泵活动的周期性改变所致。慢波电位虽不能引起肌肉收缩,但产生的去极化可使膜电位接近阈电位水平,一旦达到阈电位时,就可以触发动作电位。

3. 动作电位　消化道平滑肌受到各种理化因素刺激后,在慢波电位基础上进一步去极化,当达到阈电位水平(约 -40 mV)时,即可爆发动作电位。去极化主要是由慢钙通道开放,大量 Ca^{2+} 内流及少量的 Na^+ 内流造成的。复极化是由于 K^+ 通道开放,K^+ 外流所形成的。

综上所述,静息电位、慢波电位、动作电位与平滑肌的收缩之间的关系可归纳为:平滑肌在静息电位的基础上产生慢波电位;在慢波电位的基础上产生动作电位;动作电位引起平滑肌收缩,动作电位数目越多,收缩幅度会越大。每个慢波电位上出现动作电位的数目,可作为平滑肌收缩张力大小

笔记栏

的指标(图6-1)。一旦慢波电位消失,动作电位和肌肉收缩就不能发生,所以慢波电位是平滑肌的起步电位,是平滑肌收缩节律的控制波,它决定蠕动的方向、节律和速度。

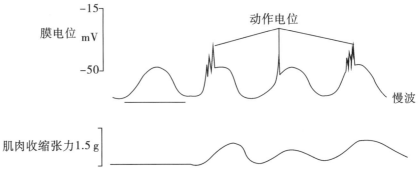

上图为细胞内电极记录的基本电节律(慢波电位),在2～4个慢波电位期间,出现数目不同的动作电位;下图曲线为肌肉收缩张力,收缩波只出现在动作电位时,动作电位数目越多,收缩幅度也越大。

图6-1 消化道平滑肌的电活动示意

二、消化系统的神经支配及其作用

除口腔、咽、食管上端和肛门外括约肌外,消化系统接受内在神经和外来神经的双重神经支配,二者相互协调,共同调节消化系统活动。

(一)外来神经

外来神经包括交感神经和副交感神经,其中以副交感神经的作用为主。

1.交感神经 支配消化道的交感神经发自于脊髓胸5至腰2段(T_5～L_2)的侧角,大部分节前纤维在腹腔神经节、肠系膜神经节或腹下神经节更换神经元后,胞体发出的节后纤维,主要分布于唾液腺、胃、小肠、结肠、肝、胆囊和胰腺。节后纤维释放的递质为去甲肾上腺素,作用是抑制胃肠运动和腺体的分泌,但对括约肌,如胆总管括约肌、回盲括约肌,则引起它们收缩。

2.副交感神经 支配消化道的副交感神经有第Ⅶ、Ⅸ、Ⅹ对脑神经和盆神经中的副交感神经纤维。第Ⅶ、Ⅸ对脑神经中的副交感神经纤维支配唾液腺。迷走神经纤维分布至食管下段、胃、小肠、结肠右2/3、肝、胆囊和胰腺;盆神经纤维支配远段结肠和直肠(图6-2)。大多数节后纤维末梢释放的是乙酰胆碱,与细胞膜上的M型胆碱受体结合,使消化液分泌增加、胃肠运动增强、括约肌舒张,并促进胃肠激素释放。此作用可被阿托品阻断。少数节后纤维末梢释放的是肽类物质,如胃肠激素等。

(二)内在神经

从食管中段至直肠,绝大部分消化管壁内含有内在的神经结构,称为内在神经丛(图6-2)。按部位分为两类。①肌间神经丛:位于纵行肌与环形肌之间,主要参与对消化管运动的调节。②黏膜下神经丛:位于环形肌与黏膜层之间,主要参与消化腺和内分泌细胞的分泌、营养物质的吸收以及局部血流量的调节。在人体内,内在神经丛的活动受交感和副交感神经的调节。

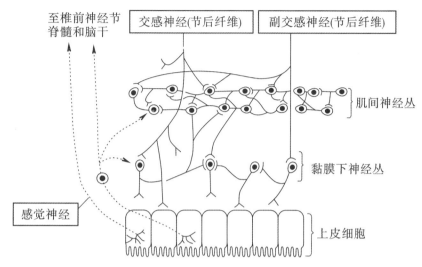

图6-2 胃肠壁内神经丛和外来神经的关系

总之,胃肠功能是在内在神经和外来神经的共同调节下完成的(图6-3)。

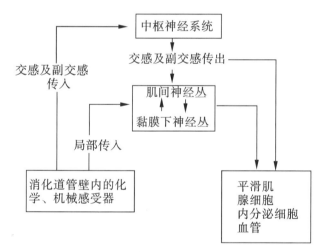

图6-3 消化系统的局部和中枢性反射通路

三、消化道的内分泌功能

胃肠黏膜下存在数十种内分泌细胞,它们能够合成和释放具有活性的化学物质称为胃肠激素。由于这些激素几乎都是肽类,故又称为胃肠肽。胃肠激素与神经系统紧密联系,相互配合共同调节胃肠道的运动、分泌、吸收等活动,并影响体内其他器官的活动。

目前已发现的胃肠激素和肽类物质有50余种,其中被公认在消化功能调节中起重要作用的有4种,包括促胃液素、缩胆囊素(cholecystokinin,

CCK)、促胰液素、抑胃肽。现将其分布部位、分泌细胞及主要生理功能列于表6-1所示。

表6-1　胃肠激素的分布、分泌细胞和主要生理作用

激素名称	分布部位	分泌细胞	主要生理作用
促胃液素	胃窦、十二指肠	G细胞	促进胃酸、胃蛋白酶分泌,促进胃肠运动,胰液、胆汁分泌,对胃肠黏膜起营养作用
缩胆囊素(CCK)	十二指肠、空肠	I细胞	促进胰液分泌(酶)和胆囊收缩,Oddi括约肌舒张、胆汁排放,加强胃肠运动,促进胰腺外分泌部生长
促胰液素	十二指肠、空肠	S细胞	促进胰液(H_2O、HCO_3^-)分泌,刺激胆汁(HCO_3^-)小肠液分泌,加强CCK收缩胆囊作用,抑制胃酸分泌和胃肠运动
抑胃肽(GIP)	十二指肠、空肠	K细胞	抑制胃酸和胃蛋白酶原分泌,抑制胃排空,刺激胰岛素分泌

　　胃肠道激素的主要生理作用包括以下3个方面:①调节消化腺的分泌和消化道的运动;②调节其他激素的释放,如抑胃肽可促进胰岛素分泌;③营养作用,如促胃液素可刺激胃的泌酸腺和十二指肠黏膜的DNA、RNA和蛋白质合成。此外,一些胃肠激素不仅存在于胃肠,还存在于中枢神经系统,我们把这些双重分布的肽类称脑-肠肽(brain-gut peptide)。目前为止,已被确认的脑-肠肽有20多种,如促胃液素、缩胆囊素、生长抑素、P物质、促胰液素、血管活性肠肽、脑啡肽等。

第二节　口腔内消化

　　消化过程是由口腔开始的。食物在口腔内经过咀嚼被磨碎,并经舌的搅拌使食物与唾液混合形成食团,然后被吞咽入胃。食物在口腔内停留的时间很短,一般只有15~20 s,但因食物对口腔的刺激能反射性引起胃肠运动增强和消化液分泌,故仍具有一定的生理意义。

一、唾液及其作用

　　人的口腔内有3对大唾液腺:腮腺、舌下腺、颌下腺。此外,还有许多分散在口腔黏膜内的小唾液腺。唾液是由这些大小唾液腺分泌的混合液。

(一)唾液的性质和成分

　　唾液是无色、无味、近中性的低渗溶液,pH值6.6~7.1。正常成人每日分泌量为1.0~1.5 L,其中水分占99%,还有少量的有机物和无机物。有机

物主要有黏蛋白、黏多糖、免疫球蛋白、唾液淀粉酶、溶菌酶等,无机物有 Na^+、K^+、Ca^{2+}、Cl^-、碳酸氢盐等物质。

（二）唾液的生理作用

唾液的主要作用有:①湿润口腔和溶解食物,利于吞咽和引起味觉;②消化作用,唾液淀粉酶可把食物中的淀粉分解成麦芽糖,完成对糖类的初步消化;③清洁和保护口腔,唾液可清除口腔中的残余食物、脱落的上皮细胞和异物,冲洗和稀释进入口腔的有害物质,唾液中的溶菌酶具有杀菌作用;④排泄作用,进入体内的某些异物可随唾液排出,如铅等。此外,某些药物也可随唾液的分泌进行排泄。

二、咀嚼和吞咽

（一）咀嚼

咀嚼运动是由咀嚼肌群的顺序收缩所完成的复杂的节律性动作。其主要作用是:①切割、磨碎食物,使之与消化液混合形成食团便于吞咽;②使食物与唾液淀粉酶充分混合,完成淀粉的化学性消化;③反射性地引起胃、胰、肝、胆囊的运动和各种消化液的分泌,为消化和吸收过程做好准备。

（二）吞咽

食物从口腔进入胃的过程称为吞咽。吞咽是由口腔、咽、食管的运动共同完成的。根据吞咽时食团所经过的部位,将吞咽过程分为连续的3期。

1. 口腔期　食团由口腔到咽,是随意动作,主要靠舌的翻卷运动,把食团推入口咽部。

2. 咽期　食团由咽到食管上端,是不随意的反射活动。食团刺激咽部触觉感受器,冲动传到延髓、脑桥吞咽中枢,立刻发出一系列快速的反射动作,即软腭上举,咽后壁向前突出,封闭鼻咽通路;声门关闭,喉头上举并前移,封闭咽与气管之间的通路;食管上括约肌舒张,食团从咽被推入食管。

3. 食管期　食团由食管到胃。它是由食管平滑肌的顺序性收缩完成的。食管肌肉的顺序性收缩,形成一种向前推进的波形运动称为蠕动。食管蠕动时,食团的上端环形肌收缩,形成收缩波,食团的下端环形肌舒张,形成舒张波,并且由于蠕动波不断下移,使食团被渐渐推向下部(图6-4)。食管的蠕动是一种反射,它是食团刺激了软腭、咽部和食管等处的感受器,发出传入冲动通过延髓中枢,再经迷走神经向食管发出冲动而引起的反射活动。在食管和胃连接处为一个生理高压区,安静未进食时其压力高于胃内压,具有防止胃内容物反流入食管的屏障功能,起到了类似生理性括约肌的作用,因此也被称为食管下括约肌。当食物经过食管时,食团刺激食管壁上的感受器,反射性地引起该括约肌舒张,使食团进入胃内。当食管下括约肌张力减弱时,胃内容物反流,刺激和损伤食管黏膜,可引起食管黏膜炎性病变造成反流性食管炎。

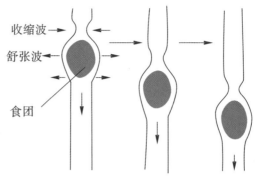

图 6-4 食团的蠕动

第三节 胃内消化

胃是一个中空的囊状器官,其主要功能是暂时贮存食物和初步消化食物。成人的胃一般能容纳 1~2 L 食物。食物在胃内经过机械性消化和化学性消化,形成食糜,通过胃的运动,使食糜逐次少量地通过幽门排入十二指肠。

一、胃液及其作用

食物在胃内的化学性消化是通过胃液的作用来实现的。胃液(gastric juice)是由胃的外分泌腺所分泌的一种混合液。

胃的外分泌腺主要有如下 3 种。①贲门腺:分布在胃和食管连接处的宽 1~4 cm 的环状区内,主要是黏液细胞,分泌黏液。②泌酸腺:分布于 2/3 的胃底和胃体部,由壁细胞、主细胞和颈黏液细胞组成。壁细胞分泌盐酸和内因子,主细胞分泌胃蛋白酶原,颈黏液细胞分泌黏液。③幽门腺:分布于幽门部,分泌碱性液体。此外,散在于胃黏膜中的内分泌细胞,可分泌胃肠激素。除上述 3 种胃腺外,还有分布于胃所有区域的上皮细胞,它们分泌黏稠的黏液,是构成胃表面黏液层的主要成分。

正常成人每日分泌的胃液量为 1.5~2.5 L。纯净的胃液是无色、透明、酸性液体,pH 值为 0.9~1.5,胃液中除含大量水外,主要有盐酸、胃蛋白酶原、内因子、黏液以及 HCO_3^-、Na^+、K^+ 等。

1.盐酸 胃液中的盐酸又称胃酸(gastric acid),是由泌酸腺的壁细胞分泌的。

盐酸的生理作用主要有:①激活胃蛋白酶原,使其成为有活性的胃蛋白酶,并为胃蛋白酶提供适宜的酸性环境;②抑制和杀死随食物进入胃内的细菌;③使食物中的蛋白质变性,有助于蛋白质的消化;④盐酸进入小肠后可促进胰液、胆汁、小肠液的分泌;⑤盐酸造成的酸性环境有利于小肠对铁、钙的吸收。

胃液中的盐酸有两种形式,一种是游离酸,另一种是与蛋白质结合的结合酸,二者总浓度称为总酸度。在纯净的胃液中,绝大部分是游离酸。盐酸排出量可反映胃的分泌能力,与壁细胞的数量呈正相关,与壁细胞的功能状态也有一定关系。

对壁细胞分泌盐酸机制,一般认为,盐酸中的 H^+ 来自于壁细胞代谢物质氧化产生的 CO_2,CO_2 与 H_2O 结合形成 H_2CO_3,H_2CO_3 迅速解离为 H^+ 和 HCO_3^-,H^+ 被壁细胞顶端分泌小管膜上的质子泵(即 H^+-K^+,ATP 酶)主动转运到小管腔内,HCO_3^- 则在基底膜上通过 Cl^--HCO_3^- 交换,被运出细胞,并经细胞间隙进入血液,而进入细胞内的 Cl^- 则通过分泌小管的氯通道进入小管腔,与 H^+ 结合形成 HCl(图 6-5)。在消化期间,由于胃酸大量分泌,同时有大量 HCO_3^- 进入血液,形成所谓"餐后碱潮"。壁细胞分泌小管膜上的质子泵可被其选择性抑制剂奥美拉唑所抑制,故临床上可用这类药物治疗胃酸分泌过多引起的消化性溃疡。

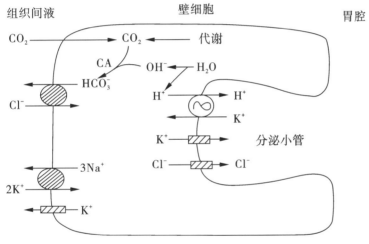

图 6-5　胃的壁细胞分泌盐酸的基本过程示意

2. 胃蛋白酶原　主要由泌酸腺的主细胞分泌。胃蛋白酶原本身不具有活性,只有在胃酸和已激活的胃蛋白酶的作用下,才能转变为具有活性的胃蛋白酶(pepsin)。胃蛋白酶的作用是将食物中的蛋白质水解为脒和胨及少量的氨基酸、多肽。胃蛋白酶作用的最适 pH 值为 1.8～3.5。当 pH 值超过 5.0 以上时,此酶活性丧失,临床上常采用胃蛋白酶或稀盐酸(如胃酶合剂、多酶片等)治疗消化不良。

3. 内因子　是由壁细胞分泌的一种糖蛋白。内因子能与维生素 B_{12} 结合形成复合物,保护维生素 B_{12} 不被肠内水解酶破坏,并促进回肠对维生素 B_{12} 的吸收。当壁细胞受损伤或萎缩时,机体缺乏内因子,使维生素 B_{12} 吸收障碍,从而影响红细胞内 DNA 的合成,出现巨幼红细胞贫血。

4. 黏液　黏液是由胃腺的黏液细胞和胃黏膜表面上皮细胞共同分泌的,主要成分是糖蛋白,具有较高的黏滞性和形成凝胶的特性。生理情况下,黏液分泌后覆盖在胃黏膜表面,形成厚约 500 μm 的凝胶层。黏液的主

【议一议】
　　幽门螺杆菌与消化性溃疡。

要作用是保护胃黏膜免受粗糙食物的机械性损伤;其与胃黏膜上皮细胞分泌的碳酸氢盐一起构成的对胃黏膜起保护作用的屏障,称为黏液-碳酸氢盐屏障(图6-6)。由于黏液-碳酸氢盐屏障的存在,使胃黏膜表面保持中性或偏碱性,阻挡胃腔内的H^+与胃壁接触,防止胃酸对胃黏膜侵蚀。此屏障还可防止胃蛋白酶对胃黏膜的侵蚀。

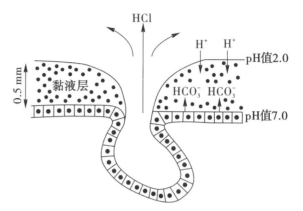

图6-6　胃黏液-碳酸氢盐屏障

　　此外,由胃上皮细胞顶部的细胞膜和相邻细胞间紧密连接所构成的胃黏膜屏障也能有效地防止胃腔的H^+扩散入黏膜细胞,从而保护胃黏膜本身不受H^+的消化。同时,胃黏膜还能不断合成和释放大量的前列腺素等物质,它可抑制胃酸、胃蛋白酶原的分泌,刺激黏液和碳酸氢盐的分泌,使胃黏膜微血管扩张,增加胃黏膜血流,有利于维持黏膜的完整性和促进受损胃黏膜的修复,对胃黏膜具有保护作用。一些因素如酒精、阿司匹林类药物、肾上腺素等均可破坏或削弱胃黏膜屏障,造成黏膜损伤,引起黏膜肿胀、炎症、出血、溃疡,形成胃炎或胃消化性溃疡。

二、胃的运动

　　食物在胃内的机械性消化是通过胃的运动实现的。胃的运动功能包括容纳和贮存食物、磨碎食物,并使食物与胃液充分混合,成为食糜。然后,以适宜的速度,逐次分批排入小肠内。

　　(一)胃的运动形式和作用

　　1. 容受性舒张　食物被咀嚼和吞咽时,由于刺激了口腔、咽、食管等处的感受器,反射性地引起胃底、胃体的平滑肌舒张,称为容受性舒张。正常成人空腹时,胃的容量仅约50 mL,进餐后胃通过容受性舒张运动,使胃的容量达到1.0~2.0 L。其生理意义是使胃可随着胃内容物的增加而伸展,使胃内压力基本保持不变,以完成容纳和贮存食物的作用。

　　胃容受性舒张是通过迷走-迷走反射实现的,切断迷走神经后容受性舒张就不再出现。这一反射的迷走传出纤维是抑制性的,其末梢释放的递质可能是某种神经肽(如VIP)或NO。

　　2. 紧张性收缩　胃壁平滑肌经常处于一定程度的收缩状态称为紧张性

收缩,消化期逐渐加强。其生理意义在于维持胃的正常形态和位置;在消化期,紧张性收缩活动加强,使胃内压升高,有助于胃液渗入食物,并可推动胃内容物向幽门方向移动。紧张性降低时,可发生胃下垂。

3. **蠕动** 食物进入胃约 5 min 即出现蠕动,胃的蠕动起始于胃体中部,逐步向幽门方向推进,约每分钟发生 3 次,每个蠕动波约需 1 min 到达幽门(图 6-7),通常是一波未平,一波又起。蠕动波开始较小,在向幽门方向推进的过程中,蠕动波逐渐加强,速度越来越快,当接近幽门时明显加强,可将数毫升食糜排入十二指肠,此作用称为幽门泵。胃蠕动的生理意义主要在于:①磨碎、搅拌食物,促进食物与胃液充分混合,形成食糜,有利于化学性消化;②将食糜推至幽门,并以一定速度送入十二指肠。

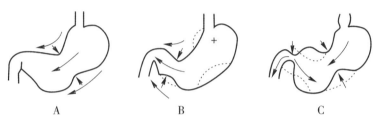

A. 胃的蠕动起始于胃的中部,向幽门方向推进;B. 胃的蠕动将食糜推入十二指肠;C. 胃强有力的收缩波还可将部分食糜反向推回到近侧胃窦或胃体,使食糜在胃内进一步被磨碎。

图 6-7 胃蠕动示意

(二)胃的排空及其控制

1. **胃的排空** 食糜由胃排入十二指肠的过程称为胃的排空。胃的排空一般在食物入胃后约 5 min 就开始。排空速度与食物的物理性状和化学成分有关。一般来说,稀的流体食物比稠的或固体食物排空快;小块食物比大块食物排空快;等渗液比非等渗液排空快。在 3 种主要营养物质中,糖类排空最快,蛋白质次之,脂肪最慢。大量摄入脂肪后,胃运动受抑制,胃的排空时间延长。混合食物完全排空通常需要 4~6 h。

2. **胃排空的动力和阻力** 胃排空的动力是近端胃紧张性收缩及远端胃收缩时产生的胃内压,其排空的阻力则来自于幽门及十二指肠的收缩。当胃内压超过十二指肠内压,并足以克服幽门部阻力时,胃排空才能进行。

3. **胃排空的控制**

(1)胃内食物促进胃的排空 当食物进入胃,内容物扩张胃壁的机械刺激,通过迷走-迷走反射使胃运动增强,使胃内压升高,排空加快。胃迷走神经切断术后的患者,胃排空减慢。人的情绪兴奋时排空加速。反之,忧虑、悲伤、疼痛时排空减慢。另外,蛋白质消化产物,可刺激促胃液素释放,以加强胃的运动,促进胃的排空。

(2)十二指肠内食物抑制胃的排空 当食糜进入十二指肠,食糜中的盐酸、脂肪、高渗溶液及机械性扩张刺激,可通过肠-胃反射和小肠上端黏膜释放促胰液素、抑胃肽等,抑制幽门泵的运动,使胃的排空减慢。肠-胃反射对酸性刺激非常敏感,当进入十二指肠的酸性食糜被中和,对幽门泵运动的抑制作用被解除,使胃运动又增强,于是胃又开始排空。如此反复进行,直至食糜全部排入十二指肠为止。可见,胃的排空特点是间断性排空,并且与上段小肠内的消化、吸收相适应。

链接

呕 吐

呕吐是机体将胃肠内容物从口腔强力驱出的反射性动作。机械性和化学性刺激作用于舌根、咽部、胃、肠、胆总管、泌尿生殖器等处的感受器,均可引起呕吐,也可由视觉、嗅觉和内耳前庭的位置觉感受器受到刺激而引起。呕吐前常伴有恶心、流涎、呼吸急促、心跳加快等症状。呕吐时,先是胃及食管下括约肌舒张,接着腹肌、膈肌猛烈收缩,腹内压升高,挤压胃内容物经食管入口腔,继而呕出。呕吐前通常还出现十二指肠和空肠上段逆蠕动,推进小肠部分内容物倒流入胃,所以呕吐物中常混有胆汁和小肠液。呕吐是复杂的反射活动,呕吐中枢位于延髓网状结构的背外侧,当颅内压增高时,可直接刺激此中枢而引起呕吐。体内代谢改变,如糖尿病、酸中毒、肾功能衰竭、肝功能衰竭等情况下产生的内源性催吐物质以及摄入某些中枢催吐药,均可兴奋呕吐中枢,引起呕吐。呕吐是一种具有保护意义的防御性反射,可将胃内有害物质排出体外。但若长期剧烈地呕吐,会影响进食和正常消化活动,并使大量消化液丢失,造成体内水、电解质和酸碱平衡紊乱。

第四节　小肠内消化

小肠内消化是整个消化过程最重要的阶段。食糜在小肠内停留的时间,根据食糜的性质而有所不同,个体之间也有差异,一般3~8 h。由于胰液、胆汁和小肠液的化学性消化作用,以及小肠运动的机械性消化作用,食物的消化过程在小肠基本完成,经过消化的营养物质也都在小肠被吸收,而在小肠内未被消化和吸收的食物残渣,从小肠进入大肠。

一、胰液及其作用

胰腺是兼有内分泌和外分泌两种功能的腺体。内分泌功能将在内分泌一章讨论。胰液是由胰腺的腺泡细胞和小导管细胞分泌的,前者主要分泌消化酶,后者主要分泌水和碳酸氢盐。胰液具有很强的消化能力,是最重要的消化液。

胰液是一种无色的碱性液体,pH值为7.8~8.4,渗透压与血浆相等。成人每日分泌1~2 L。其成分包括水、无机物和有机物。无机物主要有

HCO_3^-、Na^+、K^+、Cl^-等无机离子。有机物主要有多种消化酶,包括胰淀粉酶、胰蛋白酶原、糜蛋白酶原、胰脂肪酶等。

1.碳酸氢盐　胰腺的小导管管壁细胞可分泌水、HCO_3^-、Na^+、K^+、Cl^-等。HCO_3^-主要作用是中和进入十二指肠的胃酸,保护肠黏膜免受胃酸的侵蚀,同时也为小肠内的多种消化酶提供合适的 pH 值环境。

2.胰淀粉酶　此酶不需激活就具有活性,其作用是将淀粉分解为麦芽糖、糊精、麦芽寡糖。正常人胰腺分泌的淀粉酶可有少量进入血液,而胰腺炎患者,胰淀粉酶进入血液的量增多,因此血液和尿淀粉酶含量均增加,这对早期诊断急性胰腺炎有重要价值。胰淀粉酶作用的最适 pH 值为 6.7 ~ 7.0。

3.胰蛋白酶原和糜蛋白酶原　胰蛋白酶原和糜蛋白酶原是消化蛋白质的主要酶,由腺泡细胞分泌,不具有活性,当进入小肠后,小肠液中的肠激酶可激活胰蛋白酶原。此外,胰蛋白酶自身也能激活胰蛋白酶原。胰蛋白酶进一步激活糜蛋白酶原,使之转变为有活性的糜蛋白酶。胰蛋白酶和糜蛋白酶作用相似,都能将蛋白质分解为胨和腖,当两者协同作用时,则可将蛋白质分解成小分子的多肽和氨基酸。当机体内胰蛋白酶、糜蛋白酶、肠激酶缺乏时,将引起消化不良而导致严重腹泻等。

链接

胰液与急性胰腺炎

胰液中含有少量的胰蛋白酶抑制因子,它可灭活胰蛋白酶和抑制糜蛋白酶活性,抵抗胰液内少量活化的胰蛋白酶对胰腺本身的消化作用。暴饮暴食时,可引起大量胰液分泌,胰管内压升高,致使胰腺腺泡破裂,胰蛋白酶原溢入胰腺间质被组织液激活,当超过胰蛋白酶抑制因子的作用能力时,最终导致胰腺自身消化而发生急性胰腺炎。

4.胰脂肪酶　胰脂肪酶是消化脂肪最重要的酶,在胆盐和辅脂酶存在的条件下可将脂肪分解为脂肪酸、单酰甘油和甘油,其最适 pH 值为 7.5 ~ 8.5。辅脂酶是由胰腺分泌的另一种小分子蛋白质,胰脂肪酶只有在辅脂酶存在的条件下才能发挥作用。

由于胰液中含有 3 种主要营养成分的消化酶,因而胰液是一种最重要的消化液。当胰液缺乏时,即使其他消化液分泌正常,食物中的脂肪和蛋白质仍不能完全消化和吸收,常可引起脂肪泻。同时,也可使脂溶性维生素 A、维生素 D、维生素 K、维生素 E 等的吸收受到影响。但对糖的消化和吸收影响不大。

二、胆汁及其作用

胆汁由肝细胞分泌。肝细胞分泌的胆汁在非消化期通过肝管运出,经胆囊管进入胆囊贮存、浓缩,在消化期,浓缩后的胆汁经胆总管排入十二指肠。

胆汁是一种苦味的液体,由肝细胞直接分泌的胆汁呈金黄色或橘黄色,pH 值为 7.4;胆囊内贮存的胆汁因水和碳酸氢盐被吸收浓缩,颜色加深,呈棕黄色或深绿色,pH 值为 6.8。正常成人每日分泌量 0.8 ~ 1.0 L。其成分较为复杂,除水外,还有胆盐、胆固醇、胆红素、卵磷脂等有机物,以及 Na^+、K^+、Cl^-、Ca^{2+}、HCO_3^- 等无机盐。胆汁中不含消化酶,但对脂肪的消化有重要的作用。胆盐(bile salt)是由肝细胞分泌的胆汁酸与甘氨酸或牛磺酸结合而形成的钠盐或钾盐。胆盐随胆汁排到小肠后,约有 95% 在回肠末端被吸收进入血液,经门静脉进入肝再合成胆汁,而后又被排入小肠内,此过程称为胆盐的肠–肝循环。

胆汁的主要作用如下:①乳化脂肪:胆汁中的胆盐、胆固醇等可作为乳化剂,降低脂肪的表面张力,将脂肪乳化成脂肪微滴,从而增加了脂肪与脂肪酶作用的面积,有利于脂的分解、消化。当胆汁缺乏时,可引起脂肪消化、吸收障碍,引起脂肪泻。②促进脂肪消化产物和脂溶性维生素吸收:小肠内胆盐达到一定浓度时可聚合成微胶粒,脂溶性维生素、脂肪酸、单酰甘油等渗入微胶粒中,形成水溶性复合物,即"混合微胶粒",从而促进肠黏膜对这些脂肪分解产物及脂溶性维生素的吸收。③利胆作用:胆盐通过肠–肝循环,促进胆汁合成和分泌的作用,称为利胆作用。

三、小肠液及其作用

小肠液主要由小肠黏膜的腺体分泌。小肠液是一种碱性液体,pH 值为 7.6,渗透压与血浆相等,成人每日分泌量为 1 ~ 3 L。其中除水分外,还含有无机盐、黏蛋白和肠激酶。小肠上皮细胞表面还含有肽酶、麦芽糖酶和蔗糖酶等,这些消化酶可随脱落的小肠上皮细胞进入肠腔,但对食物在小肠内的消化不起作用。

小肠液中的黏蛋白具有润滑作用,并在黏膜表面形成一道抵抗机械损伤的屏障。HCO_3^- 能中和胃酸,尤其在十二指肠,因而可保护十二指肠黏膜免受胃酸侵蚀;肠激酶的作用是激活胰蛋白酶原,从而有利于蛋白质的消化;由于小肠液的量较大,因而可以稀释消化产物,使其渗透压降低,有利于吸收。

四、小肠的运动

小肠壁的肌层有两层,内层为环形肌,外层为纵行肌。小肠运动是由这两层肌肉的活动完成的。

(一)小肠运动的形式

1. 紧张性收缩　小肠平滑肌的紧张性收缩是进行其他形式运动的基础。紧张性收缩能使小肠保持一定的形状和位置,维持肠腔内一定的压力。当小肠紧张性降低时,肠腔易于扩张,肠内容物的混合和推进减慢;当小肠紧张性升高时,有利于消化液渗透到食物中,促进化学性消化,食糜在小肠内的混合和推进加快。

2. 分节运动　分节运动是一种以小肠壁环形肌舒缩为主的节律性运动。

表现为,在食糜所在的一段肠管上,环形肌以一定的间距多点同时收缩,把食糜分割成许多节段,随后,原来收缩的部位发生舒张,而原来舒张的部位发生收缩。如此反复进行,使小肠内的食糜不断分割,又不断混合(图6-8)。分节运动的主要作用是:①使食糜与消化液充分混合,便于化学性消化;②使食糜与肠壁紧密接触,有利于吸收;③挤压肠壁,有助于血液和淋巴的回流。

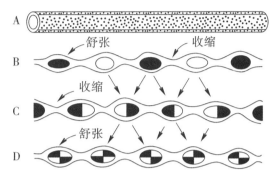

A.肠管表面观;B、C、D.肠管切面观。表示不同阶段的食糜节段分割和合拢的情况。

图6-8 小肠的分节运动示意

3.蠕动 小肠的蠕动可发生于小肠的任何部位,但小肠蠕动波的传播速度较慢,1～2 cm/s,通常传播3～5 cm便消失。蠕动的意义在于使食糜向前推进。正常情况下小肠的蠕动很弱,但当肠黏膜受到刺激时,如肠道感染,可引起一种推进速度很快,且传播较远的蠕动,称为蠕动冲。它是一种很强的蠕动波,可在数分钟内把食糜从小肠上段推送到回肠末端,甚至到结肠,以迅速清除食糜中的有害物质。

(二)回盲瓣的括约肌功能

回肠末端与盲肠交界处的环形肌明显增厚,称为回盲括约肌。进食前回盲瓣处的回盲括约肌保持轻度的收缩状态,以防止小肠内容物过快排入结肠,延长食糜在小肠内停留的时间。当食物入胃,可通过胃-回肠反射,使回肠蠕动加强,当蠕动波到达回肠末端时,回盲括约肌舒张,回肠内容物进入结肠。可见,回肠瓣的主要功能是阻止结肠内容物反流入小肠,并可防止小肠内容物过快地进入大肠,有利于小肠内容物的充分消化和吸收。

第五节 大肠的功能

人类大肠没有重要的消化功能,大肠的主要功能是吸收水分、无机盐及大肠内细菌合成的B族维生素和维生素K等物质,贮存食物残渣并形成粪便。

(一)大肠液的分泌

大肠液是由大肠黏膜的柱状上皮细胞和杯状细胞分泌的,主要成分为黏液和碳酸氢盐,pH值为8.3～8.4。大肠液的主要作用是润滑粪便和保护肠黏膜免受机械性损伤。大肠液的分泌主要是由食物残渣对肠壁的机械性刺激引起的。副交感神经兴奋可使之分泌增加,交感神经兴奋则可使之分泌减少。当大肠受到严重的细菌感染时,黏膜除分泌黏液外,还可分泌大量的水和电解质,其生理意义在于稀释、冲刷肠道刺激物。

(二)大肠内细菌的作用

大肠内有大量的细菌。据估计,粪便中的细菌,可占粪便固体重量的20%~30%,细菌主要来自食物和空气。由于大肠内的碱性环境、温度和大肠内容物在大肠停留的时间长等因素,很适合于细菌大量繁殖。肠道细菌对人体的作用较复杂,对机体具有有益和有害两方面的作用。细菌中含有能分解食物残渣的酶,可使糖和脂肪发酵、蛋白质腐败。另外,细菌能合成B族维生素和维生素 K。如果长期、大量使用广谱抗生素,可抑制或杀死肠道内细菌,引起 B 族维生素和维生素 K 缺乏。

(三)大肠的运动

大肠的运动少而慢,对刺激的反应性也较迟钝,这些特点有利于粪便的形成和贮存。大肠的运动形式有以下几种。

1. 袋状往返运动　此运动类似小肠的分节运动,是由环形肌无规律地收缩引起的,它使结肠袋中的内容物向两个方向做短距离的位移。此运动不能使肠内容物向前推进,但可缓慢的搓揉肠内容物,促进水的吸收。它是在空腹时最多见的一种运动形式。

2. 多袋推进运动　此运动是指一个结肠袋或一段结肠收缩的运动方式,可使内容物推移到下一段结肠。进食或副交感神经兴奋时可以使此运动加强。

3. 蠕动　蠕动是由一些稳定向前的收缩波组成。收缩波前端的平滑肌舒张,后端平滑肌收缩,将其中内容物向前推进。大肠还有一种进行速度很快,收缩力强的蠕动称为集团蠕动。它可将肠内容物从横结肠推送至乙状结肠或直肠。集团蠕动每日发生 3~4 次,并常在餐后 1 h 内发生,可能是胃内容物进入十二指肠,由十二指肠-结肠反射所引起,这一反射主要是通过内在神经丛实现的。

(四)排便

经过小肠的消化和吸收后,未被吸收的食物残渣进入大肠,经细菌的发酵和腐败作用,最后形成粪便排出体外。粪便的成分很复杂,除食物残渣外,还包括脱落的肠上皮细胞和大量的细菌。排便是一种反射活动,正常人的直肠内通常没有粪便,当粪便一旦进入直肠,就会引起排便反射。其过程是:当粪便刺激直肠壁内的感受器,冲动经盆神经和腹下神经传至脊髓腰骶段的初级排便中枢,并上传至大脑皮质产生便意。如果环境许可,传出冲动经盆神经引起降结肠、乙状结肠和直肠收缩,肛门内括约肌舒张,同时阴部神经传出冲动减少,肛门外括约肌舒张,使粪便排出体外。此外,膈肌和腹肌收缩,使腹内压升高,可协助排便。如果环境不许可,大脑皮质发出冲动,抑制脊髓初级排便中枢的活动,则可抑制排便。

正常人的直肠对粪便的压力刺激有一定的阈值,当达到此阈值时,可产生便意。如果经常抑制便意,引起阈值升高,使粪便在肠腔内停留时间过久,此时粪便中的水被大量吸收,可产生便秘。

第六节　吸　收

吸收是指食物的消化产物、无机盐、水和维生素,通过消化道黏膜上皮细胞,进入血液或淋巴液的过程。

一、吸收的部位

口腔和食管基本没有吸收功能。胃的吸收能力有限,只能吸收乙醇、水分和某些药物。大肠只能吸收水分和盐类。小肠吸收的物质种类多,数量大,是吸收的主要部位(图6-9)。

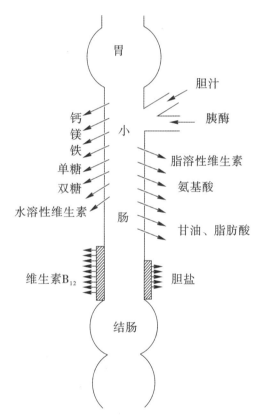

图6-9　各种营养物质在小肠的吸收部位

小肠之所以是营养物质吸收的主要部位,是因为小肠具有以下有利条件:①小肠的吸收面积大。成年人小肠的长度约4 m,面积约0.33 m^2。小肠黏膜形成许多环形皱襞,皱襞上有许多绒毛,绒毛的上皮细胞上有许多微绒毛,这些结构使小肠黏膜的表面积增大600倍,达到200~250 m^2(图6-10)。②食物在小肠停留的时间长(3~8 h),使营养物质有足够时间被充分吸收。③食物在小肠内已被消化成为可吸收的小分子物质。④在小肠绒毛的内部,有丰富的毛细淋巴管和毛细血管,有利于吸收的营养物质的运输。

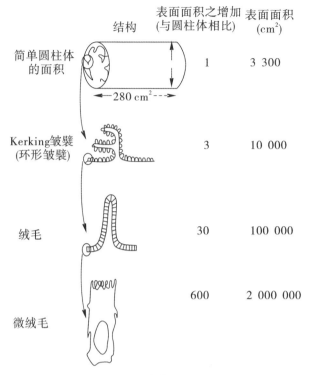

图6-10 小肠皱襞、绒毛和微绒毛

二、主要营养物质的吸收

(一)糖的吸收

食物中的糖类必须被分解成单糖后才能被吸收。肠道中的单糖主要是葡萄糖、半乳糖和果糖。各种单糖的吸收速度是不同的,其中半乳糖和葡萄糖最快,果糖次之,甘露糖最慢。

葡萄糖的吸收是逆浓度差,以继发性主动转运方式被吸收入血液(图6-11)。在肠上皮细胞的基底侧膜上存在有 Na^+ 泵,能不断将细胞内的 Na^+ 转运出细胞,造成肠腔内的 Na^+ 浓度高于细胞内,形成势能贮备。在肠绒毛上皮细胞的刷状缘上存在有 Na^+-葡萄糖和 Na^+-半乳糖转运体,当 Na^+ 与转运体结合顺浓度差从肠腔进入细胞的同时,释放的能量也将葡萄糖和半乳糖转运入细胞。细胞内葡萄糖和半乳糖再通过上皮细胞基底膜上的载体,顺浓度差易化扩散入细胞间液,而后进入血液。钠泵抑制剂毒花毛苷可抑制葡萄糖及半乳糖的吸收。

(二)蛋白质的吸收

蛋白质是以氨基酸的形式,以继发性主动转运的方式,经血液途径吸收的。氨基酸吸收类似于葡萄糖和半乳糖的吸收,通过 Na^+-氨基酸和 H^+-肽同向转运体进入细胞,再扩散入血液而被吸收。

婴儿的肠上皮细胞可经入胞和出胞方式吸收适量的未经消化的蛋白质。例如,母体初乳中含免疫球蛋白(IgA)可被婴儿吸收入血液,产生被动免疫,提高婴儿对病原体的抵抗力。但随着年龄的增长,小肠这种吸收能力减小。外来蛋白质被吸收后,会引起淋巴细胞产生特异性抗体,如果以后再摄入同样的蛋白质,将会发生特异性的抗原-抗体反应而出现过敏症状。因此,有些人吃了某些食物(如鱼、虾)后会发生过敏反应。

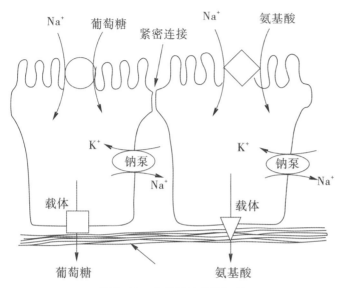

图 6-11 葡萄糖的吸收机制

(三)脂肪的吸收

脂肪消化产物脂肪酸、胆固醇以及单酰甘油不溶于水,必须先与胆盐结合形成水溶性混合微胶粒后,才能通过肠黏膜上皮细胞表面的静水层到达细胞的微绒毛。在这里,单酰甘油、脂肪酸和胆固醇又从混合微胶粒中释放出来,进入细胞内,而胆盐则被留在肠腔内。长链脂肪酸和单酰甘油被吸收进入细胞后,在肠上皮细胞的内质网中被合成为三酰甘油,然后与细胞中的载脂蛋白结合形成乳糜微粒,乳糜微粒再以出胞的方式进入细胞外组织间隙,然后扩散至淋巴管(图 6-12)。中、短链脂肪酸和单酰甘油可直接进入血液循环而不进入淋巴管。因食物中以长链脂肪酸为多,所以脂肪的吸收以淋巴途径为主。

(四)无机盐的吸收

1.钠和负离子的吸收 小肠每天吸收 25~35 g 钠,约等于体内总量的 1/7,其中摄入钠 5~8 g,其余为消化液中的钠。因此,严重腹泻的患者,钠大量丢失,使体内贮存的钠降低,可危及生命。钠的吸收方式是主动转运,肠腔中 Na^+ 顺浓度梯度通过载体和通道以扩散的方式进入小肠上皮细胞内,再通过钠泵进入血液。这样就造成跨上皮电位差,促使 Cl^- 和 HCO_3^- 被动吸收。

2.铁的吸收 成人每日吸收铁约 1 mg,仅为每日摄入膳食中含铁量的 10% 左右。孕妇、儿童和急性失血等情况下,铁的吸收量增加。食物中的铁大部分是三价的高铁形式,不易被吸收,必须还原为亚铁后才易被吸收。维生素 C 能使高铁还原成亚铁而促进铁的吸收。胃酸可使铁溶解并使之维持于可被吸收的离子状态,故也可促进铁的吸收。当胃酸分泌减少时,由于影响铁的吸收,则可发生缺铁性贫血。铁的吸收主要部位在十二指肠和空肠上端。与肠上皮细胞顶端膜上铁的载体结合而转运进入细胞内。进入细胞内的铁大部分被氧化成三价铁,并与细胞内的脱铁蛋白结合而暂时贮存于细胞内,逐渐向血液中释放,而有一小部分被吸收入黏膜细胞后被直接主动转运至血液。

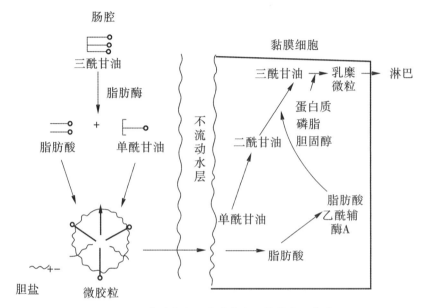

图6-12　脂肪在小肠内消化和吸收的主要方式

影响铁吸收的因素

缺铁性贫血是世界上最常见的贫血,全球有6亿~7亿人患有缺铁性贫血。其主要原因就是与铁的吸收不良有关。引起铁吸收不良的常见原因有:①消化道慢性疾病,如萎缩性胃炎、胃及十二指肠手术、消化性溃疡及肿瘤等;②某些抗酸性药物减少铁吸收;③食物的组成,如肉食中的血红素铁易于被吸收,蔬菜、谷类、茶叶中的磷酸盐、植酸、丹宁酸等可影响铁的吸收。

3. 钙的吸收　从食物中摄入的钙只有小部分被吸收。食物中的钙必须转变成水溶性的离子状态才能被吸收。维生素D、脂肪、酸性环境都能促进钙的吸收。吸收的量主要因机体对钙的需求情况而定,当机体缺钙时或对钙的需要增加时,如儿童和哺乳期的妇女,钙的吸收增加。钙吸收的部位在小肠,其中以十二指肠的吸收能力最强。在肠黏膜细胞的微绒毛上存在一种与钙有高度亲和力的钙结合蛋白,每分子的钙结合蛋白一次可运载4个Ca^{2+}进入胞质。Ca^{2+}可在线粒体处储存起来,并随时由存在于基底膜上的钙泵转运入血。

（五）维生素的吸收

大多数水溶性维生素以易化扩散的方式在小肠上段被吸收。维生素B_{12}必须与内因子结合形成复合物后才能被主动吸收。脂溶性维生素的吸收与脂肪吸收相同,先与胆盐结合成水溶性复合物,通过小肠黏膜表面的静水层,再进入淋巴或血液。

（六）水的吸收

成人每日摄入的水分为 1~2 L,由消化腺分泌的液体为 6~8 L,所以每日由胃肠吸收的水分可达 8~9 L。随粪便排出仅有 0.1~0.2 L。水的吸收是被动的,各种溶质,特别是 NaCl 吸收后产生的渗透压,是水吸收的主要动力。严重的呕吐、腹泻、大量出汗可造成机体大量水分丢失,导致脱水和电解质紊乱。

（赵一蔚）

问题分析与能力提升

患者侯某,男,35 岁。主诉上腹部疼痛 1 年,加重 3 d。现病史:1 年前开始间断性出现上腹部疼痛,呈钝痛,空腹时加重,进食后可缓解,无夜间痛,同时伴有反酸、嗳气,未服药。3 d 前饮酒后腹痛加重,呈绞痛,伴有恶心,无呕吐,现入院就治。体格检查:T 36.8 ℃,P 84 次/min,R 16 次/min,BP 120/80 mmHg。神清语明,皮肤黏膜未见异常,浅表淋巴结未触及肿大。双肺呼吸音清晰,未闻及干湿啰音,心率 84 次/min,节律规整,心脏各瓣膜听诊区未闻及病理性杂音。腹平软,上腹部压痛,无反跳痛及肌紧张,Murphy征阴性,肝肋下未触及,双下肢无水肿。辅助检查胃镜:食管黏膜光滑;胃窦、胃体黏膜光滑,色泽红白相间,以红为主;十二指肠球部前壁可见1.0 cm×1.2 cm 大小的溃疡,底覆厚白苔,周边充血水肿明显。

诊断:消化性溃疡(十二指肠球部溃疡)。

请问:①正常情况下,为何胃酸、胃蛋白酶不会消化胃黏膜本身?②患者为何有反酸、嗳气表现,饮酒后为何腹痛加重?③引起消化性溃疡常见的原因是什么?如何治疗?

同步练习

一、名词解释

1.消化 2.吸收 3.内因子 4.容受性舒张 5.分节运动 6.蠕动

二、单项选择题

1.关于胃液分泌的描述错误的是   （   ）

　A.壁细胞分泌盐酸　　　　　　B.主细胞分泌胃蛋白酶原

　C.黏液细胞分泌糖蛋白　　　　D.幽门腺分泌糖蛋白

E. 主细胞分泌内因子

2. 对于保护胃黏膜具有重要作用的物质基础是 （ ）

  A. 胃蛋白酶原　　　　　　　　　B. 黏液–碳酸氢盐屏障

  C. 内因子　　　　　　　　　　　D. 无机离子

  E. 盐酸

3. 下列哪一项不是小肠的运动形式 （ ）

  A. 紧张性收缩　　　　　　　　　B. 分节运动

  C. 蠕动　　　　　　　　　　　　D. 容受性舒张

  E. 以上均是

4. 在所有消化液中最重要的是 （ ）

  A. 胃液　　　　　　　　　　　　B. 胆汁

  C. 胰液　　　　　　　　　　　　D. 小肠液

  E. 唾液

5. 下列哪种消化液对食物的消化和吸收有促进作用,但不含有消化酶

（ ）

  A. 胃液　　　　　　　　　　　　B. 胆汁

  C. 胰液　　　　　　　　　　　　D. 小肠液

  E. 唾液

6. 胆汁中参与消化作用的主要成分是 （ ）

  A. 胆盐　　　　　　　　　　　　B. 胆红素

  C. 胆固醇　　　　　　　　　　　D. 卵磷脂

  E. 辅脂酶

7. 营养物质被吸收的主要部位是 （ ）

  A. 胃　　　　　　　　　　　　　B. 十二指肠

  C. 空肠和回肠　　　　　　　　　D. 大肠

  E. 口腔

8. 激活糜蛋白酶原的主要物质是 （ ）

  A. 盐酸　　　　　　　　　　　　B. 肠激酶

  C. 胰蛋白酶　　　　　　　　　　D. 糜蛋白酶自身

  E. 胰蛋白酶原

9. 吸收胆盐和维生素 B_{12} 的部位是 （ ）

  A. 空肠　　　　　　　　　　　　B. 十二指肠

  C. 回肠　　　　　　　　　　　　D. 结肠上段

  E. 胃

10. 钙和铁的吸收主要在 （ ）

  A. 胃　　　　　　　　　　　　　B. 十二指肠和空肠

  C. 回肠　　　　　　　　　　　　D. 大肠

  E. 以上均可

11. 以下哪一项不是促胃液素的主要生理功能 （ ）

  A. 促进胃酸分泌　　　　　　　　B. 刺激消化道黏膜生长

  C. 促进胃肠运动　　　　　　　　D. 抑制食管–胃括约肌

E. 促进胰液、胆汁分泌

三、问答题

1. 简述胃液的成分及其作用。

2. 简述胰液的成分及其作用。

3. 胃大部分切除的患者,可能会出现贫血症状,为什么?

4. 从消化道补铁时为什么要同时服用维生素 C 或者稀盐酸?

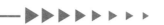

第七章

能量代谢和体温

学习目标

◎掌握　①食物的氧热价、呼吸商、非蛋白呼吸商、体温的概念。②影响能量代谢的主要因素。③机体产热过程和散热过程的平衡,主要产热器官及影响产热的因素,皮肤散热的方式。

◎熟悉　①基础代谢的概念与意义。②体温调节。

◎了解　①机体能量的来源和主要去路。②机体体温的生理性波动和测定方法。

第一节　能量代谢

新陈代谢是生命活动的最基本特征,它包括合成代谢和分解代谢两个过程。合成代谢是指机体不断地从环境中摄取营养物质来合成自身成分,并贮存能量的过程;分解代谢是体内物质和组织成分被氧化分解并释放能量的过程。物质的合成和分解又称为物质代谢。伴随物质代谢而发生的能量的释放、转移、储存和利用过程称为能量代谢。

一、机体能量的来源和去路

(一)机体能量的来源

机体活动所需要的能量来源于食物中的糖、脂肪和蛋白质三大营养物质。当这些物质氧化分解时,分子结构中的碳氢键断裂,生成水和二氧化碳,同时释放出化学能。

1. 糖　糖的主要功能是供给机体生命活动所需要的能量。一般情况下,糖为主要的能源物质,机体活动所需能量的50%～70%由糖提供。食物中的糖经过消化和吸收进入血液,在循环血液中的糖主要是葡萄糖。因供氧情况不同,糖分解供能的途径也有所不同。一般情况下,绝大多数组织细胞有足够的氧供应,能够通过糖的有氧氧化获得能量;糖的无氧酵解虽然只能释放少量能量,但在人体处于缺氧状态时极为重要,因为这是人体的能源物质唯一不需氧的供能途径。例如,人在进行剧烈运动时,骨骼肌的氧耗量剧增,但由于循环和呼吸等活动只能逐渐加强,不能及时地满足机体对氧的需求,骨骼肌因而处于相对缺氧的状态,在这种情况下,机体只能动用储备的高能磷酸键和进行糖酵解来提供能量。此外,某些细胞(如成熟的红细胞)由于缺乏有氧氧化的酶系,也主要依靠糖酵解来供能。脑组织所消耗的能量主要来自糖的有氧氧化,所以对缺氧非常敏感,对血糖的依赖性也较高。如果血糖水平低于正常值的 1/3 ~ 1/2,即可出现脑的功能障碍,发生低血糖性休克、意识障碍、抽搐等现象。

2. 脂肪 脂肪在体内的主要功能是贮存和供给能量。脂肪约占体重的 20%,从体内能量的贮存情况来看,脂肪贮存的能量远比糖多。当机体需要时,贮存的脂肪首先在酶的催化下分解为甘油和脂肪酸,甘油和脂肪酸经过氧化分解释放能量。

3. 蛋白质 蛋白质是构成机体组织的重要成分。蛋白质基本组成单位是氨基酸。无论是由肠道吸收的氨基酸,还是由机体自身蛋白质分解所产生的氨基酸,都主要用于重新合成蛋白质。为机体提供能量则是氨基酸的次要功能。只有在某些特殊情况下,如长期不能进食或体力极度消耗而体内糖原、脂肪储备耗竭时,机体才会依靠由组织蛋白质分解所产生的氨基酸提供能量,以维持必要的生理活动。

虽然机体所需要的能量来源于食物,但机体的组织细胞并不能直接利用食物的能量来进行各种生理活动。机体能量的直接提供者是三磷酸腺苷(adenosine triphosphate,ATP),ATP 既是体内重要的储能物质,又是机体能量的直接提供者,1 mol 的 ATP 转变成 ADP 时,可以释放 33.5 kJ 的能量,这些能量被用于机体完成各种生理活动。例如,生物合成、物质转运、腺体分泌、肌肉收缩等活动。

(二)机体能量的去路

各种能源物质在体内氧化分解时释放的能量中 50% 以上转化为热能,其余部分以化学能的形式贮存于体内 ATP 等高能化合物的高能磷酸键中供机体利用(图 7-1)。热能是最低形式的能量,主要用于维持体温。

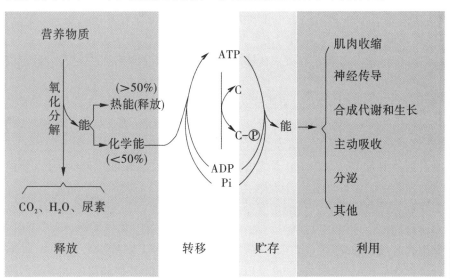

C:肌酸;Pi:无机磷酸;C-℗:磷酸肌酸。

图 7-1 能量的释放、转移、贮存和利用

二、能量代谢的测定

人体的能量代谢遵循能量守恒定律,即所有形式的能量,在由一种形式转化为另一种形式的过程中,能量既不增加,也不减少。从图7-1可知,人体所利用的食物中的化学能,除骨骼肌收缩时所完成的一部分外功之外,其他最终均转化为热能。因此,测定整个人体在一定时间内所发散的总热量,再加上外功折合的热量,就可以测算出人体在一定时间内的消耗能量,即能量代谢率。

（一）与能量代谢测定有关的几个概念

1.食物的热价　1 g食物在氧化分解（或体外燃烧）时所释放的能量称为该种食物的热价。食物的热价分为生物热价和物理热价,它们分别指食物在体内氧化和体外燃烧时释放的能量。三大营养物质中,糖和脂肪在体内、外氧化产物完全相同,故生物热价和物理热价相等。蛋白质则不同,这是因为蛋白质在体内不能被完全氧化分解,有一部分热量以尿素、尿酸和肌苷等形式从尿中排泄,所以,其生物热价小于物理热价（表7-1）。

表7-1　三大营养物质氧化时的几种数据

营养物质	热价/（kJ/g）		耗氧量/（L/g）	CO_2产生量/（L/g）	呼吸商	氧热价/（kJ/L）
	物理热价	生物热价				
糖	17.2	17.2	0.83	0.83	1.00	21.1
脂肪	39.8	39.8	2.03	1.43	0.71	19.7
蛋白质	23.4	18.0	0.95	0.76	0.80	18.8

2.食物的氧热价　某种食物氧化时,每消耗1 L O_2所产生的能量称为该食物的氧热价（表7-1）。氧热价在能量代谢的测定方面有着重要的意义,可根据机体在一定时间内的耗氧量计算出能量代谢率。

3.呼吸商　各种营养物质在体内氧化时,一定时间内产生的CO_2量与消耗的O_2量的比值称为呼吸商（respiratory quotient,RQ）。即:RQ = CO_2的产生量(mol数或mL数)/ O_2的消耗量(mol数或mL数)。可根据各种供能物质氧化时产生的CO_2量与消耗的O_2量计算出各自的呼吸商（表7-1）。葡萄糖氧化所产生的CO_2量等于O_2的消耗量,所以糖的呼吸商等于1,脂肪和蛋白质的呼吸商则分别为0.71和0.80,因此可根据呼吸商的数值来推测机体利用能量的主要来源。正常人的能量主要来自混合食物,呼吸商一般在0.85左右。

4.非蛋白呼吸商　一般情况下,机体能量主要来源于糖和脂肪的氧化,由于蛋白质用于氧化供能极少,故可忽略不计。因此,将糖和脂肪按不同比例混合氧化时所产生的二氧化碳量与耗氧量的比值称为非蛋白呼吸商（nonprotein respiratory quotient,NPRQ）。表7-2是通过实验得出的非蛋白呼吸商在0.71～1.00,糖和脂肪各自氧化的百分比以及相应的氧热价。那么,想要求出机体总产热量,首先要知道氧化多少蛋白质,并且将氧化这些蛋白质所消耗的氧气量和产生的二氧化碳量从机体在该时间内的总耗氧量和总二氧化碳产生量中减去,算出非蛋白呼吸商,通过表7-2查出相应的氧热价,即可算出糖和脂肪的产热量,再通过蛋白质的热价,算出蛋白质的产热量,上述二者之和,即为总产热量。

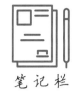

笔记栏

表7-2 非蛋白呼吸商和氧热价

非蛋白呼吸商	氧化率		氧热价/(kJ/L)
	糖	脂肪	
0.71	1.10%	98.9%	19.62
0.75	15.6%	84.4%	19.84
0.80	33.4%	66.6%	20.10
0.81	36.9%	63.1%	20.15
0.82	40.3%	59.7%	20.20
0.83	43.8%	56.2%	20.26
0.84	47.2%	52.8%	20.31
0.85	50.7%	49.3%	20.36
0.90	67.5%	32.5%	20.61
0.95	84.0%	16.0%	20.87
1.00	100.0%	0%	21.13

(二)能量代谢的测定原理和方法

如前所述,测定一定时间内机体所发散的总热量,即可得知机体在一定时间内所消耗的能量。测定整个机体在单位时间内发散的总热量,通常有两种方法,即直接测热法和间接测热法。

1.直接测热法 是在特殊的检测环境中,收集被测者在一定时间内发散的总热量,然后换算成单位时间的代谢量,即能量代谢率。直接测热法的装置结构复杂,操作烦琐,使用不便,因而极少使用。

2.间接测热法 间接测热法的主要依据是化学反应的"定比定律",即这些营养物质在体内氧化分解时的耗氧量、二氧化碳生成量及产热量呈现一定比例关系。因此测算出单位时间的耗氧量和二氧化碳生成量就可推算出机体的产热量和能量代谢率。在实践工作中,我们常以此为依据,采用更简单的方法,忽略蛋白质食物的氧化量,计算结果和前文叙述方法相近。具体步骤如下:

(1)测出机体一定时间内的耗氧量和二氧化碳产生量,并计算出呼吸商。

(2)以计算出的呼吸商作为非蛋白呼吸商,从表7-2查出相应的氧热价。

(3)根据公式:产热量=氧热价(kJ/L)×耗氧量(L),求出单位时间内的产热量,即能量代谢率。

三、影响能量代谢的因素

影响能量代谢的因素很多,其中比较重要的有以下4个方面。

(一)肌肉活动

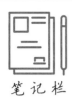

【想一想】

影响机体整体水平能量代谢的主要因素有哪些?

肌肉活动对于能量代谢的影响最为显著,机体任何轻微活动都可提高能量代谢率。人在运动或劳动时耗氧量显著增加,这是因为此时肌肉需要补给能量,而能量则来自大量营养物质的氧化,这就必然导致耗氧量的增加。机体耗氧量的增加与肌肉活动强度成正比关系,耗氧量最多可达到安静时的10~20倍。各种肌肉活动时能量代谢率增长的情况见表7-3。

表7-3 劳动或运动时的能量代谢率

肌肉活动形式	静卧休息	开会	擦玻璃窗	洗衣物	扫地	打排球	踢足球
平均产热量 /[kJ/(m²·min)]	2.73	3.40	8.30	9.89	11.37	17.50	24.98

注:m²表示每平方米体表面积。

(二)精神活动

一般的精神活动,如平静地思考问题时产热量增加不明显,但在精神处于紧张状态时,如烦恼、恐惧或情绪激动时,由于无意识的肌紧张增强,以及促进如甲状腺激素释放增多等原因,产热量可以显著增加,能量代谢率也显著升高。因此,在测定基础代谢率时,受试者必须排除精神紧张这一因素对能量代谢的影响。

(三)食物的特殊动力作用

进食后一段时间内(从进食后1 h开始持续到7~8 h),即使处于安静状态,机体的产热量也比进食前有所增加,可见这种额外的能量消耗是由进食引起的。食物能刺激机体产生额外热量的现象,称为食物的特殊动力作用,这种效应产生的机制还不清楚。实验表明,三大营养物质中,蛋白质的食物特殊动力效应最为显著,可达摄入的蛋白质热量的30%,而糖类和脂肪分别为6%和4%,可增加4%~6%,混合食物的特殊动力效应约10%。因此,在为患者配餐时,应考虑到这部分能量消耗,给予相应的能量补充。

(四)环境温度

能量代谢水平与环境温度有关,人在20~30 ℃的环境温度中能量代谢最为稳定。当环境温度低于20 ℃时,能量代谢率即开始增加,主要是寒冷刺激反射性地引起寒战,以及无意识的肌肉紧张度增强所致。当环境温度超过30 ℃时,能量代谢率也逐渐增加。这可能是因为体内化学过程反应加快,还有呼吸、循环均增强等因素的作用。

四、基础代谢

基础代谢是指在基础状态下的能量代谢。所谓基础状态是指满足以下条件的状态：①清晨、清醒、静卧，未做肌肉活动；②消除恐惧、焦虑，测定时无精神紧张；③测定前至少禁食 12～14 h；④室温保持在 20～25 ℃。在这种状态下，机体能量的消耗只用于维持基本的生命活动，能量代谢比较稳定。

基础状态下单位时间内的能量代谢称为基础代谢率（basal metabolic rate，BMR）。基础代谢率与体表面积成正比关系，而与体重不成比例。基础代谢率通常以每平方米体表面积单位时间（每小时）的产热量来计算，其单位是 $kJ/(m^2 \cdot h)$。人体的体表面积计算公式为：体表面积（m^2）= 0.006 1×身高（cm）+0.012 8×体重（kg）－0.152 9，在实际应用中，也可根据身高和体重查图 7-2 得出。我国人正常 BMR 的水平，男女各年龄组的平均值如表 7-4 所示。

【议一议】
什么是基础代谢率？测定基础代谢率应注意哪些条件？

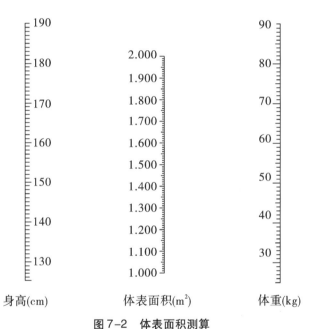

身高(cm)　　　　体表面积(m²)　　　　体重(kg)

图 7-2　体表面积测算

表 7-4　我国人正常的 BMR 平均值[$kJ/(m^2 \cdot h)$]

年龄/岁	男	女
11～15 岁	195.5	172.5
16～17 岁	193.4	181.7
18～19 岁	166.2	154.0
20～30 岁	157.8	146.5
31～40 岁	158.6	146.9
41～50 岁	154.0	142.4
>51 岁	149.0	138.6

正常成人的基础代谢率比较稳定,一般与正常平均值相差不超出±15%。只有相差超过±20%时,才有可能是病理现象。甲状腺功能改变对基础代谢率的影响最显著,甲状腺功能亢进时,基础代谢率可比正常值高25%~80%;甲状腺功能低下时,基础代谢率将比正常值低20%~40%。因此,基础代谢率的测定是临床诊断甲状腺疾病的重要辅助方法。另外,肾上腺皮质和垂体功能低下及病理性饥饿时,基础代谢率可降低;发热时基础代谢率会升高,体温每升高1℃,基础代谢率可增加13%。因此,临床上测定基础代谢率有助于某些疾病的诊断。

第二节　体　温

一、正常体温及其生理变动

(一)体温的概念

体温可分为表层温度与深部温度2个层次。人体表层(皮肤、皮下组织等处)的温度,称表层温度;机体深部(心、脑和腹腔内脏等处)的温度,称深部温度。生理学所讲的体温是指机体深部的平均温度。表层温度不稳定,头面部皮肤温度较高,胸腹部次之,四肢末端最低。皮肤温度易受环境影响,与局部血流量有密切关系。深部温度比表层温度高,尽管各内脏器官代谢水平不同,温度略有差异,但通过血液循环,各脏器温度趋于一致。因此,机体深部血液的温度可以代表深部温度的平均值。

由于深部温度不易测试,临床上通常用直肠、口腔和腋下温度代表体温。直肠温度正常值为36.9~37.9℃,接近深部温度。口腔温度正常值为36.7~37.7℃;腋下温度的正常值为36.0~37.4℃。腋下温度易受环境温度、出汗等因素的影响,因此,测定腋下温度时,需要持续5~10 min,还应保持腋窝处干燥。但腋窝温度测量方便易行,故在临床与日常生活中被广泛应用。

(二)体温的正常变动

在生理情况下,体温可随昼夜、年龄、性别等因素而有所变化,但这种变化的幅度一般不超过1℃。

1. 昼夜变化(日周期)　体温在昼夜之间有周期性的波动:清晨2~6时体温最低,午后1~6时最高。这种昼夜周期性的波动称为昼夜节律或日节律(日周期),它是由一种内在的生物节律所决定的。在哺乳类动物,这一调节部位位于下丘脑的视上核。

2. 性别的影响(性周期)　成年女性体温平均比男性高0.3℃,女性的基础体温随月经周期而发生规律性波动。在月经期和月经期后的前半期较低,排卵日最低。排卵后升高0.3~0.5℃,并维持较高水平,直到下次月经来潮(图7-3)。体温在排卵后升高与孕激素分泌有关。因此,可将基础体温的变化作为判断有无排卵的标志之一。

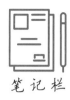

3.年龄的影响　新生儿,特别是早产儿,由于其体温调节中枢的发育还不完善,调节体温的能力差,体温易受环境因素影响而变动。因此,对婴幼儿应加强保温护理。青年体温最高,之后随年龄增长而下降。老年人因基础代谢率降低,体温偏低,因此也应注意保暖。

4.肌肉活动　肌肉活动时,产热量增加,体温增高。因此,临床测量体温时应先让患者安静一段时间。测定小儿体温时应防止其哭闹。

此外,情绪激动、精神紧张、进食等情况都会影响到体温,测定体温时,应考虑到这些。许多麻醉药可抑制体温调节中枢的活动,因此,对于麻醉手术的患者,在术中和术后都应注意体温护理。

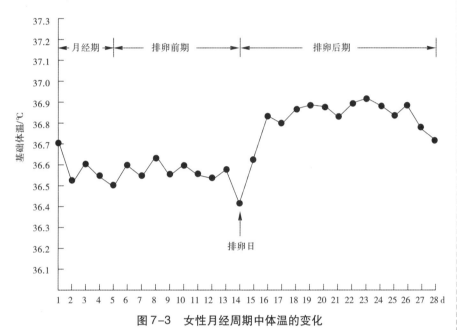

图7-3　女性月经周期中体温的变化

二、机体的产热和散热

人体在代谢过程中不断地产热,又不断地向外界散热。机体的体温之所以能维持相对稳定,就是因为在体温调节中枢的控制下,产热与散热两个生理过程取得动态平衡的结果。

（一）产热过程

1.主要的产热器官　体内的热量是三大营养物质在各组织器官中进行分解代谢时产生的,其中主要的产热器官是肝和骨骼肌。安静时,主要由内脏产热,其中肝是人体内代谢最旺盛的器官,产热量最大。劳动或运动时,骨骼肌是主要的产热器官,由于骨骼肌的总重量占全身体重的40%左右,因而具有巨大的产热潜力(表7-5)。

【议一议】
　人体如何保持体温的相对稳定?
　体温的相对稳定有何生理意义?

表7-5 几种组织、器官的产热百分比

组织、器官	占体重比例	产热量	
		安静状态	体力劳动
脑	2.5%	16%	1%
内脏	34%	56%	8%
肌、皮肤	56%	18%	90%
其他	7.5%	10%	1%

2.机体的产热形式 机体有多种产热形式,如基础代谢产热、运动产热、食物的特殊动力效应产热、寒战和非寒战产热等。机体安静时在寒冷环境中主要通过寒战产热和非寒战产热两种形式来增加产热,维持体温。

(1)寒战产热 寒战是指在寒冷环境中骨骼肌发生不随意的节律性收缩,其节律为9~11次/min。其特点是屈肌和伸肌同时收缩,所以不做外功,但产热量大大增加,这样有利于维持机体在寒冷环境中的体热平衡。

(2)非寒战产热 非寒战产热又称为代谢产热。这种产热以褐色脂肪组织的产热量为最大,约占非寒战产热总量的70%。由于新生儿不能发生寒战,所以非寒战产热对其来说意义尤为重要。

3.产热活动的调节 机体的产热活动受神经调节和体液调节。

(1)神经调节 寒冷刺激可兴奋交感神经系统,引起肾上腺髓质活动增强,导致肾上腺素和去甲肾上腺素等激素释放增多,使产热增加。

(2)体液调节 甲状腺激素是调节产热活动最重要的体液因素。如果机体暴露于寒冷环境中几周,甲状腺的活动明显增强,并分泌大量的甲状腺激素,使能量代谢率增加20%~30%。甲状腺激素作用的特点是缓慢而持久。此外,肾上腺素、去甲肾上腺素及生长激素等也可刺激产热,其特点是作用迅速,维持时间短。

(二)散热过程

人体的主要散热部位是皮肤。当环境温度低于人的表层体温时,大部分体热可以通过皮肤的辐射、传导、对流和蒸发等方式向外界发散,小部分体热则随呼出气、尿、粪等排泄物而散发。

1.散热的几种方式 机体散热的方式主要有辐射、传导、对流和蒸发4种。

【想一想】
人体主要的散热方式有哪些?各自有何特点?根据散热原理,如何降低高热患者的体温?

(1)辐射散热 辐射散热是指人体以热射线的形式将体热传给外界较冷物体的一种散热形式。辐射散热量的多少主要取决于皮肤与周围环境的温度差,当皮肤温度高于环境温度时,温度差值越大,散热量就越多。反之,如果环境温度高于皮肤温度,则机体不仅不能散热,反而会吸收周围的热量。其次,辐射散热量的多少还取决于机体的有效散热面积,有效散热面积越大,散热量也就越多。由于四肢的面积较大,因而在辐射散热中起着重要作用。

(2)传导散热 传导散热是指机体的热量直接传给与机体接触的温度

较低的物体的一种散热方式。传导散热量同皮肤与接触物体的温差、接触面积的大小以及物体的导热性能有关。空气、棉毛织物等是热的不良导体，体热因传导而散失的热量并不多；人体脂肪的导热效能较差，因而肥胖的人由深部传向皮肤的热量要少些，在炎热的夏天容易出汗。水的比热大，导热性能好，因此临床上可利用冰帽、冰袋等给高热患者降温。

（3）对流散热　对流散热是通过气体流动进行热量交换的一种散热方式。通过对流所散失的热量的多少，受风速影响较大，风速越大，散失的热量也越多。衣服覆盖的皮肤表层，棉毛纤维间的空气不易流动，这些情况都有利于保温。增加衣着，使织物滞留的空气层增厚，可增加保温效果。

（4）蒸发散热　以上几种直接散热方式，只有在皮肤温度高于环境温度时才有意义。当环境温度高于或等于皮肤温度时，蒸发散热便成了唯一有效的散热方式。蒸发散热是机体通过体表水分的蒸发而散失体热的一种方式。蒸发散热分为不感蒸发和发汗两种形式。

不感蒸发：人即使在低温环境中，皮肤和呼吸道也不断有水分渗出而被蒸发掉，这种水分蒸发称为不感蒸发。其中皮肤的水分蒸发又称为不显汗，即这种水分蒸发不被觉察，且与汗腺的活动无关。

发汗：是指汗腺主动分泌汗液的过程。通过汗液蒸发可以带走身体的热量。发汗是可以意识到的，故又称为可感蒸发。人在安静状态下，当环境温度达 30 ℃左右时便开始发汗；如果空气湿度高，气温达 25 ℃ 便可引起发汗；人在劳动或运动时，气温虽在 20 ℃以下，也可出现发汗，而且发汗量往往较多。发汗速度受环境温度和湿度的影响，环境温度越高，发汗速度越快。人若在高温环境中停留时间过久，发汗速度可因汗腺疲劳而明显减慢。环境中湿度高时，汗液不易蒸发，体热就不易散失，结果会反射性地引起大量出汗。外界空气对流也会影响汗液蒸发，空气对流快，汗液易蒸发。

汗液中水分占 99%，溶质成分则不到 1%。其中，大部分为 NaCl，也有少量 KCl 及尿素等。汗液中 NaCl 的浓度一般低于血浆，是低渗的，因此当机体大量出汗时，可出现高渗性脱水。此时，丢失较多的 NaCl，应注意补充。人体分布有两种汗腺，即大汗腺和小汗腺。前者局限于腋窝和阴部等处，开口于毛根附近，它于青春期开始活动，可能与性功能有关；后者则见于全身皮肤，但其分布密度因部位而异：手掌、足跖最多，额部、手背次之，四肢和躯干最少。

发汗是一种反射性活动，其中枢主要位于下丘脑。温热刺激和精神紧张都能引起发汗，分别称为温热性发汗和精神性发汗。温热性发汗见于全身各处，其汗腺接受交感胆碱能纤维支配，故乙酰胆碱可促进汗腺分泌，主要参与体温调节；精神性发汗主要发生在手掌、足跖及前额等处，其汗腺接受肾上腺素纤维支配，与体温调节关系不大，其中枢可能在大脑皮质运动区。这两种形式的发汗并不是截然分开的，常以混合形式出现。

2. 皮肤血流在散热中的作用　通过辐射、传导、对流等散热方式所散失热量的多少，取决于皮肤和环境之间的温度差，而皮肤温度的高低则取决于皮肤的血流量。机体可以通过改变皮肤血管的舒缩状态来调节体热的散失量。因此，机体的体温调节结构正是通过交感神经控制皮肤血管的活动，调节皮肤血流量,使散热量能符合当时条件下体热平衡的要求。在炎热环境中,交感神经紧张性活动降低,皮肤小动脉舒张,动静脉吻合支开放,皮肤血流量大大增加,较多的体热从机体深部被带到机体表层,使皮肤温度升高,故散热量增加。反之,在寒冷环境中,交感神经紧张性活动增强,皮肤血管收缩,皮肤血流量骤减,散热量也因此大大减少。

三、体温调节

人之所以能保持体温相对恒定,有赖于机体对体温的调节,包括自主性体温调节和行为性体温调节。

自主性体温调节是指机体在体温调节中枢的控制下,通过调节皮肤的血流量、发汗、战栗等生理性调节反应,使体温维持在一个相对稳定的水平。行为性体温调节是指人体在不同环境中通过采取的姿势和发生的行为来调节体热平衡的活动,特别是为了保暖或降温所采取的措施,如增减衣着、使用电扇及空调等来维持体温稳定。后者是有意识的,以前者为基础,并且是对前者的补充。以下主要讨论自主性体温调节。

自主性体温调节是由体温调节系统来完成的。下丘脑的体温调节中枢发出的传出信息控制产热器官和散热器官的活动,使体温维持在一个相对稳定的水平。而体温总是会因内外环境,如肌肉活动、代谢率、气温、湿度、风速等因素的变化而受到干扰。这些干扰通过皮肤及机体深部的温度感受器,将干扰信息反馈至体温调节中枢。经过中枢的整合,再调节产热器官和散热器官的活动,使体温保持稳定。

(一)温度感受器

温度感受器包括外周温度感受器和中枢温度感受器,前者为游离的神经末梢,后者是神经元。温度感受器又可以分为冷感受器和热感受器。

1. 外周温度感受器 此种感受器存在于皮肤、黏膜和内脏。当局部温度升高时,热感受器兴奋;反之,温度降低时,冷感受器兴奋。

2. 中枢温度感受器 中枢温度感受器是指存在于中枢神经系统内的对温度变化敏感的神经元。脊髓、脑干网状结构,以及下丘脑等处都含有这样的温度敏感神经元。其中有些神经元在局部组织温度升高时冲动发放频率增加,称为热敏神经元。另一些神经元在局部组织温度降低时冲动发放频率增加,称为冷敏神经元。实验表明,在视前区－下丘脑前部(preoptic－anterior hypothalamus area,PO/AH)中,以热敏神经元比较多见。

(二)体温调节中枢

调节体温的重要中枢位于下丘脑。PO/AH 的活动在体温调节的中枢整合过程中占有非常重要的地位。PO/AH 广泛接受来自中枢及外周温度感受器的传入信息,其温度敏感神经元包括热敏、冷敏神经元,除感受局部脑组织的温度变化外,还具有整合体表传入的温度信息的功能。

(三)体温调定点学说

体温调定点学说认为,体温的调节类似于恒温器的调节(图7-4),视前区-下丘脑前部 PO/AH 神经元的活动设定了一个调定点,即规定的温度值,如 37 ℃。PO/AH 部位的体温调节中枢就是按照这个设定温度来调整体温的。也就是说,当体温与调定点水平一致时,机体的产热与散热取得平衡;当中枢局部温度稍高于调定点的水平时,中枢就使产热活动降低,散热活动增加,使体温降低到调定点水平。反之,当中枢局部温度稍低于调定点水平时,产热活动增加,散热活动降低,直至体温回升到调定点水平。

【议一议】
如何应用体温调定点学说,解释机体发热和散热的过程。

　　根据此学说,由感染所引起的发热,是致热原作用于体温调节中枢使调定点上移所致。如调定点上移至 39 ℃,实际温度为 37 ℃时就可引起产热反应增强(如寒战),并且患者出现皮肤血管收缩、无汗等减少散热的临床表现。当体温升高到 39 ℃时,在此水平维持产热与散热的平衡,使体温维持在 39 ℃。当清除致热原后,调定点又回降到 37 ℃,此时,产热反应抑制,散热反应增强,出现皮肤血管扩张、出汗等退热表现,体温随之降到 37 ℃,并在此水平上维持产热和散热的平衡。当机体中暑时,体温升高则是由体温调节功能失调引起的。

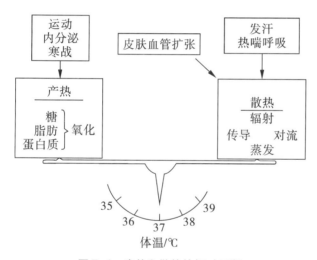

图 7-4　产热和散热的相对平衡

(李晓娟)

问题分析与能力提升

　　患者张某,男,35 岁,2 h 前出现全身疲乏、四肢无力、头晕、目眩、胸闷、心悸、恶心、口渴、出汗,急诊入院。既往病史无,发病前当日最高气温为 38 ℃,2 h 前在建筑工地施工作业。体格检查正常。

　　诊断:中暑。

　　请问:①该患者出现全身疲乏、四肢无力、头晕、目眩、胸闷、心悸、恶心、口渴、出汗等症状由何原因造成? ②该病发病的机制是什么? 如何预防?

笔记栏

同步练习

一、名词解释

1. 能量代谢　2. 体温　3. 基础代谢率　4. 基础状态　5. 食物的特殊动力效应　6. 氧热价　7. 呼吸商

二、单项选择题

1. 机体主要能量来源是　　　　　　　　　　　　　　（　　）
   A. 糖　　　　　　　　　　　　B. 脂肪
   C. 蛋白质　　　　　　　　　　D. 维生素
   E. 无机盐

2. 体内既是重要的储能物质又能直接供能的物质是　　（　　）
   A. 脂肪　　　　　　　　　　　B. 葡萄糖
   C. 氨基酸　　　　　　　　　　D. ATP
   E. CP

3. 3 d 未进食的情况下,机体的主要供能物质是　　　（　　）
   A. 葡萄糖　　　　　　　　　　B. 脂肪
   C. 蛋白质　　　　　　　　　　D. ATP
   E. 维生素

4. 下列对能量代谢影响最显著的是　　　　　　　　（　　）
   A. 高温环境　　　　　　　　　B. 肌肉运动
   C. 寒冷刺激　　　　　　　　　D. 精神紧张
   E. 食物

5. 下列哪种食物的特殊动力效应最明显　　　　　　（　　）
   A. 混合食物　　　　　　　　　B. 脂肪
   C. 蛋白质　　　　　　　　　　D. 糖
   E. 无机盐

6. 下列哪种情况下基础代谢率最低　　　　　　　　（　　）
   A. 安静时　　　　　　　　　　B. 基础状态下
   C. 睡眠但无做梦状态下　　　　D. 清晨醒后未进食之前
   E. 活动时

7. 当环境温度高于 30 ℃时,人体能量代谢的变化是　（　　）
   A. 降低　　　　　　　　　　　B. 升高
   C. 先升高后降低　　　　　　　D. 先降低后升高
   E. 以上均有可能

8. 下列哪种情况下,基础代谢率明显升高　　　　　（　　）
   A. 糖尿病　　　　　　　　　　B. 呆小症
   C. 肾上腺皮质功能减退　　　　D. 甲状腺功能亢进
   E. 甲状腺功能低下

9. 下列关于基础代谢率的叙述,正确的是　　　　　（　　）
   A. 能量代谢率是最低的

B. 能量消耗用于维持一些基本的生命活动

C. 男性比女性低

D. 与体重成正比

E. 以上都对

10. 安静时,机体的主要产热器官是　　　　　　　　　　（　　）

    A. 皮肤　　　　　　　　　　B. 内脏

    C. 脑　　　　　　　　　　　D. 心

    E. 骨骼肌

11. 在寒冷环境中机体增加产热量的主要方式是　　　　　（　　）

    A. 甲状腺激素分泌增加　　　B. 肝脏代谢加强

    C. 寒战产热　　　　　　　　D. 皮肤血流量减少

    E. 心跳加快

12. 机体主要的散热器官是　　　　　　　　　　　　　　（　　）

    A. 皮肤　　　　　　　　　　B. 肺

    C. 消化道　　　　　　　　　D. 脑

    E. 血管

13. 对高热患者用冰袋或者冰帽降温属于　　　　　　　　（　　）

    A. 增加传导散热　　　　　　B. 增加蒸发散热

    C. 增加对流散热　　　　　　D. 增加辐射散热

    E. 以上均有

14. 对高热患者酒精擦浴降温属于　　　　　　　　　　　（　　）

    A. 增加传导散热　　　　　　B. 增加蒸发散热

    C. 增加对流散热　　　　　　D. 增加辐射散热

    E. 以上均有

15. 当环境温度等于或高于体温时,机体的散热方式是　　（　　）

    A. 辐射　　　　　　　　　　B. 传导

    C. 对流　　　　　　　　　　D. 蒸发

    E. 寒战

16. 能使汗液分泌增加的是　　　　　　　　　　　　　　（　　）

    A. 空气干燥　　　　　　　　B. 环境湿度增大

    C. 风速增大　　　　　　　　D. 劳动强度减小

    E. 在高温环境中停留过久

17. 正常人体的腋窝温度正常值是　　　　　　　　　　　（　　）

    A. 36.0～37.4 ℃　　　　　B. 36.7～37.7 ℃

    C. 36.9～37.9 ℃　　　　　D. 36.4～37.4 ℃

    E. 36.0～37.0 ℃

18. 女性月经周期中,基础体温何时最低　　　　　　　　（　　）

    A. 月经期　　　　　　　　　B. 排卵前

    C. 排卵后　　　　　　　　　D. 排卵日

    E. 月经后

19.女性的基础体温随月经周期而变动,这可能与下列哪种激素有关
（　　）

A.甲状腺激素　　　　　　　　B.肾上腺素

C.雌激素　　　　　　　　　　D.孕激素

E.雄激素

三、问答题

1.人体体温临床上常用的测量部位有哪些? 其正常值各是多少?

2.体温的生理变动表现在哪些方面?

3.简述人体的散热部位和散热方式。

4.根据散热原理,如何给高热患者降温?

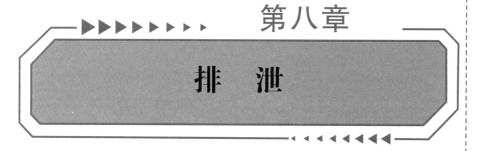

第八章

排　泄

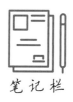
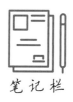

学习目标

◎ 掌握　①肾小球的滤过功能。②肾小管的重吸收与分泌功能。③尿生成的调节。④血浆清除率及测定意义。

◎ 熟悉　①肾血液循环的特点及肾血流量的调节。②尿液的浓缩和稀释机制。③多尿、少尿、无尿的概念。

◎ 了解　①尿的生成和排出在维持机体内环境相对稳定中的意义。②排尿反射。

　　排泄是指机体在物质代谢中产生的代谢终产物以及进入体内的异物和过剩的物质等经过血液循环,通过某些器官排出体外的过程。

　　肾脏是机体主要的排泄器官。肾脏通过生成和排出尿液,排出机体代谢终产物以及进入机体的过剩的物质和异物,调节水和电解质平衡,调节体液渗透压,调节酸碱平衡,从而保持机体内环境的相对稳定。尿的生成包括3个步骤:肾小球的滤过;肾小管和集合管的重吸收;肾小管和集合管的分泌。

　　肾脏也是一个内分泌器官。肾脏能够分泌一些生物活性物质来调节机体的功能,如肾素、前列腺素、1,25-二羟维生素 $D_3[1,25-(OH)_2-D_3]$、促红细胞生成素等。

　　本章主要讨论尿的生成和排出。

第一节　肾的结构和血液循环特点

　　肾为成对的实质性器官,分为皮质和髓质两部分。皮质位于表层,血管丰富,主要由肾小体和肾小管构成。髓质位于皮质深部,血管较少,由 15 ~ 25 个肾锥体构成。肾锥体的底朝向皮质,顶部为肾乳头,伸向肾窦。在肾单位和集合管生成的尿液经集合管进入肾小盏,再流入肾大盏和肾盂,最后经输尿管进入膀胱。在排尿时,膀胱内的尿液经尿道排出体外。

一、肾的结构特点

(一)肾单位与集合管

肾单位是肾的基本结构和功能单位,与集合管共同完成尿的生成过程。人的每侧肾约有100万个肾单位,它由肾小体和肾小管组成(图8-1)。肾小体包括肾小球和肾小囊两部分,肾小球是位于入球小动脉和出球小动脉之间的一团毛细血管球,肾小囊为肾小管起端扩大并凹陷而形成的双层囊,分为脏层和壁层。肾小管包括近曲小管、髓袢、远曲小管3部分,其中近曲小管和髓袢降支粗段合称为近端小管,髓袢升支粗段和远曲小管合称为远端小管。远端小管与集合管相连。集合管不属于肾单位的组成成分,但在功能上与远端小管有许多相同之处,它们在尿液的浓缩和稀释过程中起重要的作用。肾单位的组成如下:

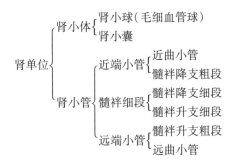

肾单位按照其所在位置不同,可分为皮质肾单位和近髓肾单位(图8-1)。

皮质肾单位主要分布于外皮质层和中皮质层。人的皮质肾单位占肾单位总数的85%~90%。皮质肾单位特点是:①肾小体体积较小;②入球小动脉口径是出球小动脉直径的2倍;③出球小动脉发出分支相互吻合形成肾小管周围毛细血管网,几乎全部分布于皮质部分的肾小管周围,有利于肾小管的重吸收;④髓袢较短,只达外髓质层,有的甚至不到髓质。

近髓肾单位主要分布于靠近髓质的内皮质层。人的近髓肾单位占肾单位总数的10%~15%。近髓肾单位的特点是:①肾小体体积较大;②入球小动脉直径与出球小动脉直径无明显差异;③出球小动脉发出分支除形成肾小管周围毛细血管网外,还分支形成一种细而长的"U"形直小血管,与髓袢并行,有的可深入内髓质层;④髓袢较长,可深入到内髓质层,有的可达肾乳头。近髓肾单位和直小血管的这些特点决定了它们在尿液的浓缩与稀释过程中发挥重要作用。

【想一想】
　　肾的皮质肾单位和近髓肾单位在结构和功能上有何异同?

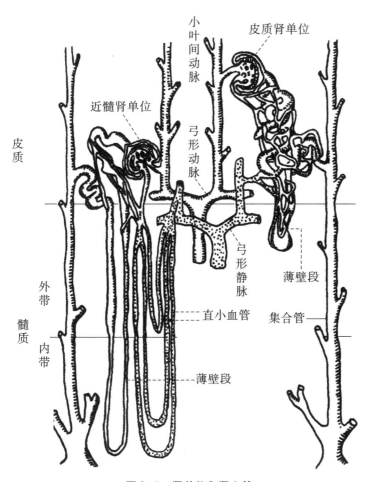

图8-1 肾单位和肾血管

（二）球旁器

球旁器又称近球小体,由球旁细胞(近球细胞)、球外系膜细胞(间质细胞)和致密斑3部分组成(图8-2)。球旁细胞是位于入球小动脉血管壁中的一些特殊分化的平滑肌细胞,细胞呈球形或卵圆形,内含分泌颗粒,能合成、储存和释放肾素。球外系膜细胞是指入球小动脉、出球小动脉和致密斑之间的一群细胞,具有吞噬和收缩功能。致密斑位于远曲小管靠近肾小球处,管壁的上皮细胞变为高柱状细胞,局部呈现斑纹状隆起,故称为致密斑。致密斑穿过入球小动脉和出球小动脉的夹角,并与球旁细胞及球外系膜细胞相接触,它能感受小管液中NaCl含量的变化,并将信息传递至球旁细胞,调节肾素的分泌和肾小球滤过率。

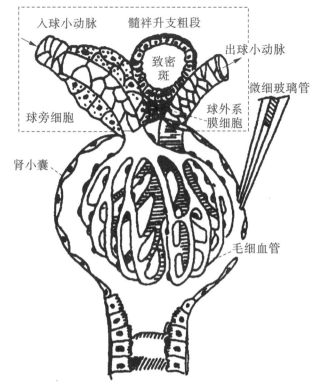

图8-2　肾小球、肾小囊微穿刺和球旁器(方框部分示意球旁器)

【议一议】

肾病时出现蛋白尿的可能原因有哪些?

(三)滤过膜及其通透性

肾小球毛细血管内的血浆经滤过进入肾小囊,其间的结构称为滤过膜(图8-3)。滤过膜是肾小球滤过的结构基础,由3层结构构成,由内向外依次为毛细血管内皮细胞、基膜和肾小囊上皮细胞。正常人两侧肾脏全部肾小球的总滤过面积达 1.5 m^2 左右,且保持相对稳定。

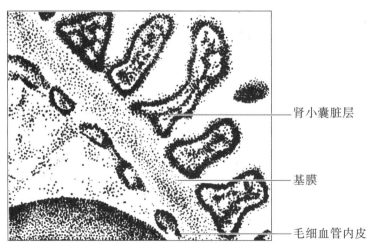

图8-3　滤过膜的结构

电镜观察到,毛细血管内皮细胞存在大量称为窗孔结构的小孔,孔径为 70~90 nm,可以阻挡血细胞通过,而对血浆蛋白的滤出不起阻挡作用;基膜是由水和凝胶构成的微细的纤维网状结构,该层较厚,上有多角形的网孔,网孔直径仅为 2~8 nm,从而阻碍血浆蛋白滤过,构成肾小球滤过的主要屏障;肾小囊的上皮细胞伸出许多足突包绕在基膜上,足突之间的裂隙称为裂孔,其被裂孔膜封闭,裂孔膜上有直径 4~11 nm 的小孔,它是肾小球滤过的最后一道屏障。

滤过膜除了具有机械屏障外,还存在电学屏障。滤过膜的 3 层结构均含有带负电荷的糖蛋白,由于电荷同性相斥,从而限制了带负电荷物质的通过。

滤过膜的通透性(即不同物质通过滤过膜的相对滤过能力)取决于被滤过物质分子的大小及其所带的电荷。一般来说,分子有效半径小于 2.0 nm 的中性物质可自由滤过(如葡萄糖);有效半径大于 4.2 nm 的物质则不能滤过;有效半径在 2.0~4.2 nm 之间的各种物质随有效半径的增加,其滤过量逐渐降低。然而,有效半径约为 3.6 nm 的血浆白蛋白由于带负电荷却很难滤过。

二、肾的血液循环特点

(一)肾脏的血液循环特点

1. 血流量大且主要分布在皮质　肾脏的血液供应非常丰富,正常成人安静时约有 1 200 mL/min 血液流过两侧肾脏,占心输出量的 1/5~1/4。其中 94% 的血液供肾皮质,5%~6% 供应外髓部,其余不到 1% 的血液供应内髓。通常所说的肾血流量主要指皮质血流量。肾血流量大,对于尿的生成具有重要意义。

2. 两套毛细血管网的血压差异大　入球小动脉进入肾小体后,分支并相互吻合成肾小球毛细血管网,然后汇集成出球小动脉离开肾小体,出球小动脉再次分支成毛细血管网,缠绕于肾小管和集合管的周围,形成肾小管周围毛细血管网。所以,肾脏血液要经过两次毛细血管网,然后才汇入静脉,其中肾小球毛细血管网内压力较高,有利于肾小球的滤过;而肾小管周围毛细血管网内压力较低,有利于肾小管的重吸收。

(二)肾血流量的调节

肾血流量的调节包括自身调节、神经调节和体液调节。

1. 肾血流量的自身调节　肾可在不依赖于外来神经和体液的作用下,通过肾血管本身的活动对其血流量进行调节。平均动脉压在 80~180 mmHg 范围变动时,肾血流量和肾小球滤过率可保持相对恒定,这种调节方式称为肾血流量的自身调节(图 8-4)。

自身调节的机制有两种学说,一种是肌源学说,另一种是管-球反馈学说。

(1)肌源学说　当肾灌注压增高时,入球小动脉管壁的平滑肌受到的牵张刺激增强,使平滑肌的紧张性增加,入球小动脉的口径缩小,血流阻力增大,使肾血流量不至于因肾灌注压的升高而增加,从而保持了肾血流量的稳定。当肾灌注压降低时则发生相反的变化。因此,动脉血压在一定范围内变动时,肾血流量能保持相对恒定。但由于肾灌注压低于 80 mmHg 时,入球小动脉管壁的平滑肌已达到舒张的极限,而灌注压高于 180 mmHg 时,平滑肌又达到收缩的极限,因此,平均动脉压在 80 mmHg 以下和 180 mmHg 以上时,肾血流量的自身调节便不能维持,肾血流量将随血压的变动而变化。如果用罂粟碱、水合氯醛或氰化钠等药物抑制血管平滑肌的活动,自身调节便消失。这是支持肌源学说的有力实验根据。

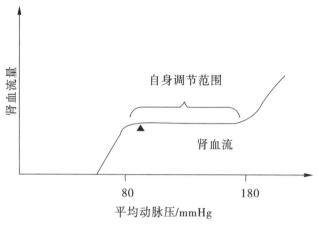

图 8-4　肾血流量的自身调节

(2)管-球反馈学说　管-球反馈(tubulo glomerular feedback,TGF)是解释肾血流量自身调节的另一种机制。当肾血流量和肾小球滤过率增加时,到达远曲小管致密斑的小管液流量增加,Na^+、K^+、Cl^- 的转运速率也就增加,致密斑将信息反馈至肾小球,使入球小动脉和出球小动脉收缩,肾血流量和肾小球滤过率将恢复正常;反之肾血流量和肾小球滤过率减少时,小管液流量减少,通过反馈,小动脉舒张,肾血流量和肾小球滤过率恢复正常。这种由小管液流量变化而影响肾小球滤过率和肾血流量的现象称为管-球反馈。

2.肾血流量的神经和体液调节　肾交感神经活动加强时,引起肾血管收缩,肾血流量减少。肾上腺素、去甲肾上腺素、内皮素、血管紧张素Ⅱ、血管升压素都能使肾血管收缩,肾血流量减少。而前列腺素 E_2 和 I_2、心房钠尿肽、一氧化氮和缓激肽等可使肾血管扩张,肾血流量增加。肾血流量的神经和体液调节使肾血流量与全身的血液循环相配合。

第二节　尿的生成过程

尿的生成在肾单位和集合管中进行,包括肾小球的滤过、肾小管和集合管的重吸收以及肾小管和集合管的分泌 3 个步骤。

一、肾小球的滤过

当血液流经肾小球毛细血管时,除蛋白质分子外的血浆成分进入肾小囊而形成超滤液,是尿生成的第一步。当血液流经肾小球毛细血管时,用微穿刺方法(图8-2)获取肾小囊超滤液并进行微量化学分析,结果表明这些液体除不含大分子蛋白质外,其他各种晶体物质和浓度,均与血浆基本相似,渗透压与酸碱度也与血浆相近,由此证明肾小囊超滤液就是血浆的超滤液。

单位时间(每分钟)内两肾生成的超滤液量(原尿)称为肾小球滤过率(glomerular filtration rate, GFR)。据测定,正常成人的肾小球滤过率为125 mL/min左右。照此计算,两侧肾每昼夜从肾小球滤出的液体总量可高达180 L,约为体重的3倍。肾小球滤过率与肾血浆流量的比值称为滤过分数(filtration fraction, FF)。经测算,肾血浆流量为660 mL/min,则滤过分数为:125/660×100%≈19%。这表明,流经肾的血浆约有1/5由肾小球滤出到肾小囊中。

肾小球滤过率大小取决于有效滤过压和滤过系数(即滤过膜的面积及其通透性的状态)。

(一)有效滤过压

肾小球滤过作用的动力是有效滤过压。有效滤过压的大小是由促进滤过的力量和阻止滤过的力量共同决定的,是二者的差值,即:肾小球有效滤过压=(肾小球毛细血管血压+囊内液胶体渗透压)-(血浆胶体渗透压+肾小囊内压)。由于肾小囊内的滤过液中蛋白质浓度极低,其胶体渗透压可忽略不计。即:肾小球有效滤过压=肾小球毛细血管血压-(血浆胶体渗透压+肾小囊内压)(图8-5)。

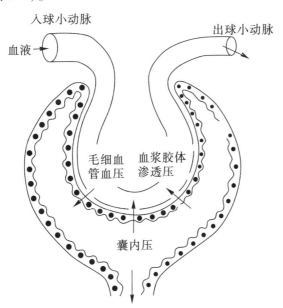

图8-5 肾小球有效滤过压示意

应用微穿刺技术测定大鼠皮质肾单位的囊内压约 10 mmHg,毛细血管血压约为 45 mmHg,并且出球端和入球端血压几乎相等,表明肾小球毛细血管入球端到出球端血压变化很小;入球端血浆胶体渗透压为 25 mmHg,故入球端肾小球有效滤过压 = 45−(25+10)= 10 mmHg。血液流经肾小球毛细血管时,血浆胶体渗透压发生较大变化,随着血浆中部分水和小分子物质的滤出,血浆蛋白的浓度相对增加,使血浆胶体渗透压逐渐升高,有效滤过压则逐渐下降,当胶体渗透压升高至 35 mmHg 时,有效滤过压下降到零即达到滤过平衡,滤过作用就停止。由此可见,并非肾小球毛细血管全长都有滤过功能,只有滤过平衡点之前的毛细血管有滤过作用,而滤过平衡点之后毛细血管储备待用。

(二)影响肾小球滤过的因素

血浆在肾小球毛细血管处的滤过受许多因素影响。

1. 滤过膜的通透性和面积　滤过膜正常的通透性和足够的面积是保证肾小球正常滤过的结构基础,因此,凡能影响滤过膜通透性和滤过面积的因素都能影响肾小球滤过率。

【想一想】
肾炎患者为何易出现水肿?

肾脏在病理情况下,滤过膜的通透性会发生较大的变化。急性肾小球肾炎时,由于肾小球毛细血管的管腔狭窄甚至完全阻塞,造成滤过膜有效滤过面积减小,肾小球滤过率降低;又由于滤过膜上带负电荷的糖蛋白减少或消失,电学屏障减弱,滤过膜的通透性增大,使血浆蛋白甚至血细胞"漏出",因而可出现少尿、蛋白尿和血尿。

2. 有效滤过压　有效滤过压是肾小球滤过的动力,构成有效滤过压的 3 个因素中任何一个发生变化,都可影响有效滤过压,从而使肾小球滤过率改变。

(1)肾小球毛细血管血压　前已述及,正常情况下,由于肾血流量的自身调节机制,当血压在 80～180 mmHg 范围内变动时,肾小球毛细血管血压可保持稳定,故肾小球滤过率基本不变。如超出此自身调节范围,肾小球毛细血管血压、有效滤过压和肾小球滤过率就会发生相应的改变。如在剧烈运动、血容量减少或情绪激动情况下,交感神经活动增强,入球小动脉强烈收缩,使肾脏血流量、肾小球毛细血管血量及其血压下降,肾小球滤过率降低。当动脉血压降至 40～50 mmHg 时,肾小球滤过率将降到零,此时无原尿的生成。

【想一想】
人体剧烈运动时,尿量会如何变化?

(2)囊内压　正常情况下囊内压一般比较稳定。当肿瘤压迫、肾盂或输尿管结石或任何原因引起输尿管阻塞时,小管液和终尿不能排出,最终导致囊内压升高,引起有效滤过压和肾小球滤过率降低。

(3)血浆胶体渗透压　正常情况下,血浆蛋白浓度比较稳定,血浆胶体渗透压不会发生大幅度波动。但当静脉输入大量生理盐水,或病理情况下肝功能严重受损,血浆蛋白合成减少,或毛细血管通透性增大,血浆蛋白丧失等情况时,均可导致血浆蛋白浓度降低,血浆胶体渗透压下降,使有效滤过压和肾小球滤过率增加。

3. 肾血浆流量　肾血浆流量通过改变滤过平衡点而影响肾小球滤过

率。当肾血浆流量增大时,肾小球毛细血管中血浆胶体渗透压上升速度减缓,滤过平衡点向出球小动脉端移动,肾小球滤过率增加;反之,当肾血浆流量减少时,肾小球毛细血管中血浆胶体渗透压上升速度加快,滤过平衡点则向入球小动脉端移动,肾小球滤过率减少。

如剧烈运动、失血或中毒性休克时,肾血浆流量明显减少,肾小球滤过率显著降低。

二、肾小管和集合管的重吸收

【想一想】
　　肾可以重吸收哪些物质,每种物质重吸收效果如何?

小管液的水和溶质经过肾小管上皮细胞,重新回到血液中去的过程,称为重吸收。人两肾每昼夜生成的原尿可达 180 L,而终尿量仅 1.5 L 左右。这表明原尿中的水 99% 以上被重吸收入血液,而其他物质则被选择性重吸收,比如葡萄糖、氨基酸和 Na^+、HCO_3^- 等可被全部或大部分重吸收。尿素和磷酸根等可被部分重吸收,肌酐等代谢产物则不被重吸收而全部排出体外。

(一)重吸收的部位和方式

1. 重吸收的部位　肾小管各段和集合管都具有重吸收的功能,但因近端小管上皮细胞的管腔膜上有大量微绒毛,扩大了其吸收的面积,且管腔膜通透性大,其上钠泵的数量多,故近端小管重吸收的物质种类最多,数量最大,是重吸收的主要部位。正常情况下,近端小管重吸收小管液中几乎全部的葡萄糖、氨基酸等营养物质、80% ~ 90% 的 HCO_3^- 以及 65% ~ 70% 的 Na^+、Cl^- 和水等。以上物质剩余部分,绝大多数在髓袢细段、远端小管和集合管被重吸收,少量随尿排出。

2. 重吸收的方式　肾小管的重吸收方式可分为主动重吸收和被动重吸收两种。

(1)主动重吸收　是指肾小管上皮细胞逆着浓度差或电位差,将小管液中的物质转运到管周组织间液,最后进入血液的过程。主动重吸收需要消耗能量,其方式有多种,如离子泵和吞饮等。

(2)被动重吸收　是指小管液中物质顺着浓度差或电位差扩散到管周组织间液的过程。被动重吸收不消耗能量,其主要方式有单纯扩散、渗透和易化扩散等。

(二)几种重要物质的重吸收

1. Na^+ 的重吸收　正常成人每天从肾小球滤过的 Na^+ 可达 500 g 以上,而每天随尿排出的 Na^+ 仅 3.5 g,还不到滤过量的 1%,这表明原尿中的 Na^+ 有 99% 以上被肾小管和集合管重吸收入血液,这对维持细胞外液的总量和渗透压的相对恒定具有重要意义。肾小管各段对 Na^+ 重吸收的机制也是不完全相同的。

(1)近端小管　近端小管对 Na^+ 的重吸收量占滤过总量的 65% ~ 70%。在近端小管,相邻上皮细胞的细胞膜在靠近小管腔处互相紧贴形成紧密连接,它将细胞间隙与小管腔隔开。小管上皮细胞与管外毛细血管邻接,上皮细胞的基底膜和管周膜上有钠泵。

在近端小管的前半段,Na^+ 进入上皮细胞的过程与 H^+ 的分泌以及葡萄糖、氨基酸的转运相耦联(图8-6A)。由于上皮细胞基底膜上钠泵的作用,细胞内的Na^+被泵至组织间隙,细胞内Na^+浓度降低,并且细胞内带负电荷。小管液中Na^+和细胞内的H^+由管腔膜的Na^+-H^+交换体进行逆向转运,H^+被分泌到小管液中,而Na^+则顺电-化学梯度进入上皮细胞内。小管液中的Na^+还可由管腔膜上的Na^+-葡萄糖同向转运体和Na^+-氨基酸同向转运体与葡萄糖、氨基酸共同转运。进入细胞内的Na^+被钠泵泵出细胞,进入组织间隙。葡萄糖和氨基酸则以易化扩散的方式进入组织间隙,再进入血液循环。由于Na^+、葡萄糖和氨基酸等进入细胞间隙,使细胞间隙中的渗透压升高,通过渗透作用,水便进入细胞间隙。由于Na^+和水的进入,使细胞间隙内静水压升高,促使Na^+和水通过毛细血管基膜而被重吸收入血液。由于水和HCO_3^-的重吸收多于Cl^-的重吸收,Cl^-留在小管液中,使近端小管中Cl^-的浓度高于管周组织间隙。

在近端小管后半段,小管液的Cl^-浓度比细胞间隙液中浓度约高20%~40%,Cl^-顺浓度梯度经紧密连接进入细胞间隙被重吸收。由于Cl^-被动扩散进入间隙后,小管液中正离子相对增多,管腔内带正电荷,Na^+顺电位梯度通过细胞间隙被动重吸收(图8-6B)。

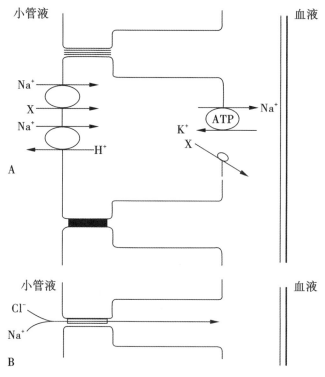

A. 近端小管的前半段, X. 代表葡萄糖、氨基酸、硫酸盐和Cl^-等;B. 近端小管的后半段的细胞旁途径转运。

图8-6 近端小管重吸收NaCl

(2)髓袢 髓袢降支细段对Na^+不通透,髓袢升支细段对Na^+有良好的通透性,此处Na^+的重吸收是通过被动扩散完成的。髓袢升支粗段对Na^+的重吸收为主动重吸收,只有当Na^+、K^+、Cl^-在管腔内同时存在时,髓袢升支粗

段才能重吸收 Na^+。研究表明,小管液中 Na^+ 顺浓度差进入细胞时,必须与 K^+ 和 Cl^- 结合于同向转运体上转运。同向转运体按 $Na^+:2Cl^-:K^+$ 的比例,将三者一起转运到细胞内,进入细胞内的 Na^+ 被泵入组织液,Cl^- 经通道进入组织液,K^+ 则又返回小管液继续参与 $Na^+:2Cl^-:K^+$ 的转运(图8-7)。

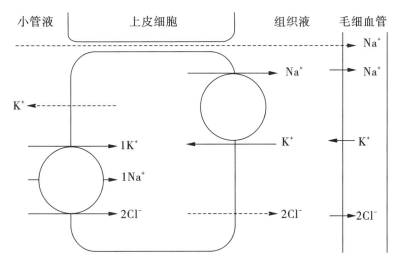

图8-7　髓袢升支粗段重吸收 Na^+、$2Cl^-$ 和 K^+

（3）远曲小管和集合管　远曲小管和集合管对 Na^+ 重吸收的量较少,其吸收方式也是通过钠泵主动重吸收的。在远曲小管和集合管,Na^+ 的重吸收量与机体对它的需求情况有关,并受醛固酮的调节。

2.Cl^- 的重吸收　Cl^- 是血浆中钠盐的主要负离子。Cl^- 的重吸收往往是伴随着 Na^+ 的主动重吸收而被动重吸收的。在近端小管,由于 Na^+ 的主动重吸收,造成了小管内外之间的电位差,同时由于水的重吸收,导致小管液中 Cl^- 浓度升高,使小管液中 Cl^- 浓度高于管周组织间液,于是 Cl^- 顺着电位差和浓度差被动扩散到管周组织间液。在远曲小管和集合管,Cl^- 的重吸收也是伴随着 Na^+ 的主动重吸收而被动重吸收的。

3.HCO_3^- 的重吸收　在一般膳食情况下,机体代谢的酸性产物多于碱性产物。肾脏通过重吸收 HCO_3^- 和分泌 H^+,以及分泌氨,对机体酸碱平衡的维持起重要的调节作用。

从肾小球滤过的 HCO_3^- 在肾小管可全部被重吸收,其中约85%在近端小管重吸收,其余的由髓袢和远曲小管重吸收。

在近端小管,血液中的 HCO_3^- 是以 $NaHCO_3$ 的形式存在,当滤过进入肾小囊后,解离为 Na^+ 和 HCO_3^-。近端小管上皮细胞通过 Na^+-H^+ 交换使 H^+ 进入小管液,进入小管液的 H^+ 与 HCO_3^- 结合生成 H_2CO_3,HCO_3^- 在碳酸酐酶（CA）催化作用下,很快生成 CO_2 和水(图8-8)。CO_2 以单纯扩散方式进入上皮细胞内,在细胞内,CO_2 和水又在碳酸酐酶的催化下形成 H_2CO_3,后者离解成 H^+ 和 HCO_3^-。H^+ 通过 Na^+-H^+ 逆向转运体进入小管液,再次与 HCO_3^- 结合。此外,小部分 H^+ 可由近端小管顶端膜上的质子泵（H^+-ATP 酶）主动分泌入管腔。细胞内的大部分 HCO_3^- 与其他离子以联合转运方式进入细胞间隙;小

部分通过 $Cl^- - HCO_3^-$ 逆向转运方式进入细胞间隙。两种转运方式所需的能量均由钠泵提供。由此可见,近端小管重吸收 HCO_3^- 是以 CO_2 的形式进行的,由于 CO_2 透过管腔膜的速度明显高于 Cl^- 的速度,故 HCO_3^- 的重吸收优先于 Cl^- 的重吸收。

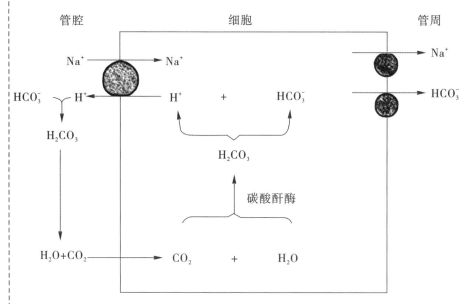

图 8-8　近端小管重吸收 HCO_3^- 的细胞机制

4. K^+ 的重吸收　每天从肾小球滤出的 K^+ 约 36 g,由尿排出 2.3 g,重吸收量占滤过量的 94%。其中 65% ～ 70% 在近端小管重吸收,25% ～ 30% 在髓袢重吸收,这些部位对 K^+ 的重吸收比例是比较固定的。远端小管和集合管既能重吸收 K^+,也能分泌 K^+,并受多种因素的调节。

5. 水的重吸收　水的重吸收是在渗透压的作用下而被吸收的。正常人每天经肾小球滤出原尿约 180 L,其中 99% 的水被重吸收进入血液,仅有 1% 左右排出。水的重吸收只要稍有改变,就会对尿量产生很大的影响。

超滤液中的水 65% ～ 70% 在近端小管重吸收。在近端小管随着 Na^+、HCO_3^-、葡萄糖、氨基酸和 Cl^- 等被重吸收入组织液,使其渗透压升高,在渗透压的作用下,水从小管液中不断渗透入细胞间隙,进而进入毛细血管。近端小管对水的重吸收与机体是否存在水不足或过剩无直接关系,属于必然性重吸收。而在远曲小管和集合管,水的重吸收受抗利尿激素的调节,属于调节性重吸收。在机体缺水时,抗利尿激素分泌增多,远曲小管和集合管对水的重吸收增加;在机体水过剩时,抗利尿激素分泌减少,远曲小管和集合管对水重吸收减少,水随尿排出增加。

6. 葡萄糖的重吸收　正常人空腹时血糖浓度为 4.48 ～ 6.72 mmol/L(0.8 ～ 1.2 g/L),原尿中葡萄糖浓度与血糖浓度相同,但在正常情况下终尿中几乎不含葡萄糖,这说明葡萄糖被全部重吸收。葡萄糖重吸收的部位仅限于近端小管(主要是近曲小管)。实验表明,葡萄糖的重吸收是一个与 Na^+ 重吸收相耦联的继发性主动转运过程。在近端小管,小管液中的葡萄糖、

Na⁺与管腔膜上的载体结合,协同转运到细胞内。Na⁺进入细胞后,经近端小管细胞膜上的钠泵转运至管周组织间液,而葡萄糖则顺着浓度差扩散到管周组织间液(图8-6)。

近端小管对葡萄糖的重吸收是有一定限度的。当血液中的葡萄糖浓度超过8.96~10.08 mmol/L(1.6~1.8 g/L)时,近端小管对葡萄糖的重吸收已达到极限,少量葡萄糖不能被重吸收而随尿排出。通常把尿中开始出现葡萄糖时的最低血糖浓度,称为肾糖阈(renal glucose threshold)。肾小管对葡萄糖的重吸收能力之所以有限,可能与肾小管细胞膜上同向转运的载体蛋白数量有限有关。

三、肾小管和集合管的分泌

分泌是指肾小管和集合管的上皮细胞将本身代谢产生的物质或血液中某些物质,转运至小管液的过程。肾小管和集合管主要能分泌 H⁺、NH₃、K⁺,此功能对保持体内酸碱和 Na⁺、K⁺平衡具有重要意义。

1. H⁺的分泌 近端小管、远曲小管和集合管各段都有分泌 H⁺的功能,但主要是在近端小管。其分泌过程是通过 Na⁺-H⁺ 交换实现的(图8-8),小管上皮细胞每向小管腔分泌 1 个 H⁺,同时就有 1 个 Na⁺ 和 HCO₃⁻回收入血液,这对维持机体酸碱平衡具有重要意义。此外,小部分 H⁺可由近端小管管腔膜上的质子泵(H⁺-ATP 酶)主动分泌入管腔。在远端小管和集合管,H⁺的分泌还与 K⁺的分泌相关联(图8-9)。

【想一想】

结合 HCO₃⁻ 的重吸收,机体分泌 H⁺有何生理意义?

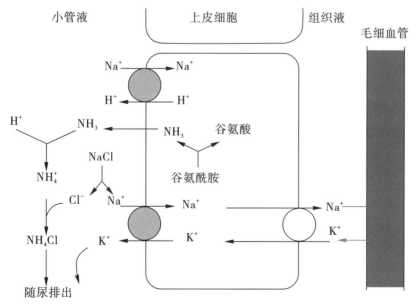

图8-9 H⁺、NH₃和 K⁺分泌关系

2. K⁺的分泌 K⁺的分泌发生于远曲小管和集合管。K⁺的分泌与 Na⁺的重吸收有密切关系。在小管液中的 Na⁺重吸收入细胞内的同时,K⁺被分泌到小管液内,这种相互联系称为 Na⁺-K⁺交换(图8-9)。尿中 K⁺的排泄量视

【想一想】

临床上,为什么酸中毒患者常常出现高血钾,碱中毒患者常常出现低血钾?

K^+的摄入量而定,高钾饮食可排出大量的钾,低钾饮食则尿中排钾量少,使机体的钾摄入量与排出量保持平衡,维持机体 K^+ 浓度的相对恒定。不能进食患者和肾功能不全患者 K^+ 浓度的相对恒定被打破,前者出现低 K^+ 血症,后者出现高 K^+ 血症。无论低 K^+ 血症还是高 K^+ 血症,都会对人体的功能,尤其是对神经和心脏的兴奋性产生不良影响。

3. NH_3 的分泌　NH_3 是远端小管和集合管上皮细胞的代谢产物,主要是由谷氨酰胺脱氨而来。NH_3 是脂溶性的,可通过单纯扩散的形式顺着浓度差进入小管液。分泌出的 NH_3 与小管液中的 H^+ 结合生成 NH_4^+,这样就减少了小管液中的 H^+,有助于 H^+ 的继续分泌。强酸盐中的 Na^+ 通过 H^+–Na^+ 交换进入肾小管上皮细胞,并与 HCO_3^- 一起转运回血液,而 NH_4^+ 与小管液中的强酸盐的负离子结合,生成酸性的铵盐(如 NH_4Cl),随尿排出(图 8–9)。因此,远端小管和集合管分泌 NH_3,不仅通过铵盐的形式排出了酸,而且还促进了 $NaHCO_3$ 的重吸收,对于维持血浆 $NaHCO_3$ 的浓度,保持体内酸碱平衡具有重要意义。

四、尿的浓缩和稀释

尿渗透压可因体内缺水或水过剩等不同情况而出现大幅度的变动。正常人尿渗透压可在 $50 \sim 1\,200$ mOsm/L 之间波动。所以,根据尿液的渗透压可以了解肾浓缩和稀释尿液的能力。肾浓缩和稀释尿液能力在维持体液平衡和渗透压恒定中起重要作用。

(一)尿液的稀释

尿液的稀释是由于小管液中的溶质被重吸收,而水不被重吸收造成的。髓袢升支粗段能主动重吸收 Na^+ 和 Cl^-,而对水不通透,故水不被重吸收,造成髓袢升支粗段小管液为低渗。在体内水过剩而抗利尿激素释放被抑制时,远曲小管和集合管对水的通透性非常低,因此髓袢升支粗段的小管液流经远曲小管和集合管时,NaCl 继续重吸收,而水不被重吸收,使小管液渗透压进一步下降,可降低至 50 mOsm/L,造成尿液的稀释。如果抗利尿激素完全缺乏,会出现尿崩症,每天可排出高达 20 L 的低渗尿。

(二)尿液的浓缩

尿液的浓缩是由于小管液中的水被重吸收,而溶质仍留在小管液中造成的。由于水的重吸收是靠渗透作用而实现的被动重吸收,因此肾脏必须建立一个管周组织液高渗的环境才能将水从肾小管中转运出来。肾髓质存在渗透梯度,由髓质外层向乳头部管周组织液的渗透浓度逐渐升高。在抗利尿激素存在时,远曲小管和集合管对水的通透性增加,小管液从外髓集合管向内髓集合管流动时,由于渗透作用,水便不断进入高渗的组织间液,使小管液不断被浓缩而变成高渗液。可见,肾髓质渗透梯度的建立就成为尿液浓缩的必要条件。髓袢,尤其是髓袢升支粗段,是形成肾髓质渗透梯度的重要结构,由于髓袢各段对水和溶质的通透性和重吸收机制不同,以及髓袢的 U 形结构,因此可以通过逆流倍增机制建立从外髓部至内髓部的渗透梯度。

1.逆流倍增 物理学中逆流是指并列的两个管道,其中液体流动的方向相反,如图8-10所示,甲管中液体向下流,乙管中液体向上流。含有 Na^+ 的液体从甲管流进,通过下端的弯曲部分又折返流入乙管,然后从乙管反向流出,构成逆流系统。溶液流动时,由于 M_1 膜能主动将 Na^+ 由乙管泵入甲管,而 M_1 膜对水的通透性又很低,因此,甲管溶液中 Na^+ 浓度在向下流动过程中将不断增加(倍增)。结果甲管中溶液自上而下的渗透压会越来越高,到甲管下端的弯曲部分时 Na^+ 浓度最高。当溶液折返流入乙管并向上流动时,由于 Na^+ 被泵出,溶液中的 Na^+ 浓度不断下降,渗透压也随之下降。这样,不论是甲管还是乙管,从上而下来比较,溶液的渗透压均逐渐升高,即出现了逆流倍增现象,形成了渗透梯度。如果有渗透压较低的溶液从丙管向下流动,而且 M_2 膜对水能通透,对溶质不通透,水将因渗透作用而进入乙管。这样,丙管内溶质的浓度将逐渐增加,从丙管下端流出的液体成了高渗溶液。

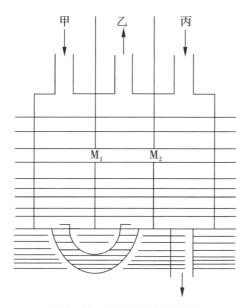

图8-10 逆流倍增作用模型

2.髓质的渗透梯度的形成机制 髓袢和集合管的结构排列与上述逆流倍增模型很相似。直小血管也符合逆流系统的条件。超滤液从近端小管经髓袢降支向下流动,折返后经髓袢升支向相反方向流动,再经集合管向下流动,最后进入肾小盏。以下介绍肾髓质渗透梯度形成的过程及机制。

(1)髓袢降支细段 髓袢降支细段对水通透,而对 NaCl 和尿素相对不通透。由于髓质从外髓部向内髓部的渗透压梯度,降支中的水不断进入组织间隙,使小管液从上至下形成一逐渐升高的浓度梯度,至髓袢折返处,浓度达到峰值。

(2)髓袢升支细段 髓袢升支细段对水不通透,而对 NaCl 能通透,对尿素为中度通透。当小管液从内髓部向皮质方向流动时,NaCl 不断向组织间液扩散,其结果是小管液的 NaCl 浓度越来越低,小管外组织间液 NaCl 浓度则逐渐升高。由于髓袢升支粗段对 NaCl 的主动重吸收,使等渗的近端小管液流入远端小管时变为低渗,而髓质中则形成高渗。

(3)髓袢升支粗段 小管液经髓袢升支粗段向皮质方向流动时,由于该段上皮细胞主动重吸收 NaCl,而对水又不通透,结果是小管液在向皮质方向流动时渗透压逐渐降低,而小管周围组织间液中由于 NaCl 的堆积,渗透压升高,形成髓质高渗。故外髓部组织间液高渗是 NaCl 主动重吸收而形成的,但该段膜对水不通透亦是形成外髓质高渗的重要条件。呋塞米可抑制髓袢升支粗段的 $Na^+-K^+-2Cl^-$ 同向转运,故可降低外髓组织间液的高渗程度,从而降低管内、外渗透压梯度,使水重吸收减少,产生利尿效应。

(4)髓质集合管 从肾小球滤过的尿素除在近端小管被吸收外,髓袢升支细段对尿素中度通透,内髓部集合管对尿素高度通透,其他部位对尿素不通透或通透性很低。当小管液流经远端小管时,水被重吸收,使小管液内尿素浓度逐渐升高,到达内髓部集合管时,由于上皮细胞对尿素通透性增高,尿素从小管液向内髓部组织液扩散,使组织间液的尿素浓度升高,同时使内髓部的渗透压进一步增加。所以内髓部组织高渗是由 NaCl 和尿素共同构成的。血管升压素可增加内髓部集合管对尿素的通透性,从而增高内髓部的渗透压。严重营养不良时,尿素生成减少,可使内髓部高渗的程度降低,从而减弱尿的浓缩功能。由于升支细段对尿素有一定通透性,且小管液中尿素浓度比管外组织液低,故髓质组织液中的尿素扩散进入升支细段小管液,并随小管液重新进入内髓集合管,再扩散进入内髓组织间液。这一尿素循环过程称为尿素的再循环(图 8-11)。

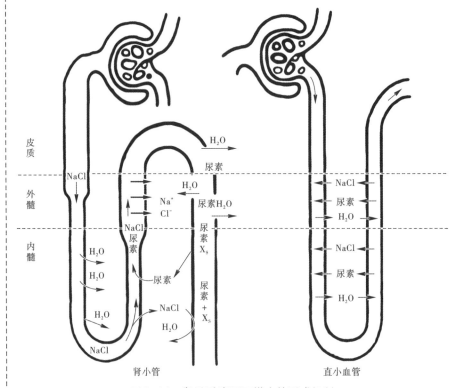

图 8-11 肾髓质渗透压梯度的形成机制

3.直小血管在保持肾髓质高渗中的作用 前面讨论了肾髓质高渗的建立主要是由于 NaCl 和尿素在小管外组织间液中积聚。这些物质能持续滞留在该部位而不被血液循环带走,从而维持肾髓质的高渗环境,是依靠直小血管的逆流交换作用实现的。与髓袢相似,直小血管的降支和升支是并行的血管(图 8–11)。直小血管壁对水和溶质都有高度通透性。在直小血管降支进入髓质处,血浆的渗透压约 300 mOsm/L,当血液经直小血管降支向髓质深部流动时,在任一平面的组织间液渗透压均比直小血管内血浆的渗透压高,即组织间液中的溶质浓度比血浆中高,故组织间液中的溶质不断向直小血管内扩散,而血液中的水则进入组织间液,使直小血管内血浆渗透压与组织液趋向平衡。愈向内髓部深入,直小血管中血浆的渗透压越高,在折返处,其渗透压达最高值。当直小血管内血液在升支中向皮质方向流动时,髓质渗透压越来越低,即在升支任一平面的血浆渗透压均高于同一水平的组织间液,血浆中的溶质浓度比组织间液中的高,这一血管内外的渗透梯度和浓度梯度又使血液中的溶质向组织液扩散,而水又从组织间液向血管中渗透。这一逆流交换过程使肾髓质的渗透梯度得以维持,直小血管仅将髓质中多余的溶质和水带回血液循环。直小血管的这一作用与血流量有关,当直小血管的血流量增加时,可使带走的肾髓质溶质有所增加,因而髓质部的渗透梯度将变小;当直小血管血流量减少时,肾髓质供氧量降低,肾小管特别是髓袢升支粗段主动重吸收 NaCl 的功能减弱,髓质部的高渗梯度也就不能维持。

第三节 尿生成的调节

尿的生成过程包括肾小球的滤过、肾小管和集合管的重吸收和分泌。因此,机体对尿生成的调节也就是通过影响这 3 个基本过程来实现。肾小球滤过作用的调节在前文已述,本节主要讨论肾小管和集合管重吸收和分泌功能的调节。肾小管和集合管功能的调节包括肾内自身调节、神经调节和体液调节。

一、自身调节

(一)小管液中溶质的浓度

小管液中溶质的浓度决定着小管液渗透压的高低,而小管液的渗透压具有阻碍肾小管和集合管重吸收水的作用。因此,当小管液中溶质浓度增大,渗透压升高时,肾小管对水的重吸收则减少,尿量增加。如糖尿病患者的多尿现象,就是因为小管液中葡萄糖含量增多,超过了近端小管的重吸收能力,致使小管液渗透压升高,妨碍了肾小管对水的重吸收所造成。这种由于小管液中溶质浓度升高而引起尿量增多的现象,称为渗透性利尿。某些药物(如甘露醇和山梨醇等)能从肾小球滤过而不被肾小管重吸收,从而提高小管液中溶质的浓度,临床上常借此达到利尿和消除水肿的目的。

笔记栏

【想一想】
糖尿病患者具有明显的"多饮、多食、多尿,体重减轻"的"三多一少"现象,结合葡萄糖的重吸收,解释糖尿病患者多尿的原因是什么?

（二）球-管平衡

近端小管的重吸收率（每分钟重吸收滤液的毫升数）与肾小球滤过率之间有着密切联系，即无论肾小球滤过率增多或减少，近端小管的重吸收率始终占肾小球滤过率的65%～70%，这种现象称为球-管平衡。其生理意义在于使尿量不致因肾小球滤过率的增减而出现较大幅度的变动，从而保持尿量的相对稳定。在某些情况下，正常的球-管平衡可能被打破，如渗透性利尿时，肾小球滤过率并未发生变化，而近端小管重吸收率明显减少，终尿量会明显增多。

二、神经调节

肾脏主要受交感神经支配，一般认为肾脏无副交感神经分布。肾交感神经节前神经由脊髓胸12至腰2节段发出，其纤维经腹腔神经丛支配肾动脉、肾小管和球旁细胞。肾交感神经兴奋时，末梢释放去甲肾上腺素，通过收缩肾小球毛细血管，刺激肾素释放以及直接刺激近端小管和髓袢对NaCl和水的重吸收，使NaCl的排出减少，尿量减少。

链接

糖尿病患者为何会出现"三多一少"的现象

多尿：由于胰岛素分泌相对或绝对不足，患者的血糖不能被组织充分利用使血糖升高，当血糖超过肾糖阈时，致使小管液中糖浓度升高，小管液渗透压升高，阻碍了肾小管对水重吸收，尿量增加，此现象称为渗透性利尿。

多饮：由于大量水分排出，体内总水量减少，引起口渴感，如果失水增多，导致细胞内脱水时，即可引起烦渴多饮。

多食：研究表明，人类摄食行为是由下丘脑摄食中枢控制的，正常人由于血糖被组织利用率高，动、静脉血液间的血糖差值大，刺激了饱中枢，抑制了摄食中枢，摄食要求减弱。糖尿病时，由于血糖利用率极低，动、静脉血液间的血糖差值缩小，甚至接近零，从而刺激摄食中枢，产生饥饿感，因而多食。

体重减轻：由于胰岛素不足，葡萄糖利用率下降，为了维持机体的供量，体内脂肪大量分解，甚至蛋白质分解，呈负氮平衡，患者能量消耗过多，出现体重减轻。

三、体液调节

（一）抗利尿激素

抗利尿激素（antidiuretic hormone，ADH）也称血管升压素，是一种九肽激素。在下丘脑视上核和室旁核神经元胞体内合成,沿下丘脑−垂体束的轴突被运输到神经垂体贮存,并由此释放入血液。

抗利尿激素的主要作用是提高远曲小管和集合管上皮细胞对水的通透性,促进水的重吸收,使尿液浓缩,尿量减少。目前认为其作用机制为抗利尿激素能与远曲小管和集合管上皮细胞管周膜上的受体结合,激活腺苷酸环化酶,使细胞内 cAMP 增加,导致水通道开放,从而提高了管腔膜对水的通透性,重吸收水增多,使尿液浓缩,尿量减少。

血管升压素的释放受多种因素的调节和影响,其中最重要的是血浆晶体渗透压和循环血量。

1. 血浆晶体渗透压　正常情况下,血浆晶体渗透压的升高是引起抗利尿激素释放的最有效刺激因素。

大量出汗、严重呕吐或腹泻使机体失水过多,血浆晶体渗透压升高,刺激位于下丘脑前部的渗透压感受器,引起抗利尿激素分泌、释放增多,远曲小管和集合管上皮细胞膜上的水通道开放数目增加,对水的通透性增高,水的重吸收增加,使尿液浓缩,尿量减少;相反,大量饮清水后,血浆晶体渗透压降低,抗利尿激素分泌、释放减少,远曲小管和集合管对水的通透性降低,重吸收水减少,使尿液稀释,尿量增多。例如,正常人一次饮用 1 000 mL 清水,半小时后,尿量就开始增加,到第一小时末,尿量达到最高值;随后尿量减少,2 ~ 3 h 后尿量恢复到原来水平。这种大量饮用清水后引起尿量增多的现象,称为水利尿,它是临床上用来检测肾稀释能力的一种常用试验。

2. 循环血量　循环血量增多抑制抗利尿激素的释放,而循环血量减少则促进抗利尿激素的释放。感受循环血量变化的感受器是位于心房和胸腔大静脉壁上的容量感受器。当循环血量增多时,容量感受器兴奋,通过迷走神经将信息传到大脑,抑制抗利尿激素的释放。主动脉弓和颈动脉窦的压力感受器也可反射性地调节抗利尿激素的释放,当血压降低时,抗利尿激素的释放增加。

（二）肾素−血管紧张素−醛固酮系统

肾素是一种蛋白水解酶,由肾脏的球旁细胞合成。入球小动脉血压的下降、肾交感神经兴奋、循环血液中的儿茶酚胺等激素均可促进肾素的释放。

肾素能催化血浆中的血管紧张素原生成 10 肽的血管紧张素 Ⅰ（Ang Ⅰ）。当血液流经肺时,血管紧张素 Ⅰ 在血管紧张素转换酶（ACE）的作用下生成 8 肽的血管紧张素 Ⅱ（Ang Ⅱ）,血管紧张素 Ⅱ 在氨基肽酶作用下降解生成 7 肽的血管紧张素 Ⅲ（Ang Ⅲ）。Ang Ⅱ 和 Ang Ⅲ 均可刺激肾上腺皮质球状带合成醛固酮。

血管紧张素 Ⅱ 对尿生成的调节作用主要表现为它可刺激肾上腺皮质球状带合成和分泌醛固酮,利用醛固酮调节 Na⁺ 和 H₂O 的重吸收;它还可直接刺激近端小管对 NaCl 的重吸收,使尿中排出的 NaCl 减少;它能够促进神经垂体释放抗利尿激素,增加集合管对水的重吸收,使尿量减少。另外血管紧张素 Ⅱ 具有很强的收缩血管的作用,能够维持血压的稳定。

笔记栏

【议一议】
　人在夏日露天强体力劳动时,大量出汗（1 500 mL）且未饮水时,此时尿量如何变化? 为什么?

【想一想】
　如大量静脉滴注生理盐水,排尿量如何变化?

醛固酮(aldosterone)是肾上腺皮质球状带分泌的一种盐皮质激素。它的主要作用是促进远曲小管和集合管的上皮细胞重吸收 Na^+ 和 H_2O,同时促进 K^+ 的排出,所以醛固酮具有保 Na^+、保 H_2O、排 K^+ 的作用(图 8–12)。

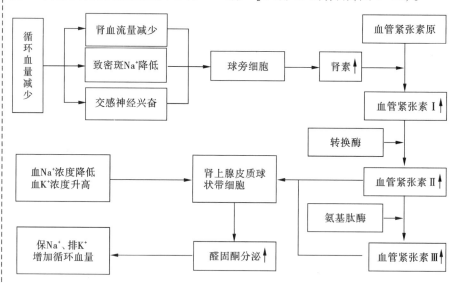

图 8–12 肾素–血管紧张素–醛固酮系统生成和作用

第四节 血浆清除率

一、血浆清除率的测定

血浆清除率是指两肾在单位时间(每分钟)内能将多少毫升血浆中所含的某一物质完全清除,这个被完全清除了某物质的血浆的毫升数就称为该物质的血浆清除率(mL/min)。

某物质血浆的清除率(C)具体计算需要测量 3 个数值:V(每分钟尿量,mL/min),U(尿中某物质的浓度,mg/100 mL),P(血浆中某物质的浓度,mg/100 mL)。因为尿中该物质均来自血浆,所以,$U \times V = P \times C$,亦即 $C = U \times V/P$。

根据上式就可计算出各种物质的血浆清除率。例如,Na^+ 血浆清除率的计算方法如下:测得尿量 V 为 1 mL/min,尿 Na^+ 浓度 U 为 280 mmol/L,血浆 Na^+ 浓度 P 为140 mmol/L,Na^+ 清除率:

$$C = U \times V/P = [(280\ mmol/L) \times (1\ mL/min)]/(140\ mmol/L) = 2\ mL/min$$

表示肾每分钟能将 2 mL 血浆中所含的 Na^+ 完全消除。

二、测定血浆清除率的意义

测定血浆清除率不仅可以了解肾的功能,还可以测定肾小球滤过率、肾血流量和推测肾小管转运功能。

（一）测定肾小球滤过率

肾小球滤过率可通过测定菊粉清除率和内生肌酐清除率等方法来测定。

1. 菊粉清除率　菊粉可以自由滤过，且既不被重吸收也不被分泌，则其清除率就是肾小球滤过率。

例如，静脉滴注一定量的菊粉以保持血浆浓度恒定，然后分别测得每分钟尿量（V）为 1 mL/min，尿中菊粉浓度（U）为 125 mg/100 mL，血浆中菊粉浓度（P）为 1 mg/100 mL，菊粉清除率可用下式计算：

$$C = U \times V/P = [(125 \text{ mg}/100 \text{ mL}) \times (1 \text{ mL}/\text{min})]/(1 \text{ mg}/100 \text{ mL})$$
$$= 125 \text{ mL}/\text{min}$$

所以，肾小球滤过率为 125 mL/min。

2. 内生肌酐清除率　所谓内生肌酐，是指体内组织代谢所产生的肌酐。由于菊粉清除率试验操作复杂，临床上改用较为简便的内生肌酐清除率试验，也可以较准确地测得肾小球滤过率。试验前两三日，被试者禁食肉类和避免强烈肌肉活动，以去除额外肌酐的干扰。从第 3 天清晨起收集 24 h 的尿，合并起来计算其尿量，并测定混合尿中的肌酐浓度；抽取少量静脉血，测定血浆中的肌酐浓度，按下式可算出 24 h 的肌酐清除率。

内生肌酐清除率（L/24 h）＝尿肌酐浓度（mg/L）×24 h 尿量（L/24 h）/血浆肌酐浓度（mg/L）

肌酐虽能自由通过肾小球滤过，但在肾小管和集合管中可被少量重吸收和分泌，因此，如要准确地测定肾小球滤过率，不能直接用内生肌酐清除率的值来代替。

（二）测定肾血流量

如果血浆中某一物质，在经过肾循环后可以一次性被完全清除，则该物质的血浆清除率即为每分钟通过肾的血浆量。

如果在静脉滴注碘锐特或对氨基马尿酸的钠盐，使其在血浆维持较低浓度（1～3 mg/100 mL），则当它流经肾时，能被肾几乎一次性全部清除掉，测得此两种物质的清除率平均为 660 mL/min，这一数值就代表了肾血浆流量。

如果血浆量占全血量的 55%，则肾血流量＝660/55×100＝1 200 mL/min，约占心输出量的 1/5～1/4。

（三）推测肾小管的功能

通过肾小球滤过率的测定，以及其他物质清除率的测定，可以推测出哪些物质能被肾小管重吸收，哪些物质能被肾小管分泌。

例如，可以自由通过滤过膜的物质，如尿素和葡萄糖，它们的清除率均小于125 mL/min（肾小球滤过率），尿素为 70 mL/min，而葡萄糖为 0。可以推断该物质滤过之后又受到了重吸收，其清除率才可能小于 125 mL/min。但是，不能由此而推断说该物质不会被分泌，因为只要重吸收量大于分泌量,其清除率仍可小于 125 mL/min。

一种物质清除率大于 125 mL/min(如肌酐的清除率可达 175 mL/min),这表明肾小管必定能分泌该物质,否则其清除率绝不可能大于肾小球滤过率。但是,不能由此推断说该物质不会被重吸收,因为只要分泌量大于重吸收量,其清除率仍可大于125 mL/min。

第五节　尿液及其排放

一、尿液

尿的质和量,主要反映肾本身的结构和功能状态,也可反映机体其他方面的某些变化。

(一)尿量

对正常人而言,尿量一般在 1 000 ~ 2 000 mL/24 h,如果尿量长期保持在 2 500 mL/24 h以上,则称之为多尿;尿量在 100 ~ 500 mL/24 h 称之为少尿;如果少于 100 mL/24 h 则称为无尿。

(二)尿的理化性质

新鲜尿液呈透明、淡黄色、少许氨臭味,比重为 1.010 ~ 1.025,pH 值为 5.0 ~ 7.0,呈弱酸性,无细胞成分(红细胞、白细胞),尿糖及尿蛋白定性均为阴性。病理情况下,尿中有大量白细胞常提示泌尿系统有炎症;有大量红细胞说明血尿,常见于结石、结核及肿瘤;尿中出现蛋白质常见于肾脏有器质性病变;如有大量草酸钙结晶,则说明有尿路结石的可能。

二、尿的输送、贮存和排放

尿液在肾的生成是连续不断的过程,生成的终尿经输尿管进入膀胱,膀胱具有贮存尿液的功能。当膀胱的尿量贮积到一定程度时,会引起排尿反射。

(一)膀胱和尿道的神经支配

支配膀胱逼尿肌和尿道内、外括约肌的神经为盆神经、腹下神经和阴部神经,均含有传入与传出纤维(图 8-13)。

盆神经由骶髓 2 ~ 4 节发出,属副交感神经,其兴奋时,可引起膀胱逼尿肌收缩和尿道内括约肌舒张,从而促进排尿。腹下神经由脊髓胸 11 ~ 腰 2 节发出,属交感神经,它兴奋时能使逼尿肌松弛,尿道内括约肌收缩,抑制排尿。阴部神经由骶髓 2 ~ 4 节发出,属躯体神经,其传出冲动受意识控制,它兴奋时可引起尿道外括约肌收缩,从而阻止排尿。

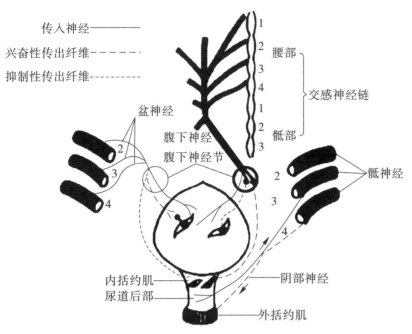

图8-13　膀胱和尿道的神经支配

(二)排尿反射

排尿是一个反射过程,称为排尿反射(urinary reflex)。排尿反射是一种脊髓反射,但脑的高级中枢可抑制或加强其反射过程。

正常情况下,成人膀胱内尿量在0.4 L以下时,其内压变化并不明显。当尿量达0.4~0.5 L时,膀胱内压急剧上升,于是刺激膀胱壁的牵张感受器,神经冲动经盆神经传至脊髓骶段的初级排尿中枢,同时,冲动上传到大脑皮质的高级中枢,产生尿意。如果环境不许可,大脑皮质的下行冲动可抑制骶髓排尿反射初级中枢的活动,直到环境许可时,才能解除这种抑制,这时骶髓排尿中枢的兴奋沿盆神经传出,引起膀胱逼尿肌收缩,尿道内括约肌舒张,尿液进入后尿道。进入后尿道的尿液使尿道扩张,刺激了后尿道感受器,冲动沿盆神经再次传至骶髓排尿中枢,反射性地抑制阴部神经的传出活动,使尿道外括约肌松弛,于是尿液被强大的膀胱内压驱出体外。这种尿液刺激尿道,进一步增强排尿中枢活动的过程,是一种正反馈的调节,它使排尿活动一再加强,直至排尿完成。此外,在排尿过程中,腹肌和膈肌亦发生收缩,以增大腹压,协助加速完成排尿活动。婴幼儿的大脑皮质发育尚未完善,对骶髓初级排尿中枢的控制能力较弱,因而排尿次数较多,易发生夜间遗尿现象。若高位脊髓损伤,骶髓排尿中枢的活动不能得到高位中枢的控制,可出现尿失禁。如果骶段脊髓损伤或支配膀胱的传出神经损伤,排尿反射将不能发生,膀胱变得松弛扩张,大量尿液滞留在膀胱内导致尿潴留。

【想一想】
　　高位脊髓离断后排尿反射会如何变化?为什么?

(陈　才　韩雪飞)

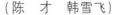

问题分析与能力提升

患者:黄某,女,65 岁,主诉多饮、多食、多尿 3 余年,全身无力 10 余天入院。

现病史:3 年前出现口渴、多饮,日饮水量约 4 000 mL,易饥、多食,日主食 1 kg,多尿,无心慌、手抖、多汗等。当时诊断为"糖尿病",未治疗,未复查,10 d 前出现全身无力,入院就诊。

体格检查:T 36.8 ℃,P 82 次/min,R 20 次/min,BP 140/72 mmHg,精神差,浅表淋巴结无肿大,心肺听诊无异常,肝脾未触及,神经系统检查无异常。

实验室检查:尿常规,葡萄糖(GLU)++++、蛋白质(PRO)++、镜检白细胞>200 个/LP;血常规,白细胞(WBC)13.9×10^9/L、中性粒细胞(N)77%;空腹血糖 22.11 mmol/L(正常值为 4.48 ~ 6.72 mmol/L)。

临床诊断:Ⅱ型糖尿病、糖尿病肾病、糖尿病合并泌尿系感染。

请问:①结合肾小球滤过功能,分析该患者蛋白尿形成原因。②结合肾小管、集合管重吸收功能,分析该患者糖尿形成原因。③结合影响尿生成的因素,分析该患者多尿原因。④结合尿生成的调节,分析该患者多尿与水利尿有何不同。

同步练习

一、名词解释

1.排泄   2.滤过分数   3.肾小球滤过率   4.水利尿   5.多尿   6.少尿

7.肾糖阈   8.球管平衡   9.渗透性利尿   10.无尿

二、单项选择题

1.人体最主要的排泄器官是   ( )

   A.皮肤   B.呼吸道

   C.肾   D.肺

   E.直肠

2.肾通过下列哪项完成泌尿功能   ( )

   A.肾小体和肾小管的活动

   B.肾小体、肾小管和集合管的活动

   C.肾小体、肾小管和输尿管的活动

   D.肾单位和输尿管的活动

   E.肾小球和肾小管

3.当肾动脉压由 120 mmHg 上升到 150 mmHg 时,肾血流量的变化是

                                                         ( )

   A.明显增加   B.明显减少

   C.无明显改变   D.先增加后减少

　　E. 先减少后增加

4. 下列情况中肾血流量最多的是　　　　　　　　　　（　　）

　　A. 剧烈运动时　　　　　　　　　B. 立位时

　　C. 环境温度升高时　　　　　　　D. 卧位时

　　E. 情绪激动时

笔 记 栏

5. 关于致密斑的描述正确的是　　　　　　　　　　　（　　）

　　A. 可感受入球小动脉血压的变化

　　B. 可感受血液中 NaCl 含量的变化

　　C. 可感受小管液中 NaCl 含量的变化

　　D. 可调节血管升压素的分泌

　　E. 以上均正确

6. 肾球旁细胞的生理功能是　　　　　　　　　　　　（　　）

　　A. 分泌血管紧张素　　　　　　　B. 分泌肾素

　　C. 分泌醛固酮　　　　　　　　　D. 分泌促红细胞生成素

　　E. 分泌抗利尿激素

7. 肾小球滤过率指的是　　　　　　　　　　　　　　（　　）

　　A. 一侧肾每分钟生成的超滤液量

　　B. 两侧肾每分钟生成的超滤液量

　　C. 两侧肾每分钟生成的尿量

　　D. 两侧肾每分钟的血浆流量

　　E. 一侧肾每分钟生成的尿量

8. 正常情况下, 肾小球滤过率为　　　　　　　　　　（　　）

　　A. 100 mL/min　　　　　　　　　B. 125 mL/min

　　C. 150 mL/min　　　　　　　　　D. 200 mL/min

　　E. 175 mL/min

9. 滤过分数是指　　　　　　　　　　　　　　　　　（　　）

　　A. 肾小球滤过率/肾血浆流量　　B. 肾血浆流量/肾血流量

　　C. 肾血流量/肾血浆流量　　　　D. 肾小球滤过率/肾血流量

　　E. 肾血浆流量/肾小球滤过率

10. 正常情况下, 流过肾脏的血浆被滤出约有　　　　　（　　）

　　A. 15%　　　　　　　　　　　　B. 19%

　　C. 45%　　　　　　　　　　　　D. 81%

　　E. 25%

11. 对肾小球滤过起决定性作用的结构是　　　　　　（　　）

　　A. 肾小球毛细血管内皮细胞　　B. 肾小囊壁层上皮细胞

　　C. 基膜层　　　　　　　　　　D. 肾小囊脏层上皮细胞

　　E. 肾小囊腔

12. 肾小球毛细血管内血浆滤出的直接动力是　　　　（　　）

　　A. 入球小动脉血压　　　　　　B. 出球小动脉血压

　　C. 肾小球毛细血管血压　　　　D. 全身动脉血压

　　E. 肾小囊内胶体渗透压

笔记栏

13. 下列哪种情况可导致肾小球滤过率增高　　　　　　　　（　　）

　　A. 注射大量肾上腺素　　　　　　B. 快速静脉注射大量生理盐水

　　C. 静脉滴注高渗葡萄糖注射液　　D. 注射血管升压素

　　E. 大量出汗

14. 肾炎出现蛋白尿的原因是　　　　　　　　　　　　　　（　　）

　　A. 血浆蛋白浓度升高　　　　　　B. 肾小球滤过率增高

　　C. 肾小球毛细血管血压升高　　　D. 滤过膜的糖蛋白减少或消失

　　E. 滤过膜面积减少

15. 一般情况下，肾小球的滤过率主要取决于　　　　　　　（　　）

　　A. 全身血浆胶体渗透压的改变　　B. 滤过面积的改变

　　C. 滤过膜的通透性　　　　　　　D. 肾血浆流量的改变

　　E. 囊内压的改变

16. 使肾小球滤过率降低的因素是　　　　　　　　　　　　（　　）

　　A. 肾小球毛细血管血压降低　　　B. 血浆蛋白减少

　　C. 肾小球的血浆流量增加　　　　D. 肾小囊内压降低

　　E. 滤过面积增大

17. 急性肾小球肾炎引起少尿的主要原因是　　　　　　　　（　　）

　　A. 血浆胶体渗透压升高　　　　　B. 囊内压升高

　　C. 滤过膜的通透性降低　　　　　D. 肾小球滤过膜总面积减少

　　E. 肾小球毛细血管血压下降

18. 正常终尿量占原尿量的　　　　　　　　　　　　　　　（　　）

　　A. 1%　　　　　　　　　　　　　B. 2%

　　C. 5%　　　　　　　　　　　　　D. 10%

　　E. 15%

19. 各段肾小管，重吸收物质量最大的是　　　　　　　　　（　　）

　　A. 集合管　　　　　　　　　　　B. 远曲小管

　　C. 近端小管　　　　　　　　　　D. 髓袢

　　E. 髓袢升支粗段

20. 对葡萄糖具有重吸收能力的是　　　　　　　　　　　　（　　）

　　A. 近端小管　　　　　　　　　　B. 远曲小管

　　C. 髓袢细段　　　　　　　　　　D. 集合管

　　E. 髓袢升支粗段

21. 正常人的肾糖阈约为　　　　　　　　　　　　　　　　（　　）

　　A. 80 ~ 100 mg/mL　　　　　　　B. 120 ~ 160 mg/mL

　　C. 160 ~ 180 mg/mL　　　　　　 D. 80 ~ 200 mg/mL

　　E. 120 ~ 200 mg/mL

22. 正常人摄入 K^+ 多，由肾排出也多，其原因是　　　　　（　　）

　　A. 肾小球滤过率增加　　　　　　B. 近端小管重吸收 K^+ 减少

　　C. 远曲小管和集合管分泌 K^+ 增多　D. 髓袢重吸收 K^+ 减少

　　E. 近端小管重吸收 K^+ 增加

23. 若肾小管和集合管对水的重吸收减少1%，尿量将增加　（　　）

A. 1%   B. 2%

C. 10%   D. 100%

E. 20%

24. 原尿的成分   (   )

A. 比终尿多葡萄糖   B. 比血浆少蛋白质

C. 比终尿少葡萄糖   D. 比血浆多蛋白质

E. 以上均不对

25. 决定终尿量多少的是   (   )

A. 近端小管   B. 髓袢升支

C. 远曲小管和集合管   D. 髓袢降支

E. 髓袢细段

26. 构成内髓质部渗透压梯度的主要溶质是   (   )

A. 尿素和 NaCl   B. 尿素和葡萄糖

C. NaCl 和 KCl   D. KCl 和尿素

E. NaCl 和葡萄糖

27. 参与尿液浓缩和稀释调节的主要激素是   (   )

A. 肾素   B. 血管紧张素

C. 醛固酮   D. 抗利尿激素

E. 肾上腺素

28. 原尿流经下列哪一部分后其成分将不再变化而成为终尿 (   )

A. 近端小管   B. 髓袢

C. 远曲小管   D. 集合管

E. 髓袢升支粗段

29. 糖尿病患者尿量增多的原因是   (   )

A. 肾小球滤过率增加   B. 渗透性利尿

C. 水利尿   D. 抗利尿激素分泌减少

E. 肾小管对葡萄糖减少

三、问答题

1. 简述肾血液循环的特点。

2. 简述尿液生成的基本过程。

3. 简述影响肾小球滤过的因素。

4. 简述肾小球分泌 H^+ 和重吸收 HCO_3^- 的过程。

5. 简述抗利尿激素的来源、作用和分泌调节因素。

6. 下列情况下尿量分别发生什么变化？为什么？

(1) 大量出汗。

(2) 大量饮用清水。

(3) 大量静脉输入生理盐水。

(4) 静脉注射 50% 的葡萄糖注射液 100 mL。

7. 试分析大量失血时尿量的改变及机制。

8. 简述排尿反射。

笔记栏

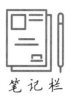

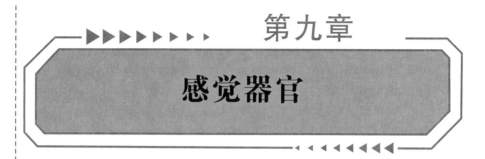

第九章

感觉器官

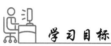

◎掌握 ①晶状体的调节。②视锥细胞和视杆细胞的生理功能。③视力和视野的概念。④近视眼、远视眼、散光和老花眼产生的主要原因及矫正。

◎熟悉 ①瞳孔近反射、瞳孔对光反射和眼球会聚。②暗适应、明适应。③声波传入内耳的途径。

◎了解 ①感受器的一般生理特性。②眼的折光系统。③耳蜗、前庭器官的功能。

第一节 概 述

一、感受器和感觉器官的定义

感受器是指分布在体表或组织内部专门感受机体内、外环境变化的结构或装置。感受器的结构是多种多样的:简单的可以是感觉神经末梢,如痛觉感受器;有的是在裸露的神经末梢周围再包绕一些其他结构,如环层小体;另有一些是高度分化了的感受细胞,如视网膜中的视锥细胞、视杆细胞和耳蜗内的毛细胞等。

某些特殊分化了的感受细胞与它们的非神经性附属结构所组成的感受装置称为感觉器官。高等动物最主要的感觉器官有眼(视觉)、耳(听觉)、前庭(平衡觉)、鼻腔的嗅上皮(嗅觉)、舌的味蕾(味觉)等。

二、感受器的分类

根据感受器所在的部位,可分为外感受器和内感受器两大类。

1.外感受器 外感受器位于皮肤和头面部,能感受外环境的变化,如光、声、位置、嗅、味等感受器和皮肤的触、压、冷、热、痛等感受器。它们的活动常引起清晰的感觉,并能精确定位。

2. 内感受器　内感受器分布在心脏、血管、内脏、肌肉、关节和脑等处，接受体内的变化信息。它们的活动一般不产生意识感觉，或仅产生不能精确定位的模糊的感觉，如心房的容量感受器、动脉管壁的压力感受器、骨骼肌的肌梭和下丘脑内渗透压感受器等。

另外，根据感受器所接受刺激的性质，可分为电磁（包括光和热）感受器、机械感受器和化学感受器等。

三、感受器的一般生理特性

（一）感受器的适宜刺激

每种感受器都只对特定形式的刺激最敏感，这种形式的刺激被称为该感受器的适宜刺激。例如，一定波长的光波是视网膜感光细胞的适宜刺激，一定频率的声波是耳蜗毛细胞的适宜刺激。感受器对于一些非适宜刺激也可能起反应，但是所需的刺激强度通常比适宜刺激要大得多，如猛击眼球"冒金星"就是一例。正因为如此，机体内、外环境的各种变化，总是先作用于相关的那种感受器，引起机体做出相应的反应。

（二）感受器的换能作用

接受刺激后的感受器能把各种形式的刺激能量转变为传入神经末梢上的电反应（即发生器电位）或感受细胞的电反应（即感受器电位），这种作用称为感受器的换能作用。发生器电位或感受器电位的产生，实际上是传入神经纤维的细胞膜或感受细胞的细胞膜进行了跨膜信号传递或转换的结果。发生器电位和感受器电位都是局部电位，其大小在一定范围内与刺激的强度成正比，不具有"全或无"的性质，表现出总和现象，并能以电紧张形式沿所在的细胞膜做短距离扩布。

（三）感受器的编码作用

感受器能把刺激所包含的内外环境变化信息转移到电信号系统中去，此称为感受器的编码作用。感受器的编码作用十分复杂，这里就感受器如何对不同种类的感觉和不同程度的感觉进行编码加以介绍。

1. 不同种类感觉的产生　不论是哪种感受器，由它们引出的传入冲动都是一些在波形和产生原理上基本一致的动作电位。因此，不同种类的刺激不可能通过某些特异的动作电位形式或频率特性来编码。大量事实表明，不同种类感觉的引起，既取决于刺激的种类和被刺激的感受器类型，也取决于被兴奋的感觉神经纤维及其传入冲动所到达的大脑皮质的部位。例如，电刺激视神经或直接刺激枕叶皮质都能引出光亮感；临床上某些痛觉传导通路或相应中枢的病变均可引起身体一定部位的疼痛。在自然状态下，由于感受器在进化过程中的高度分化，使得某类感受器变得对某种刺激（即适宜刺激）特别敏感，而由此产生的传入信号又只能遵循特定的传导通路到达特定的皮质部位，产生特定的感觉。

2. 不同程度感觉的产生　强弱不等的感觉的产生是由于不同强度的刺激所引起的。对一个细胞（包括神经细胞）来说，动作电位是"全或无"式的，

【想一想】
　　感受器电位或发生器电位能否直接沿传入神经上传至中枢引起感觉？

因此刺激的强度不可能通过动作电位的幅度大小或波形改变来编码。实验表明,不同强度的刺激是通过改变相应传入神经纤维上冲动的频率和参与这一信息传输的神经纤维的数量来编码的,最终引起强弱不等的感觉。

(四)感受器的适应现象

当某一恒定强度的刺激持续作用于一个感受器时,其传入神经纤维上的动作电位频率随刺激时间延长而逐渐降低,这种现象称为感受器的适应(adaptation)。"入芝兰之室,久而不闻其香;入鲍鱼之肆,久而不觉其臭"就是感受器产生适应的一个很好例子,表明了我们的嗅觉存在适应现象。根据适应现象出现的快慢,感受器可分为快适应感受器和慢适应感受器两类。前者如皮肤触觉感受器和嗅觉感受器,有利于再接受新的刺激,对于不断探索新事物起重要作用。后者如关节囊感受器和肌梭感受器,其功能在于对持续作用的刺激强度进行监测,只要刺激存在,它就不停地传送信息到中枢神经系统,有利于机体根据刺激的改变随时调整机体的功能(图9-1)。

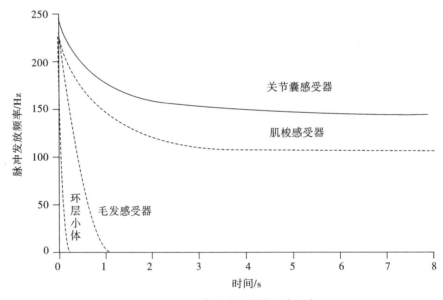

图 9-1　不同类型感受器的适应现象

需要指出的是,适应并非疲劳。因为对某一强度的刺激产生适应以后,如增加刺激的强度,又可以引起传入冲动的增加。另外,在整体情况下,感觉的适应现象不仅与感受器的适应特性有关,而且还与中枢神经系统,特别是大脑皮质功能的特性有关。

第二节　视觉器官

视觉是由眼、视神经和视觉中枢共同完成的活动。人眼的适宜刺激是波长为380～760 nm的电磁波。外界物体发出或反射的光线,透过眼的折光系统,在视网膜上成像;视网膜上含有对光高度敏感的视杆细胞和视锥细胞,能将光能转换成神经冲动,再通过视神经将冲动传入视觉中枢,从而产生视觉。所以眼兼有折光成像和感光换能两种作用。角膜、房水、晶状体和玻璃体构成眼的折光系统;而视网膜为眼的感光系统。

笔记栏

一、眼的折光功能

(一)眼的折光与成像

眼的折光系统是一个复杂的光学系统。外界射入眼内的光线,在到达视网膜前,须通过 4 种折射率不同的介质,即角膜、房水、晶状体和玻璃体(图9-2)。

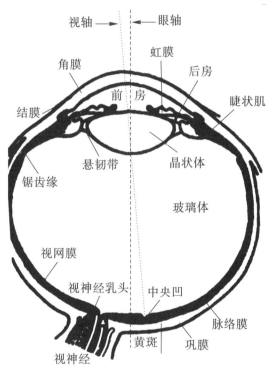

图9-2 眼球的水平切面(右眼)

光线入眼后在视网膜上形成物像的过程,与凸透镜成像过程十分相似,但眼对光的折射情况远比单片凸透镜复杂。因此,有人采用所谓简化眼的模型来计算眼的折光和成像情况。在简化眼模型中,用单球面折光体代表眼的折光系统,其光学参数和其他特征与正常眼等值。具体规定如下:①眼球由一个前后径为 20 mm 的单球面折光体所构成,折光系数为1.33;②外界光线由空气进入球形界面(角膜前表面)只折射一次,此球面的曲率半径为 5 mm,即节点在角膜前表面后方 5 mm 处;③前主焦点在角膜前表面的前方 15 mm 处,后主焦点在节点后方 15 mm 处(即视网膜上)。进入简化眼的光线符合以下几条折光规律:通过节点的光线不发生折射;平行光线经过眼的折光系统则被聚焦于视网膜上。利用这个模型大致可计算出不同距离的物体在视网膜上成像的大小。如图 9-3 所示,AnB 和

anb 是两个相似三角形,因此可用下式算出视网膜上物像的大小:

$$\frac{物体大小(AB)}{物体至节点距离(Bn)} = \frac{物像大小(ab)}{节点距视网膜的距离(nb)}$$

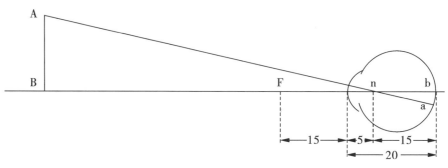

n 为节点;AB 为物体;ab 为物像;F 为前主焦点。单位为 mm。

图9-3　简化眼及其成像

一般来说,在人眼前方6 m以外直至无限远处的物体,发出或反射至眼的光线近于平行,因此可在视网膜上形成清晰的物像。但是,如果来自某一物体的光线过弱,或光线在空间和眼内传播时被散射或吸收,则在到达视网膜时可能已减弱到不足以兴奋感光细胞的程度。另外,如果物体非常小,或离眼太远,则在视网膜上形成的物像过小超过感光细胞分辨的限度。在这些情况下,即使在视网膜上形成清晰的物像,但由于光线太弱或成像太小,都不能被感知。

(二)眼的调节

正常眼不需任何调节就能将远处物体(6 m以外)发出的平行光线经折射后恰好聚焦在视网膜上,形成清晰的物像。视近物(6 m以内)时,如果眼不做调节,近物发出的辐射光线,经折射后必定成像于视网膜之后,在视网膜上形成的是模糊不清的物像。但是,正常眼能看清一定近距离的物体,这是因为眼进行了调节,使进入眼内的光线经过较强的折射,最终也能成像在视网膜上。眼的调节包括:晶状体的调节、瞳孔的调节以及眼球会聚3个方面。

1.晶状体的调节　晶状体周缘附着于悬韧带上,后者又系在睫状体上。看远物时,睫状肌处于松弛状态,这时悬韧带保持一定的紧张度,晶状体受到悬韧带的牵引,其形状相对扁平;看近物时,可反射性地引起睫状肌收缩,悬韧带松弛,晶状体靠自身弹性而向前方和后方凸出(以前凸为主),使眼的折光能力增强,近物发出的辐射光线就能聚焦、成像于视网膜上。

通过调节,人眼能看清物体的最近距离,称为近点。近点越近,表示晶状体的弹性越好,也就是晶状体调节能力越强。有些人年轻时眼的折光能力正常,但随着年龄的增长,晶状体弹性减弱,看近物时调节能力减弱,称为老视。

2.瞳孔的调节　正常人眼瞳孔的直径可变动于1.5~8.0 mm,瞳孔的大小可以调节进入眼内的光量。视近物时,可反射性地引起双侧瞳孔缩小,这就是瞳孔近反射或称瞳孔调节反射。瞳孔缩小可减少进入眼内光量,保护视网膜,并可减少球面像差和色像差,增加视觉的清晰度。

当用不同强度的光线照射眼球时,瞳孔的大小由于入射光量的强弱而改变,称为瞳孔对光反射。瞳孔对光反射是眼的一种重要适应功能。这一反射的意义在于调节进入眼内的光量,使视网膜不致因光量过强而受到损害。瞳孔对光反射的效应是双侧性的,光照一侧眼球,两眼瞳孔同时缩小,因此又称互感性对光反射,该反射中枢在中脑。瞳孔对光反射灵敏,便于检查,临床上常作为判断中枢神经系统病变部位、全身麻醉的深度和病情危重程度的重要指标。

3. 眼球会聚 当两眼注视一个由远移近的物体时,发生两眼球内收及视轴向鼻侧聚拢的现象,称为眼球会聚。其意义在于双眼同时看一近物时可使物像落于两眼视网膜的对称点上,避免了复视,从而产生单一的清晰视觉。

(三)眼的折光异常

若眼的折光能力异常或眼球的形态异常,平行光线将不能聚焦安静未调节眼的视网膜上,无法形成清晰的像,这称为眼的折光异常,包括近视、远视和散光。表9-1列出眼的折光异常的一些特点。

表9-1 眼的折光异常的比较

比较项目	近视	远视	散光
产生原因	眼球前后径过长或晶状体过凸	眼球前后径过短或晶状体凸度过小	角膜表面曲率半径不等
平行光聚焦点	视网膜之前	视网膜之后	不能聚焦
近点	比正常眼近	比正常眼远	—
矫正	凹透镜	凸透镜	柱面镜

二、眼的感光功能

(一)视网膜的结构和两种感光换能系统

视网膜是一层透明的神经组织膜,仅0.1～0.5 mm厚,但结构非常复杂,主要细胞层次可分为4层(图9-4),由外向内依次为色素细胞层、感光细胞层、双极细胞层、神经节细胞层。①色素细胞层:含有黑色素颗粒和维生素A,对感光细胞起营养和保护作用。②感光细胞层:人类感光细胞有视杆细胞和视锥细胞两种,在形态上分为3部分,由外向内依次为外段、内段和终足(图9-5),其中外段是感光色素集中的部位,在感光换能中起重要作用。视杆细胞外段呈长杆状,视锥细胞外段呈短圆锥状,两种感光细胞都通过终足与双极细胞发生突触联系。③双极细胞层:其一极与感光细胞发生突触联系,另一极与神经节细胞发生突触联系。④神经节细胞层:其轴突组成视神经,穿过视网膜,由眼的后极出眼球,这就在视网膜表面形成视神经乳头,由于此处无感光细胞,不能感受光刺激产生视觉,故称为盲点(blind spot)。但正常情况下由于用双眼视物,一侧盲点可以被对侧视觉补偿,人们并不能觉察到视野中缺损的存在。

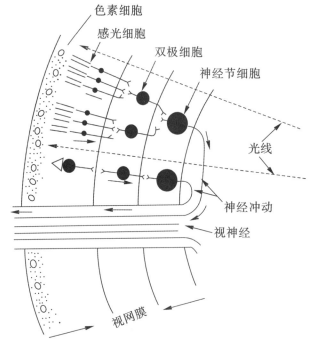

图9-4　视网膜的主要细胞层次及其联系模式

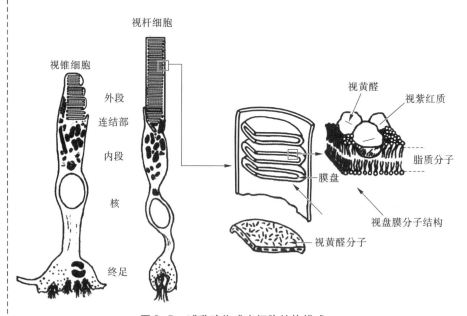

图9-5　哺乳动物感光细胞结构模式

笔记栏

（二）视杆系统

视杆系统是由视杆细胞和与之相联系的双极细胞、神经节细胞等共同组成的感光换能系统，其主要特点是：①对光敏感度高，能在暗处感受弱光刺激，产生暗视觉；②分辨力差，对被视物体的细节难以精确分辨；③不能分辨颜色，只能辨别明暗，没有产生色觉的能力。

感光细胞换能作用的物质基础就是细胞中所含的感光色素，视杆细胞的感光色素是视紫红质。目前对视紫红质的光化学反应研究得比较清楚。

视紫红质是维生素 A（视黄醇）的衍生物 11-顺型视黄醛与视蛋白的结合产物，它在光照时迅速分解成全反型视黄醛和视蛋白。视紫红质对光极为敏感，据计算，一个光量子的能量就能使一个视紫红质分子分解。视紫红质的光化学反应是可逆的，它在光的作用下分解，而在暗处则可重新合成（图 9-6）。视紫红质合成的第一步是全反型视黄醛变为 11-顺型视黄醛，这是一个耗能的酶促反应。一旦 11-顺型视黄醛形成，就可以很快地和视蛋白结合成为视紫红质，这一步反应不耗能。此外，贮存于视网膜色素细胞层中的全反型视黄醇，在有能量供应的情况下，可以变成 11-顺型视黄醇，并返回视杆细胞，然后在酶的作用下被氧化成 11-顺型视黄醛，后者与视蛋白结合成视紫红质。

在暗光环境中，视杆细胞中既有视紫红质的分解，又有它的合成，这是人在暗处能持续视物的基础。光线较暗时，合成过程超过分解过程，这样视杆细胞中视紫红质的含量就较多，从而使视网膜对弱光较为敏感；相反，人在亮处时，视紫红质的分解增强，合成过程减弱，这样视杆细胞暂时失去感光能力，而由视锥细胞来承担亮光环境中的感光功能。

视紫红质虽然可以不断地进行再生循环，但是在它的分解和合成过程中，总有一部分视黄醛要被消耗，因此必须靠食物中的维生素 A 来补充。当血液中维生素 A 含量过低时，就会影响视紫红质的合成及其光化学反应的正常进行，影响到暗视觉，严重时产生夜盲症。

【想一想】
　　人眼在昏暗环境中看到的物体有什么特点？为什么？在明亮的环境中又如何呢？

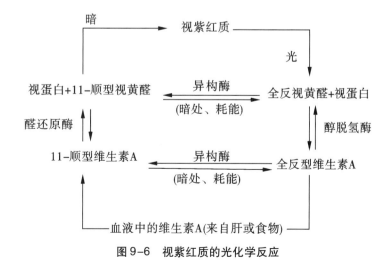

图 9-6　视紫红质的光化学反应

笔记栏

（三）视锥系统

视锥系统是由视锥细胞和与之相联系的双极细胞、神经节细胞等共同组成的感光换能系统。其主要特点是：①对光敏感性差，只在强光条件下才能发生反应，形成明视觉；②分辨力强，能精确分辨被视物体的细节；③具有辨色能力，产生色觉。

1. 视锥细胞的感光换能功能　视锥细胞外段具有与视杆细胞类似的盘状结构，也含有特殊的感光色素。目前已知大多数脊椎动物具有 3 种不同的感光色素，分别存在于 3 种不同的视锥细胞之中。3 种感光色素都含有同样的 11-顺型视黄醛，只是视蛋白的分子结构稍有不同。视蛋白分子结构中的微小差异决定了与它结合在一起的视黄醛分子对某种波长的光线最为敏感。

2. 视锥细胞与颜色视觉　视锥细胞功能的重要特点是它具有辨别颜色的能力。色觉是由于不同波长的光波作用于视网膜后在人脑引起的主观感觉，这是一种复杂的物理和心理现象。正常视网膜可分辨波长 380～760 nm 之间的 150 种左右不同的颜色，每种颜色都与一定波长的光线相对应。

（1）色的属性　色有色调、饱和度和明亮度 3 种属性。色调主要取决于光的波长，不同波长的光所引起的感觉，被描述为红、黄、绿、蓝等不同颜色；几种不同波长的光混合在一起，也能使人产生某种颜色的感觉。色的饱和度是指光的彩色深浅度或鲜艳度，取决于彩色中的白色光含量，白光的成分愈多，色的饱和度就愈低。例如红光与白光混合，就产生饱和度较低的红色，即粉红色。色的明亮度是指一定波长的光所具能量的大小。明亮度也能影响色的感知，例如在较暗的光线下被感知为橙色的光，在较亮的情况下可被感知为黄色。

（2）视觉的三原色学说　各种颜色的光以及白光都可以用不同比例的红光、绿光和蓝光三者混合而形成。因此，红、绿、蓝 3 种颜色被称为三原色。早在 20 世纪初，有人就用这一原理解释色觉的形成机制，这就是所谓的视觉三原色学说，以后这一学说得到了证实和完善。该学说认为在视网膜上分布有 3 种不同的视锥细胞，分别含有对红、绿、蓝 3 种光敏感的感光色素；当某一种颜色的光线作用于视网膜上时，以一定的比例使 3 种视锥细胞分别产生不同程度的兴奋，这样的信息传至中枢，就产生某一种颜色的感觉。例如，红、绿、蓝 3 种视锥细胞兴奋程度的比例为 4：1：0 时，产生红色的感觉；三者兴奋的比例为 2：8：1 时，产生绿色的感觉；当 3 种视锥细胞受到同等程度的三色光刺激时，将引起白色的感觉等。

3. 色盲与色弱　色盲是一种色觉障碍，即对全部颜色或某些颜色缺乏分辨能力，因此色盲可分为全色盲或部分色盲。全色盲极为少见，表现为只能分辨光线的明暗，呈单色视觉。较为常见的是部分色盲，部分色盲又可分为红色盲、绿色盲及蓝色盲，可能是由于缺乏相应的某种视锥细胞所致。色盲中最多见的是红色盲和绿色盲，统称为红绿色盲。红绿色盲者只有红色感或绿色感，即不能分辨红色和绿色。色盲绝大多数是由遗传因素引起的，只有极少数是由视网膜的病变引起的。

有些色觉异常的产生并非因缺乏某种视锥细胞,而只是某种视锥细胞的反应能力较弱,使患者对某种颜色的识别能力较正常人稍差,即辨色功能不足。这种色觉异常称为色弱,色弱常由后天因素引起。

三、与视觉有关的几种生理现象

(一)视力

视力或视敏度是指人眼分辨物体细微结构的最大能力,通常以视角大小作为指标。视角即物体上两点光线射入眼球时在节点处交叉所成的夹角。受试者能分辨的视角越小,其视力越好。正常人眼能分辨的最小视角为1分角(1/60度)。1分角在视网膜上所形成的两点物像之间的距离为4~5 μm,略大于视网膜中央凹处视锥细胞的平均直径,可分别刺激间隔一个感光细胞的2个视锥细胞,视觉中枢即可分辨出该两点,看清该物体。因此,人眼所能看清的最小视网膜像的大小,大致相当于视网膜中央凹处一个视锥细胞的平均直径。

(二)暗适应与明适应

1. 暗适应　人从亮处突然进入暗处,最初看不清楚任何物体,经过一定时间逐渐恢复暗视觉,这种现象称为暗适应。暗适应的产生与视杆细胞中视紫红质光下分解和暗处合成这种特点有关(图9-7)。

2. 明适应　当人从暗处到光亮处时,最初只有耀眼光亮感觉而视物不清,稍等片刻即恢复明视觉,这种现象称为明适应。当人从暗处到明处时,在暗处蓄积起来的对光敏感性较高的视紫红质迅速分解,产生耀眼的光感;待视杆色素迅速分解而浓度降低时,对光不敏感的视锥色素才能在光亮环境中发挥作用。明适应出现较快,仅约1 min就可完成。

【想一想】

视力表是检测视敏度时常用的工具,它利用的是什么原理呢?

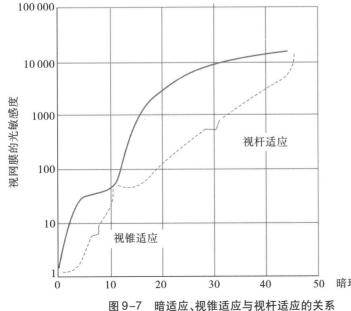

图9-7　暗适应、视锥适应与视杆适应的关系

笔记栏

（三）视野

视野是单眼固定注视正前方一点时所能看到的空间范围。视野的最大界限应以它和视轴形成的夹角的大小来表示。在同一光照条件下，用不同颜色光测得的视野大小不一样，白色视野最大，其次为黄色、蓝色，再次为红色，而绿色视野最小。视野的大小可能与各类感光细胞在视网膜上的分布范围有关。另外由于鼻和额部的遮挡，造成正常人的视野范围，鼻侧与上侧较小，颞侧与下侧较大。

（四）双眼视觉

两眼同时视某一物体时产生的视觉，称双眼视觉。双眼视物时，物体成像在两眼视网膜的对称点上，于是在视觉中只有一个物像。双眼视觉与单眼视觉相比，其特点主要是可以弥补视野中盲点的缺陷，又可扩大单眼视觉时的视野，并在形成立体视觉、增强对物体大小和距离判断的准确性方面起作用。

第三节　听觉器官

听觉是由耳、听神经和听觉中枢共同来完成的活动。耳是听觉的外周感觉器官，由外耳和中耳构成的传音系统及内耳的感音系统所组成。声源振动引起空气产生疏密波，通过外耳道、鼓膜和听骨链的传递，引起耳蜗中淋巴液和基底膜的振动，从而使螺旋感受器中的毛细胞发生兴奋，将声音信息转变为听神经纤维上的神经冲动，并以神经冲动的不同频率和组合形式对声波信息进行编码，传递到大脑皮质听觉中枢，产生听觉。

一、外耳和中耳的传音功能

【议一议】
声波传入内耳可通过哪些途径？

声波经外耳、鼓膜、听小骨链和前庭窗传至内耳，这是声波传到内耳的主要途径。另外，声波还可以通过引起鼓膜振动，继而引起鼓室内空气的振动，再经蜗窗把振动传入内耳（图9-8），这一途径只有在听小骨发生病变时才有实际作用，但听觉敏感度大为减弱。以上两种传导途径称为气传导。此外，声波还可经颅骨、耳蜗骨壁传入内耳，这称为骨传导。骨传导的效率远低于气传导，人对声音的感受主要依靠气传导。

（一）外耳

外耳由耳郭和外耳道组成。耳郭的形状有利于收集外界的声波，有集音的作用。人类的耳郭虽不能运动，但在声源方位的辨别上仍有一定的作用。

外耳道是声波传导的通路。外耳道长约2.5 cm，作为一个共鸣腔，其最佳共振频率约为3 800 Hz。当频率为3 000～5 000 Hz的声波由外耳道口传到鼓膜附近时，声波强度大约可提高10 dB。

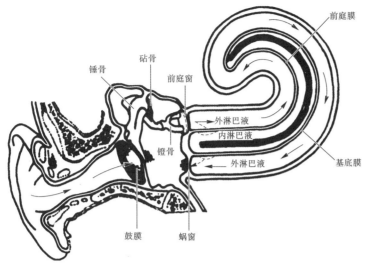

图9-8 人耳横切面

（二）中耳

中耳包括鼓膜、听骨链、鼓室和咽鼓管等主要结构，它们在传音中发挥了各自重要的作用。

1. 鼓膜 鼓膜呈椭圆形，面积为 $50\sim90$ mm^2，厚度约 0.1 mm，它是一个顶点朝向鼓室的漏斗形薄膜，如同电话受话器中的振膜，是一个压力承受装置。鼓膜自身没有固有的振动，但能将声波如实地传导至内耳，而且与声波振动始终同步，很少有残余振动。

2. 听骨链 听骨链由锤骨、砧骨及镫骨依次连接而成。锤骨柄附着于鼓膜的脐部，镫骨底板则和前庭窗膜相接。锤骨、砧骨和镫骨相互间有关节联系，三者共同构成一个两臂之间呈固定角度的杠杆系统。杠杆的长臂是锤骨柄，短臂是砧骨长突。该杠杆系统的特点是支点恰好在整个听骨链的重心上，因而在能量传递过程中效率最高。杠杆的长臂与短臂的长度比例约为 $1.3:1$，因此当振动由鼓膜经听骨链传至前庭窗膜时，振动的压力则增大到原来的 1.3 倍。鼓膜的振动面积约 59.4 mm^2，而前庭窗膜的面积只有 3.2 mm^2，两者相差约 18.6 倍。因此，经过这一杠杆系统的传递，前庭窗膜上振动压强是鼓膜上的 24.2 倍（18.6×1.3）。这就是中耳声波传递中的增压效应。

3. 咽鼓管 咽鼓管连通鼓室和鼻咽部，其鼻咽部的开口通常处于闭合状态，当吞咽或打呵欠时则开放。咽鼓管的开放有利于调节鼓室内空气和大气之间的气压平衡，以维持鼓膜的正常位置、形状和振动性能。咽鼓管因炎症阻塞后，鼓室内空气被吸收，可造成鼓膜内陷，产生耳鸣，影响听力。高空大气压力低，飞机迅速升空可使鼓膜向外膨出，引起疼痛甚至鼓膜破裂。此时，如做吞咽动作，常可避免此类情况的发生。

二、内耳的感音功能

（一）耳蜗的结构特点

耳蜗是由一条骨性管道绕一个骨轴盘旋 $2.5\sim2.75$ 圈而成。在耳蜗的横断面上可见到两个分界膜,一为斜行的前庭膜,一为横行的基底膜。此两膜将管道分为3个腔,分别称为前庭阶、鼓阶和蜗管(图9-9)。前庭阶在耳蜗底部与前庭窗膜相接,其内充满外淋巴。鼓阶在耳蜗底部与圆窗膜相接,其内也充满外淋巴。在耳蜗顶部,前庭阶与鼓阶相通。蜗管是一个盲管,里面充满的是内淋巴。基底膜上有听觉感受器——螺旋器(也称柯蒂器,organ of Corti),螺旋器由内、外毛细胞及支持细胞等构成,在近蜗轴侧有一行纵向排列的内毛细胞,靠外侧有3~5行纵向排列的外毛细胞,毛细胞的顶部与蜗管内淋巴相接触,毛细胞底部则与外淋巴相接触。每一个毛细胞的顶部表面都有上百条整齐排列的纤毛,称听毛,其中较长的一些埋植在盖膜的胶冻状物质中。盖膜在内侧连耳蜗轴,外侧游离在内淋巴中。毛细胞底部与听神经纤维末梢之间有突触联系。

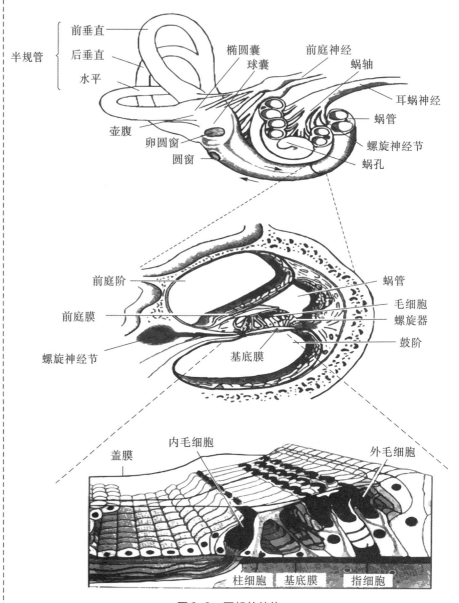

图9-9　耳蜗的结构

(二)内耳的感音换能作用

当声波振动通过听骨链到达前庭窗膜时,压力变化立即传给耳蜗内液体和膜性结构。如果前庭窗膜内移,前庭膜和基底膜也将下移,最后是鼓阶的外淋巴压力升高,使蜗窗膜发生外移;相反,当前庭窗膜外移时,整个耳蜗内结构又做相反方向的移动,鼓阶中外淋巴压力降低,而使圆窗膜发生内移。这里可以看出,在正常气传导的过程中,蜗窗膜实际起着缓冲耳蜗内压力变化的作用,是耳蜗内结构发生振动的必要条件。

声波传入内耳,推动前庭窗膜和蜗窗膜协调地内陷和外凸,经过淋巴液的波动而引起基底膜的振动,使盖膜与毛细胞的相对位置发生变化,听毛弯曲而引起毛细胞的电位变化。这种电位变化的波形、波幅、频率同刺激的声波相一致,耳蜗能像微音器那样将声波振动转变为相应的电信号,故把发生在耳蜗的这种电位称为微音器电位。其特点如下:①在一定的刺激强度范围内,微音器电位的频率和幅度与声波振动完全一致(图9-10);②无真正的阈值,没有潜伏期和不应期;③不易疲劳,不发生适应现象;④对缺氧和麻醉相对不敏感,甚至在听神经纤维变性时微音器电位仍能出现。毛细胞底部与听神经的末梢形成突触联系,微音器电位使毛细胞底部膜电位改变,从而调控递质的释放。释放的递质再作用于神经末梢使其产生局部电位,当总和达到阈电位水平时,引发听神经产生动作电位,并由听觉传导通路传到听觉中枢,产生听觉。

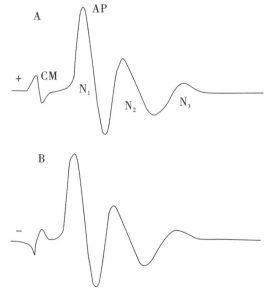

CM:微音器电位;AP:耳蜗神经动作电位(包括 N_1、N_2、N_3 3 个负电位);A 与 B 对比表明,声音位相改变时,微音器电位位相倒转,但神经动作电位位相没有改变。

图9-10 耳蜗微音器电位和听神经动作电位

三、听觉器官对声波的分析

(一)听力

人听觉器官感受声波的能力称为听力,听力丧失或严重减退称为耳聋。

正如前述,耳聋一般可分为传音性耳聋和感音性耳聋两类。

人听觉器官所能感受到的声波频率在 20～20 000 Hz,对于其中每一种频率,都有一个刚好能引起听觉的振动强度,称为听阈(图 9-11)。当振动强度在听阈以上继续增加时,听觉的感受也相应增强,但当强度增加到某一限度时,它引起的将不单是听觉,同时还会引起鼓膜的疼痛感觉,这个限度称为最大可听阈。由于人耳对声波每一振动频率都有它自己的听阈和最大可听阈,因而就能绘制出表示人耳对声波振动频率和强度的感受范围的坐标图,如图 9-11 所示。其中下方曲线表示不同频率声波振动的听阈,上方曲线表示它们的最大可听阈,两者所围成的面积则为听域。凡是人所能感受的声波,它的频率和强度的指标都应在听域的范围之内,从听域图上看出,人耳最敏感的声波频率在 1 000～3 000 Hz。

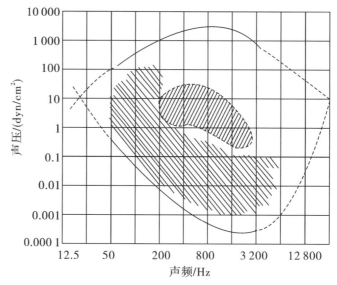

中心斜线区:通常的语言区;下方斜线区:次要的语言区。

图 9-11　人的正常听域

(二)听觉器官对声波频率的分析

频率是声波的物理特性,音调是频率的主观反映,一般说来,音调的高低与频率的高低是一致的。目前已普遍采用行波学说来解释听觉器官对声波频率的分析。行波学说认为,声波振动传到前庭窗后,使前庭阶外淋巴和蜗管内淋巴发生振动;内淋巴的振动,首先在靠近前庭窗处引起基底膜的振动,然后再以所谓行波的方式,沿着基底膜向耳蜗的顶部传播,就像人在抖动绸条时,有行波沿绸带向远端传播一样。与绸布抖动不同的是,基底膜上的振动,自蜗底产生后,在行进过程中振动幅度逐渐加大,到基底膜的某一部位振幅达到最大,在最大振幅出现以后,行波很快消失,不再往前传播。声波频率不同,行波传播距离和最大行波振幅出现的部位也不同。声波频率愈低,行波传播愈远,最大振幅出现的部位愈靠近耳蜗顶部;相反,声波频率愈高,行波传播愈近,最大振幅出现的部位愈靠近耳蜗底部(图 9-12)。

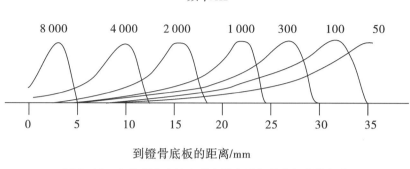

图9-12　各种频率声波在基底膜上引起最大振幅的部位

既然每一种频率的声波在基底膜上都有一个特定的行波传播距离和最大共振区,最大共振区内的毛细胞和听神经纤维就会受到最大的刺激,这样,来自基底膜不同区域的听神经纤维上的动作电位及其组合形式,传到听觉中枢的不同部位时,就会产生不同音调的感觉。这一理论在动物实验中也得到证实:耳蜗底部受损主要影响高频听力,耳蜗顶部受损主要影响低频听力。

（三）听觉器官对声波强度的分析

强度是声波的另一个物理特性,而响度是强度的主观反映。某强度的声波作用于人听觉器官所引起的一种识别声波强弱的感觉称为响度。一般来说,响度的大小与强度的大小是一致的。对声波强度或响度的感觉,一方面决定于听神经的某条纤维上冲动发放的频率,另一方面决定于被兴奋的听神经纤维的数量。进入内耳的声波愈强,基底膜上行波的振幅就愈大,对毛细胞的刺激也愈强,单条神经纤维向中枢发放的冲动频率愈高;同时,声波愈强,被兴奋的听神经纤维的数量愈多,在颞叶皮质发生兴奋的神经元数量就愈多,所以产生的声波感觉就愈响亮。

（四）听觉器官对声源方位的分析

对声源的空间定位离不开双耳,它必须依靠声波到达两耳的时间差异和强度差异来辨别。如声源在人的左侧,则声波先到达左耳,后到达右耳,两者间存在一个很小的时间差;此外,由于头的阻挡和距离不同的缘故,左耳感受到的声波较右耳为强,两者间存在一个很小的强度差。当两耳感受到存在这两种差异的声波后,将信息上传到皮质听觉中枢,经中枢综合分析后就能对声源做出正确定位。

第四节　前庭器官

前庭器官是由前庭（椭圆囊、球囊）和3个半规管构成,它能感受头在空间的位置以及人体自身的姿势和运动状态,在保持身体的平衡中起重要作用。当机体进行旋转或直线变速运动时,速度的变化（包括正负加速度）会刺激3个半规管或椭圆囊中的感受细胞;当头的位置和地球引力的作用方向出现改变时,就会刺激球囊中的感受细胞。这些刺激引起的神经冲动沿第八对脑神经的前庭神经传向中枢,引起相应的感受和其他效应,从而反射性地调节机体的姿势和平衡。

一、前庭器官的感受装置和适宜刺激

(一) 前庭器官的感受细胞

前庭器官的感受细胞都是毛细胞,它们具有相似的结构和功能。这些毛细胞通常在顶部有60~100条纤毛,呈阶梯状排列,其中有一条最长,位于细胞顶端的一侧边缘处,称为动毛,其余的纤毛较短,占据了细胞顶端的大部分区域,称静毛。图9-13是在一个半规管壶腹中的毛细胞上所做的实验,当动毛和静毛都处于自然状态时,细胞膜内外存在着约-80 mV的静息电位,同时与此毛细胞相接触的神经纤维上有中等频率的持续放电。如果用外力使静毛朝向动毛一侧偏转时,毛细胞膜电位即发生去极化,若去极化达到阈电位(-60 mV)水平,与毛细胞相连的神经纤维冲动发放频率增加表现为兴奋效应;与此相反,当外力使静毛向背离动毛的一侧弯曲时,则毛细胞的膜电位发生超极化,神经纤维上的冲动发放频率减小,表现为抑制效应。这是迷路器官中所有毛细胞感受外界刺激时的一般规律,其换能机制与前面讲到的耳蜗毛细胞类似。在正常情况下,由于各前庭器官中毛细胞所在位置和附属结构的不同,使得不同形式的变速运动都能以特定的方式改变毛细胞纤毛的倒向,使相应的神经纤维的冲动发放频率发生改变,把机体运动状态和头在空间中的位置信息传送到中枢,引起特殊的运动觉和位置觉,并出现各种躯体和内脏功能的反射性改变。

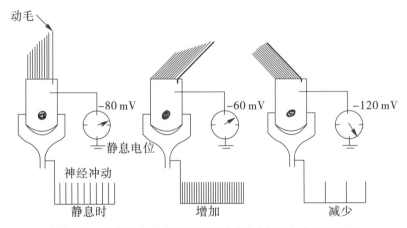

图9-13 前庭器官中毛细胞顶部纤毛受力情况与电位的关系

(二) 前庭器官的适宜刺激

椭圆囊和球囊的毛细胞位于囊斑上。毛细胞顶部的纤毛伸入耳石膜的胶质中。人在直立位时,椭圆囊中的囊斑呈水平位,其表面的毛细胞顶部朝上,耳石膜在纤毛上方,当人在水平方向做直线变速运动时,由于耳石膜的惯性,使毛细胞的动毛和静毛倾向某一侧造成去极化或超极化,进而改变传入神经冲动频率。球囊中的囊斑与地面垂直,耳石膜悬在纤毛外侧,可感受头在重力作用方向上的速度和空间位置的相对变化。

半规管共有 3 个,它们各处于一个平面上,互相垂直。每个半规管约占 2/3 个圆周,一端有一个相对膨大的壶腹,壶腹内有壶腹嵴,嵴中有一排毛细胞,其顶部的纤毛埋植于终帽中。半规管壶腹嵴毛细胞的适宜刺激是身体旋转变速运动。旋转开始及停止时,相应半规管壶腹中的毛细胞因管腔中内淋巴的惯性流动而受到冲击,顶部纤毛向某一方向弯曲,引起传入神经纤维上冲动频率的改变。

二、前庭反应

来自前庭器官的传入冲动,除引起运动觉和位置觉外,还引起各种姿势调节反射、自主神经性反应以及眼震颤。

(一)前庭器官的姿势反射

由前庭器官参与实现的姿势调节反射有:①头部处于不同位置时所引起的状态反射;②翻正反射;③身体进行各种运动时的运动姿势反射。

(二)前庭器官的自主性神经反应

前庭器官受到过强或过长刺激,或刺激虽未过量但前庭功能过敏时,常会引起恶心、呕吐、眩晕、皮肤苍白等现象,称为前庭自主神经性反应。有的人这些症状特别明显,出现晕船、晕车等病态。

(三)眼震颤

前庭反应中最特殊的是躯体旋转运动时出现的一种眼球往返运动,称为眼震颤,主要由半规管受刺激造成。如向左旋转时,两眼球先向右缓慢移动,此称为眼震颤的慢动相。当眼球移到两眼裂右侧端时,又突然返回到眼裂正中,此称为眼震颤的快动相,此后再出现新的慢动相和快动相,如此反复。当变为匀速旋转时,眼球不再震颤而居于眼裂正中。当旋转突然减速停止时,引起一阵由方向相反的慢动相和快动相组成的眼震颤(图 9-14)。临床常根据眼震颤试验来判断前庭功能是否正常。

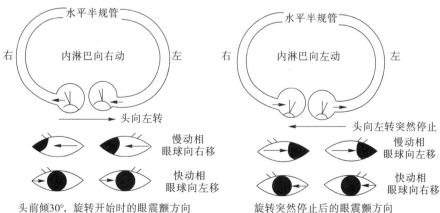

图 9-14　眼震颤

(李　敏　胡晓凤)

笔记栏

同步练习 ►

一、名词解释

1.视力 2.瞳孔对光反射 3.暗适应 4.听域 5.视野

二、单项选择题

1.声波传入内耳的主要途径是　　　　　　　　　　　　　　　( )

  A.外耳—鼓膜—听骨链—蜗窗—内耳

  B.咽鼓管—鼓室—内耳

  C.外耳—鼓膜—听骨链—前庭窗—内耳

  D.颅骨—耳蜗内淋巴

  E.外耳—鼓膜—鼓室空气—前庭窗—内耳

2.眼的折光异常不包括　　　　　　　　　　　　　　　　　( )

  A.近视　　　　　　　　　　B.远视

  C.散光　　　　　　　　　　D.色盲

  E.色弱

3.视远物时,平行光线聚焦于视网膜之前的眼为　　　　　　　( )

  A.近视眼　　　　　　　　　B.远视眼

  C.散光眼　　　　　　　　　D.斜视眼

  E.老花眼

4.瞳孔对光反射的中枢位于　　　　　　　　　　　　　　　( )

  A.延髓　　　　　　　　　　B.脑桥

  C.中脑　　　　　　　　　　D.下丘脑

  E.小脑

5.眼的感光细胞位于　　　　　　　　　　　　　　　　　　( )

  A.角膜　　　　　　　　　　B.视网膜

  C.晶状体　　　　　　　　　D.玻璃体

  E.巩膜

6.声音感受器位于　　　　　　　　　　　　　　　　　　　( )

  A.鼓膜　　　　　　　　　　B.听小骨

  C.咽鼓管开口处　　　　　　D.内耳基底膜

  E.听骨链

7.声波振动由鼓膜经听骨链传至前庭窗时　　　　　　　　　( )

  A.振幅减小,压强增大　　　　B.振幅不变,压强增大

  C.振幅增大,压强增大　　　　D.振幅减小,压强减小

  E.振幅增大、压强减小

8.发生老视的主要原因是　　　　　　　　　　　　　　　　( )

  A.晶状体厚度增加　　　　　　B.角膜透明度减小

  C.房水循环障碍　　　　　　　D.晶状体弹性减弱

  E.玻璃体出现混浊

笔 记 栏

三、问答题

1. 试述感受器的一般生理特性。由何原因造成？

2. 眼的折光异常有几种表现？如何矫正？

3. 明适应和暗适应的产生机制是什么？

4. 比较视杆系统和视锥系统的基本功能和特点。

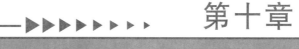

第十章

神经系统

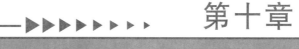

学习目标

◎掌握 ①神经元的基本结构及功能特征。②中枢兴奋传递的特点。③中枢抑制的形成机制和生理意义。④丘脑感觉投射系统的功能特点。⑤运动单位及脊休克的概念,牵张反射的概念和产生机制。⑥大脑皮质对躯体运动的调节作用。⑦交感和副交感神经调节内脏活动的功能特征。⑧自主神经的神经递质及受体的作用。

◎熟悉 ①神经元间信息传递的过程及机制。②脑干对肌紧张的调节作用及小脑的主要功能。③下丘脑对内脏活动的调节作用。④牵涉痛的发生机制。⑤条件反射与非条件反射的形成过程及生理意义。

◎了解 皮肤痛和内脏痛的特性。

第一节 神经元活动的一般规律

神经元是神经系统活动的结构和功能单位。神经系统的调节活动不可能由一个神经元来完成,任何的反射活动都是由多个神经元相互协同完成的。

一、神经元和神经纤维

(一)神经元的基本结构和功能

神经元即神经细胞。人类神经系统中含有约 1 000 亿个神经元,它们的大小不一,一般来讲直径在 4~150 μm,神经元的形状也是多种多样的,主要由胞体和突起两部分构成。胞体部分含细胞核和多种细胞器;突起分为树突和轴突。一个神经元可有一个或多个树突,树突粗而短,反复分支,其功能主要是接受刺激信号;轴突一般只有一个,细而长,其主要功能是传递神经冲动。轴突从胞体发出的部位称为始段,这里没有髓鞘包裹,细胞膜兴奋性最高,神经元的动作电位一般在此产生。轴突的末端会形成许多分支,称为神经末梢,神经递质可由此释放。

神经元的基本功能是对接受的刺激信号进行分析、整合,并且将经过整合的信息传出。一个神经元一般可分为以下4个重要功能部位(图10-1):①接受刺激的部位,一般为胞体或树突。②产生动作电位的部位,一般在轴突始段。③传导动作电位的部位,即轴突。④释放神经递质的部位,主要是神经末梢。

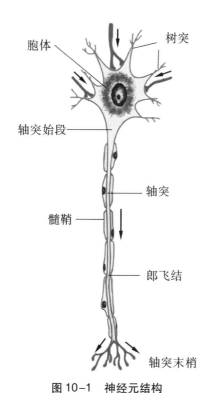

图 10-1 神经元结构

神经系统中除了神经元以外,神经胶质细胞也是神经组织的重要组成部分,而且从数量上看,神经胶质细胞约为神经元数量的 10~50 倍。根据胶质细胞形态和功能的不同可分为星形胶质细胞、小胶质细胞、少突胶质细胞、施万细胞和卫星细胞,其主要功能除了有支持作用,维持神经系统结构的稳定之外,还可以对神经组织起到诸如绝缘、营养、修复和再生、维持神经元周围 K^+ 平衡和摄取神经递质等多种功能。现已发现它们的功能改变会引起某些神经系统的疾病,所以神经胶质细胞在神经系统的正常活动中也起到重要的作用,加深对神经胶质细胞的认识也会使人类防治神经系统疾病的能力得到进一步提高。

(二)神经纤维

神经纤维(nerve fiber)是由轴突或某些长的树突外包裹髓鞘或神经膜而形成。有髓鞘包裹的称为有髓神经纤维,无髓鞘包裹的则称为无髓神经纤维。

1. 神经纤维的分类 生理学上常用以下两种分类方法:一种是根据电生理学特性分类,即根据动作电位的传导速度,将哺乳类动物的周围神经纤维分为 A、B、C 三类。另一种是根据神经纤维的来源与直径分类,可分为Ⅰ、Ⅱ、Ⅲ、Ⅳ共 4 类。前一种分类方法多用于传出纤维,后一种分类方法多用于传入纤维,这两种分类方法及对应关系见表 10-1。

表 10-1 神经纤维的分类

纤维类型		纤维直径 /μm	传导速度 /(m/s)	功能	对应传入纤维
A (有髓鞘)	A_α	13~22	70~120	本体感觉传入、躯体运动传出	Ⅰ
	A_β	8~13	30~70	触压觉传入	Ⅱ
	A_γ	4~8	15~30	梭内肌传出	
	A_δ	1~4	12~30	痛温觉传出	Ⅲ
B(有髓鞘)		1~3	3~15	自主神经节前纤维	
C (无髓鞘)	背根	0.4~1.2	0.6~2.0	痛觉传入纤维	Ⅳ
	交感	0.3~1.3	0.7~2.3	自主神经节后纤维	

2. 神经纤维传导兴奋的速度 神经纤维的主要功能是传导兴奋。不同种类的神经纤维,传导兴奋的速度也不一样(表 10-1)。通常与神经纤维直径大小、髓鞘厚薄及温度高低等因素有关。

直径越大,传导速度越快。有髓神经纤维以跳跃式方式传导兴奋,所以传导速度远比无髓神经纤维快。温度降低,传导速度减慢,当降至 0 ℃以下时,传导就发生阻滞,局部可暂时失去感觉,这就是临床上进行低温麻醉的原理。据测,人的上肢正中神经内运动神经纤维传导兴奋的速度为 58 m/s,感觉纤维的传导速度为 65 m/s,临床上可利用肌电图测定神经纤维传导兴奋的速度,有助于诊断神经纤维的疾患,并可判断神经损伤的部位、神经再生及恢复的情况。

3. 神经纤维传导兴奋的特征 ①生理完整性:指神经纤维只有结构和功能两方面都保持完整时才能完成正常传导兴奋的功能。如果神经纤维损伤,或者使用麻醉药破坏其结构和功能完整性,兴奋的传导就会受阻。②绝缘性:一条神经干中含有许多根神经纤维,但每根神经纤维传导兴奋时基本上互不干扰,相互绝缘,其意义在于保证神经调节的精确性。③双向性:刺激神经纤维上某一点,引起的兴奋可向神经纤维两端同时传导。但在体内,由于突触的极性及结构特点,兴奋总是由轴突的起始部位向轴突末梢传导,从而表现为兴奋传导的单向性。④相对不疲劳性:与突触传递相比较,实验条件下神经纤维能够连续接受刺激并在较长时间内保持传导兴奋的能力,此即相对不疲劳性。

4. 神经纤维的功能 神经纤维对所支配的组织有两方面的作用。一方面,神经纤维能够传导兴奋,将兴奋传导到神经末梢后,通过释放递质来改变所支配组织的功能活动,这一作用称为功能性作用。另一方面,神经纤维可通过末梢经常释放某些物质,持续调整其所支配组织的内在代谢活动,从而影响该组织的结构、生化和生理功能,这一作用称为营养性作用。神经的营养性作用与神经冲动无关,且在正常情况下不易观察出来。但在临床上出现神经损伤时,如脊髓灰质炎患者,若受损的前角运动神经元丧失功能,则肌肉发生明显萎缩,其原因就是由于失去了神经营养性作用,使得其所支配的肌肉内糖原合成减慢,蛋白质分解加速。

5. 神经纤维的轴浆运输 神经元轴突内的胞质称为轴浆。轴浆在胞体与轴突末梢之间流动,进行物质运送,称为轴浆运输。轴浆运输是双向的,由胞体转运至轴突末梢为顺向轴浆运输;由轴突末梢转运至胞体为逆向轴浆运输。顺向轴浆运输根据运输速度又有快慢之分,一种是快速轴浆运输,有膜细胞器(线粒体、含有递质的囊泡、分泌颗粒等)的运输属于此类运输方式,在猫、猴等动物的坐骨神经内其运输速度可达 410 mm/d。另一种是慢速轴浆运输,某些可溶性成分随微管和微丝等结构向前延伸属于此类运输方式,其速度为 1 ~ 12 mm/d。逆向轴浆运输的速度约为 205 mm/d,其运输的物质可对胞体合成蛋白质起反馈调节作用。有研究发现,有些病毒如破伤风毒素、狂犬病病毒和脊髓灰质炎病毒可能就是通过逆向轴浆运输从神经末梢到达胞体的。

二、神经元间相互作用的方式

中枢神经系统内大量神经元之间以一定的方式建立起某种形式的联系,从而完成它们之间频繁的信息传递。通常把神经元之间相互接触并传递信息的部位称为突触。

(一)突触性化学传递

1. 分类 根据神经元接触的部位不同,突触可分为轴-体突触、轴-树突触和轴-轴突触 3 类(图 10-2)。也可按照突触传递引起的效应不同,将突触分为兴奋性突触和抑制性突触两类。

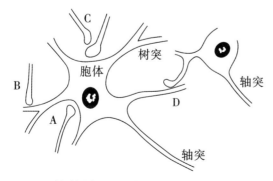

A.轴-体突触;B.轴-树突触;C.轴-轴突触。

图 10-2 突触的分类

2.基本结构　经典的化学性突触由突触前膜、突触间隙和突触后膜三部分构成(图10-3)。突触前膜是突触前神经元轴突末梢细胞膜,突触后膜是与突触前膜相对应的突触后神经元的胞体或突起的膜,两者之间存在20~40 nm的间隙,称突触间隙。突触前膜和突触后膜较一般的细胞膜稍厚,约7.5 nm。在突触前膜内侧轴浆内聚集有大量的囊泡,直径20~80 nm,内含有高浓度的神经递质,称为突触小泡。而突触后膜上则存在与突触前膜所含神经递质相对应的受体。

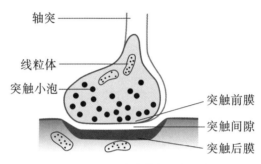

图 10-3　突触的基本结构示意

3.突触传递的过程　突触传递是指信息由突触前神经元传递到突触后神经元的过程,经典的突触传递包括电－化学－电3个过程。①突触前神经元的动作电位扩布到轴突末梢时,突触前膜发生去极化,达到一定程度时使得突触前膜上电压门控式 Ca^{2+} 通道开放,膜外的 Ca^{2+} 内流。②突触前膜的 Ca^{2+} 浓度升高,促进囊泡向突触前膜移动并与之融合和破裂,将浸泡内神经递质释放到突触间隙。③释放到突触间隙的神经递质与突触后膜上特异性受体相结合,引起突触后膜对某些离子通透性的改变,造成离子跨膜流动,导致突触后膜的膜电位改变,即形成突触后电位(postsynaptic potential, PSP),使信息从突触前神经元传递到突触后神经元,引起突触后神经元相应的活动变化。

突触后电位主要有以下两种类型:

【想一想】
　　突触后电位两种类型产生原理有何异同?

(1)兴奋性突触后电位　如果突触前膜释放的是兴奋性递质,会引起突触后膜产生去极化的电位变化,这种局部的去极化电位被称为兴奋性突触后电位(excitatory postsynaptic potential, EPSP)。EPSP 的形成主要是通过神经递质与受体结合后,提高了突触后膜对 Na^+、K^+ 的通透性,主要是 Na^+ 通透性增大, Na^+ 内流,从而导致突触后膜局部发生去极化(图10-4)。EPSP 是一种局部电位,所以它不具有"全或无"的特点,可以发生总和,若总和达到阈电位水平,则可在突触后神经元引发动作电位;若总和后幅度达不到阈电位水平则不能引发动作电位,但仍可使突触后神经元的膜电位接近阈电位水平而易于爆发动作电位,这被称为易化作用。

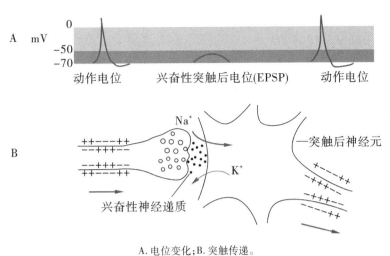

A.电位变化;B.突触传递。

图 10-4　兴奋性突触后电位的形成机制

（2）抑制性突触后电位　如果突触前膜释放的是抑制性递质,则会引起突触后膜产生超级化的电位变化,这种局部的超极化电位被称为抑制性突触后电位（inhibitory postsynaptic potential,IPSP）（图 10-5）。IPSP 的形成则主要神经递质与受体结合后,提高了突触后膜对 Cl^- 和 K^+ 的通透性,主要是 Cl^- 通透性增大,Cl^- 内流,从而导致后膜局部发生超极化。IPSP 也是一种局部电位,可以总和。它可降低突触后膜的兴奋性,使突触后神经元不易发生兴奋,呈现抑制效应。

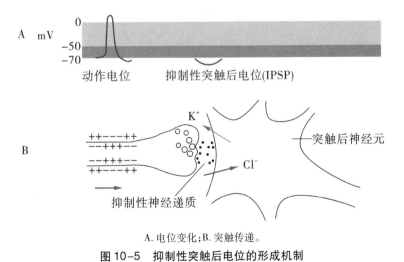

A.电位变化;B.突触传递。

图 10-5　抑制性突触后电位的形成机制

在神经系统中,任何一个神经元都会通过突起或胞体与其他许多神经元发生相互的接触和联系,这些突触联系中,既有兴奋性突触联系,也有抑制性突触联系。因此突触后神经元是兴奋还是抑制取决于 EPSP 和 IPSP 的代数和,如果总和后 EPSP 占优势,则神经元呈现为兴奋状态;如果总和后 IPSP 占优势,则神经元呈现为抑制状态。

（二）非突触性化学传递

非突触性化学传递是指细胞间信息联系以神经递质作为媒介，但不形成经典的突触结构（图10-6）。在研究交感神经对平滑肌和心肌的支配作用时，发现交感肾上腺素能神经元的轴突末梢有很多串珠样膨大结构，称为曲张体，内含有大量囊泡，里面包裹有高浓度的去甲肾上腺素。曲张体位于效应细胞附近，当有神经冲动到达时，曲张体就会将递质释放出来，通过扩散作用于效应细胞上的特异性受体，使效应细胞发生反应。因为这种信息传递方式没有通过经典的突触结构来进行，故称之为非突触性化学传递。现已有研究发现，在中枢神经系统中也有类似的传递方式，如大脑皮质无髓的去甲肾上腺素能纤维，黑质中的多巴胺能纤维以及5-羟色胺能纤维等都有许多曲张体，都可以进行非突触性化学传递。

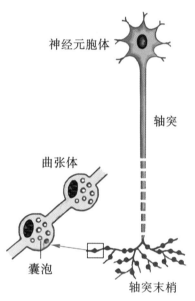

图10-6　非突触性化学传递

（三）电突触传递

神经元之间除了以化学物质传递信息以外，还能以电信号传递信息，其结构基础是缝隙连接（图10-7）。缝隙连接是两个神经元间细胞膜接触特别紧密的部位，该部位两层膜之间的距离只有2~3 nm，通过贯穿两膜的六聚体蛋白质端端相连形成水相通道，使两神经元之间得以直接沟通。这种通道允许带电离子通过，形成局部电流，从而实现细胞间的直接电信号传递。因该水相通道电阻低，传递速度快，几乎没有潜伏期，且可双向传递，故电突触可使邻近不同的神经元发生同步放电。

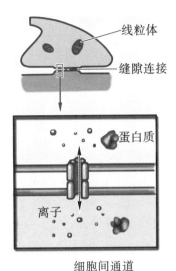

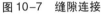

图 10-7　缝隙连接

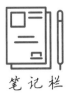

（四）神经递质

化学性突触必须有神经递质和受体的参与才能完成信息传递。

1. 神经递质概述　神经递质是指在神经元之间或神经元与效应细胞之间传递信息的化学物质。

（1）神经递质的鉴定标准　一种化学物质在神经系统内若能成为神经递质，应符合以下条件：①在突触前神经元内具有合成递质的前体物质和合成酶系统。②神经冲动抵达末梢时，突触小泡内该物质能释放入突触间隙。③该物质能与突触后膜的特异受体结合并产生生理作用。④存在使该物质失活的酶和摄取回收机制。⑤用递质拟似剂或受体阻断剂能模拟或阻断该物质的生理作用。

（2）神经调质　在神经系统中，除了神经递质，神经元还能合成另一类化学物质，它不能进行信息传递，但却能增强或削弱信息传递的效率，通常将这类物质称为神经调质。就目前来讲，还无法划分清楚递质与调质的界限，有些递质也可以发挥调质的作用。

（3）递质的共存　过去认为，一个神经元内只能合成和释放一种递质。现在发现，一个神经元内可存在两种或两种以上递质，这一现象称为递质共存。递质共存在神经系统内是较为普遍的现象，尤其是经典的递质与神经肽类递质的共存，其生理意义在于协调某些生理过程。

（4）递质的代谢　递质的代谢包括递质的合成、储存、释放和失活的过程。①递质的合成：不同的递质其合成部位和过程各不相同。如乙酰胆碱与胺类递质的合成多数是在胞质中进行，因为胞质中存在合成递质的前体物质和酶类。②递质的储存：合成的递质被储存在囊泡中。③递质的释放：当神经冲动抵达末梢时，前膜去极化使 Ca^{2+} 内流，促使囊泡与前膜融合、破裂而释放出神经递质。④递质的失活：递质产生效应后便迅速被消除，使其失活的途径有很多，如乙酰胆碱可被胆碱酯酶水解为胆碱和乙酸而失活。

【想一想】

　　如何鉴定一种化学物质是否为神经递质？中枢神经系统常见的神经递质有哪些？

而去甲肾上腺素发挥效应后,它的清除途径主要是末梢的重摄取以及酶的分解。

2.中枢神经系统主要的递质　目前得到认可的有50余种神经递质,如经典的递质、大分子的神经肽类递质及小分子气体物质一氧化氮等。在中枢神经系统中分布最广,作用较为重要的有以下几种。

(1)乙酰胆碱(acetylcholine,ACh)　在中枢,能够合成和释放ACh的神经元称为胆碱能神经元,其分布较为广泛,主要分布在脊髓前角、脑干网状结构、丘脑和纹状体等脑区,生理功能与感觉、运动、学习和记忆等活动有关。

(2)单胺类递质　包括去甲肾上腺素(norepinephrine,NE)、肾上腺素(epinephrine,E)、多巴胺、5-羟色胺(5-HT)和组胺等。在中枢,以NE为递质的神经元称为去甲肾上腺素能神经元,此类神经元的胞体主要位于低位脑干和下丘脑,其功能与觉醒、睡眠、情绪活动有关。以E为递质的神经元称为肾上腺素能神经元,主要分布于延髓,参与机体血压的调节。多巴胺主要由中脑黑质产生,沿黑质-纹状体投射系统分布,储存在纹状体,对纹状体内胆碱能神经元起抑制作用。5-羟色胺递质系统比较集中,其神经元主要位于低位脑干中缝核内,功能与镇痛、睡眠、体温、情绪反应有关。

(3)氨基酸类递质　包括兴奋性氨基酸(谷氨酸、门冬氨酸)和抑制性氨基酸(γ-氨基丁酸和甘氨酸)两种。谷氨酸是脑内含量最多、最主要的氨基酸类兴奋性神经递质;γ-氨基丁酸是脑内主要的抑制性神经递质。

(4)嘌呤类和肽类递质　在中枢,腺苷是一种抑制性中枢调质,而中枢中神经肽种类多、作用复杂,有待进一步研究。

三、反射活动的一般规律

神经系统对各个器官组织的活动进行调节的基本方式是反射。中枢神经系统内,功能相同的神经元相对集中在一起,通过共同的神经活动来调节某项生理功能,通常将这一群对某一生理功能起调节作用的神经元称为反射中枢。

(一)中枢神经元的联系方式

人类中枢神经系统中神经元的数量极多,可分为传入神经元、中间神经元和传出神经元。在反射活动中它们之间形成多种联系方式,归纳起来主要有以下几种(图10-8)。

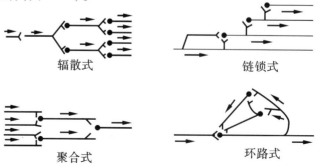

图10-8　中枢神经元的联系方式

1.辐散式　一个神经元的轴突末梢通过分支与多个神经元建立突触联系称为辐散式。这种联系方式主要多见于感觉传入通路。其意义在于一个神经元兴奋时可引起多个神经元的兴奋或抑制。

2.聚合式　多个神经元的轴突末梢共同与一个神经元建立突触联系称为聚合式。这种联系方式多见于运动传出路径上,它是中枢总和功能的结构基础。其意义在于来自许多不同神经元的兴奋或抑制在一个神经元上实现总和。

3.链锁式　中间神经元在传递神经冲动的同时,通过发出侧支将冲动作用于其他许多神经元。其意义在于扩大空间上的作用范围。

4.环路式　一个神经元与中间神经元发生联系,而中间神经元反过来直接或间接再与该神经元发生突触联系称为环式联系。其意义在于实现反馈调节,神经冲动在通过环式联系时可因负反馈而活动停止,或者因正反馈而活动加强或持续。

(二)中枢兴奋传递的特征

兴奋在中枢内传递时,由于突触的结构特点和神经递质的参与,使得中枢兴奋传递与神经纤维传导兴奋明显不同,主要表现为以下几个方面。

1.单向传递　在中枢的反射活动中,兴奋通过突触传递时,只能由突触前神经元向突触后神经元做单一方向传递,这种现象称为单向传递。这是因为只有突触前膜能释放神经递质并作用于突触后膜。但近年发现突触后神经元也可释放递质,而突触前膜也有受体存在,只不过其作用主要是用来调节递质的释放。因此化学性突触单向传递信息的特点,限定了兴奋只能沿着特定的方向进行传导。

2.中枢延搁　兴奋在中枢传递较在单根神经纤维上传布要慢,原因主要是兴奋通过突触传递时,需要经过递质的释放、扩散及与突触后膜受体结合、离子通道开放等环节,耗费时间较长,因此称为中枢延搁,也就是突触延搁。兴奋通过一个化学性突触需要 $0.3 \sim 0.5$ ms,远比在同距离神经纤维上传导要慢得多,所以兴奋传递过程通过的突触数目越多,需要的时间就越长。

3.总和　在反射活动中,一次神经冲动一般不会使突触后神经元兴奋,从而产生传出效应,这是因为一次冲动引起的 EPSP 只是局部兴奋,不足以引发动作电位。通常情况下,一个神经元会同时接受多根神经纤维的兴奋传递而产生多个 EPSP,引起突触后电位叠加,这种由不同部位产生的突触后电位叠加的现象称为空间总和;也可以由前一次神经冲动引起的 EPSP 消失之前,紧接着又传来多次冲动,使得前后形成的 EPSP 叠加,这种由先后不同时间产生的电位相叠加的现象称为时间总和。EPSP 和 IPSP 都可以发生空间和时间总和。

4.兴奋节律的改变　在反射活动中,传入神经和传出神经上的放电频率并不相同,称为兴奋节律的改变。这是由于突触后神经元同时接受多个突触传递,而且神经元自身功能状态可能也有所不同。

5.后发放　在反射活动中,当对传入神经的刺激停止后,传出神经仍继

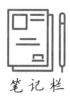

笔记栏

续发放冲动,使反射活动仍能持续一段时间,这种现象称为后发放。神经元之间的环式联系及中间神经元的作用是造成后发放的主要原因。

6.对内环境变化敏感和易疲劳 因突触间隙与组织液相通,故突触部位易受内环境理化因素的影响,如缺氧、二氧化碳增多以及某些药物均能改变其兴奋性,影响突触部位的兴奋传递。另外,突触传递相对神经纤维的传递更易疲劳,可能是长时间兴奋使突触前神经元末梢的递质耗竭所致。

(三)中枢抑制

中枢除了有兴奋现象外,还有抑制现象的发生,两者相辅相成,保证了反射活动协调地进行。根据中枢抑制产生的部位不同,将中枢抑制分为突触后抑制和突触前抑制。

【想一想】
突触后抑制是如何发生的?有何生理意义?

1.突触后抑制 突触后抑制是由抑制性中间神经元释放抑制性递质,使突触后膜产生IPSP,而使突触后神经元的活动受到抑制。突触后抑制可根据抑制性中间神经元的联系方式不同,分为传入侧支性抑制和回返性抑制。

(1)传入侧支性抑制 传入纤维进入中枢后,在兴奋某一中枢神经元的同时,发出侧支作用于兴奋另一抑制性中间神经元,通过抑制性中间神经元的活动抑制另一中枢神经元,这种抑制称为传入侧支性抑制,又称交互抑制(图10-9)。例如,引起屈反射的传入纤维进入脊髓后,一方面兴奋支配屈肌的运动神经元,另一方面通过侧支兴奋抑制性中间神经元,进而抑制支配伸肌的运动神经元,从而使屈肌收缩,伸肌舒张,以完成屈反射。这种抑制意义在于,可使中枢神经元的活动相互协调,相互配合进行。

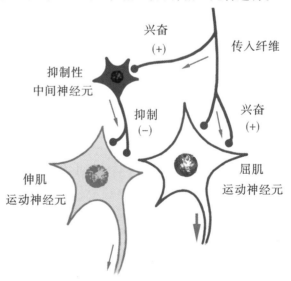

图10-9 传入侧支性抑制

(2)回返性抑制 指某一中枢神经元兴奋时,其传出冲动沿轴突外传的同时,又经侧支兴奋一个抑制性中间神经元,由抑制性中间神经元的活动转而抑制原先发动兴奋的神经元和同一中枢的其他神经元,这种抑制称为回返性抑制(图10-10)。例如,脊髓前角运动神经元发出传出冲动支配骨骼肌收缩时,也会通过侧支兴奋与之联系的闰绍细胞。闰绍细胞就是抑制性中间神经元,兴奋后释放出甘氨酸,反过来作用于脊髓前角运动神经元和其他同类神经元,使其活动减慢或停止。回返性抑制的结构基础是神经元之间的环式联系,也是一种负反馈抑制,它能使神经元的活动及时终止,防止过度兴奋,也能促使同一中枢内许多神经元的活动同步化。

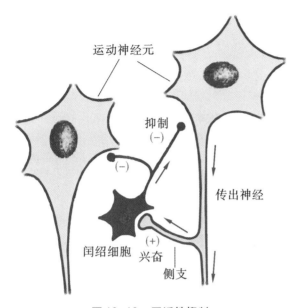

图 10-10　回返性抑制

2. 突触前抑制　指通过改变突触前膜的活动而使突触后神经元产生抑制,称为突触前抑制。其结构基础是轴-轴突触。如图 10-11 所示,轴突 A 和神经元 C 形成轴-体式突触,轴突 A 和轴突 B 又构成了轴-轴式突触。轴突 A 兴奋时可使神经元 C 产生 10 mV 的 EPSP(图 10-11A);当轴突 B 兴奋时,神经元 C 则不产生反应(图 10-11B)。如果先使轴突 B 兴奋,再使轴突 A 兴奋,则可使神经元 C 产生的 EPSP 减小,仅有 5 mV,这就使得神经元 C 不易甚至不能发生动作电位,从而活动受到抑制(图 10-11C)。这种抑制与突触后抑制不同,它是通过轴突 B 的末梢释放递质 γ-氨基丁酸,作用于轴突 A 上的受体以后,使轴突 A 上产生的动作电位幅度减小,进入轴突 A 的 Ca^{2+} 数量减少,从而使轴突 A 释放的兴奋性递质减少,最终导致了神经元 C 产生的 EPSP 减小,结果造成神经元 C 活动受到抑制。突触前抑制在中枢内广泛存在,多见于感觉的传入通路,对调节感觉的传入活动起重要作用。

【想一想】
　突触后抑制与突触前抑制的信息传递机制有何不同?

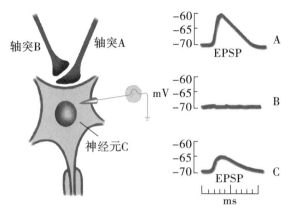

A.单独刺激轴突 A,神经元 C 产生约 10 mV 的 EPSP；
B.单独刺激轴突 B,神经元 C 不产生突触后电位；C.先刺激轴突 B,再刺激轴突 A,神经元 C 产生的 EPSP 减小。

图 10-11　突触前抑制的神经元联系方式及机制

第二节　神经系统的感觉功能

感觉是客观事物在人们头脑中的主观反映。各种刺激作用于相应的感受器后,通过换能作用转变成神经冲动,经特定的传入通路到达中枢神经系统中进行整合,或者引起相应的感觉,或者调节运动。从较低级的中枢脊髓到高级中枢大脑皮质在感觉形成过程中发挥着不同的作用,其中脊髓的作用主要是传导信息,丘脑是信息传递的接替站,而大脑皮质是感觉分析的最高级中枢。

一、脊髓的感觉传导功能

脊髓是躯干、四肢及内脏的感觉信号传至高级中枢的必经之路,主要起传导作用。躯干、四肢及内脏的感觉信号经脊髓后根进入脊髓,再分别经脊髓的两种感觉传导通路上行至大脑皮质。

(一)浅感觉传导路径

浅感觉传导路径的功能是传导浅感觉(痛觉、温度觉和粗略触压觉)信息。其初级传入纤维进入脊髓后在后角换元,而后由第二级神经元发出的纤维经白质前连合交叉到对侧上行,其中传导痛觉和温度觉的纤维走行在外侧形成脊髓丘脑侧束;传导粗略触压觉的纤维走行于腹侧形成脊髓丘脑前束。

(二)深感觉传导路径

深感觉传导路径的功能是传导深感觉(本体感觉)和精细触压觉信息。其初级传入纤维进入脊髓后沿后索直接上行,到达延髓下部的楔束核和薄束核内换元,而后由第二级神经元发出纤维交叉到对侧形成内侧丘系,再抵达丘脑。

由于浅感觉传导通路是先交叉后上行,而深感觉传导通路则是先上行后交叉,所以临床上在脊髓半离断情况下,浅感觉障碍往往发生在离断的对侧,深感觉障碍则一般发生在离断的同侧。

二、丘脑及其感觉投射系统

对于低等动物来说,丘脑是感觉的最高级中枢。但对于大脑皮质发达的动物,丘脑是重要的感觉传导接替站,除了嗅觉以外,所有感觉投射纤维都要在丘脑的相关核团换元后才能进一步投射到大脑皮质。

(一)丘脑的核团与感觉功能

丘脑的核团或细胞群可大致分为以下三类。

1. 特异感觉接替核　这类核团主要包括腹后核、内侧膝状体和外侧膝状体等。其中腹后核主要接受来自于头面部、躯体和四肢的感觉投射纤维,他们在腹后核的投射有一定的空间分布,与大脑皮质感觉区的空间定位相对应。内侧膝状体和外侧膝状体分别是听觉和视觉传导通路的中继站,换元后发出的纤维分别向大脑皮质视觉和听觉中枢投射。

2. 联络核　这类细胞不直接接受感觉的投射纤维,但能够接受感觉接替核和其他皮质下中枢投射的纤维,换元后再投射到大脑皮质的一定区域。其功能主要是协调各种感觉在丘脑和大脑皮质之间的联系。联络核主要包括丘脑前核、丘脑外侧核、丘脑枕核等。

3. 非特异投射核　主要是指髓板内核群,包括中央中核、束旁核、中央外侧核等,这群细胞通过多次换元后,发出投射纤维弥散地投射到整个大脑皮质,起着维持和改变大脑皮质兴奋状态的重要作用。

(二)丘脑的感觉投射系统

根据丘脑各部分向大脑皮质投射特征的不同,可把感觉投射系统分为特异性投射系统和非特异性投射系统。

1. 特异性投射系统　丘脑的特异感觉接替核及其投射到大脑皮质特定区域的神经通路,称为特异性投射系统。每一种感觉的投射纤维都与大脑皮质具有点对点的投射关系。因此特异性投射系统可引起特定的感觉,并能激发大脑皮质发出传出冲动。另外,联络核在结构上也大多与大脑皮质呈现特定的投射关系,故也归入特异性投射系统,但不负责引起特定感觉,而负责联络与协调。

2. 非特异性投射系统　丘脑非特异投射核及其投射到大脑皮质广泛区域的神经通路称为非特异性投射系统。通常经典的感觉传导通路在经过脑干时,发出侧支与脑干网状结构发生突触联系,多次换元后到达丘脑的髓板内核群,然后弥散地投射到大脑皮质广泛区域。这一投射系统在通过脑干网状结构时多次换元,而且其与大脑皮质没有点对点的投射关系,所以该系统不能引起各种特定感觉。但该系统上行纤维进入到大脑皮质后可与各层神经元形成突触联系,主要起维持与改变大脑皮质兴奋状态的作用。

三、大脑皮质的感觉分析功能

大脑皮质是机体产生感觉的最高级中枢。大脑皮质存在着不同的感觉功能代表区,各种感觉信息传递到大脑皮质的不同区域,经大脑皮质分析和综合,从而产生不同的感觉。

（一）体表感觉区

全身体表感觉在大脑皮质的代表区主要是中央后回(3-1-2区),也称为第一体表感觉区,其感觉投射规律有(图10-12):①躯干四肢部分的感觉为交叉投射,一侧体表感觉传入冲动投射至对侧皮质的相应区域,但头面部感觉的投射是双侧性的。②投射区面积的大小与感觉分辨精细程度有关,分辨的越精细,感觉代表区面积就越大,如感觉灵敏的拇指、嘴唇等部位,代表区面积就很大,反之躯干、四肢近端代表区就小。③投射区域定位精确、分布呈倒置,如下肢感觉区在中央后回顶部,上肢感觉区位于中间,头面部感觉区在中央后回底部,但头面部代表区内的投射是正立的。

人脑在中央前回与岛叶之间的皮质区域存在第二体表感觉区,其面积远小于第一体表感觉区,这里身体各部位的定位没有中央后回那么精确,全身体表感觉的投射呈双侧性,分布呈正立性,仅对感觉信息进行粗略的分析。有研究认为,此区与痛觉的产生有关。

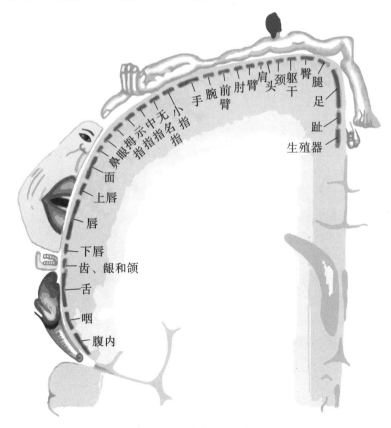

图10-12 体表感觉区投射

（二）本体感觉区

本体感觉是指肌肉、关节等部位的运动觉和位置觉。中央前回（4区）是运动区，也是本体感觉投射区，接受来自深部的肌肉、肌腱和关节等处的感觉信息，感知身体在空间的位置、姿势以及身体各部分在运动中的状态。

（三）内脏感觉区

内脏感觉区和体表感觉区有部分重叠，且在大脑皮质的投射区域比较分散，混杂于体表感觉区、运动辅助区和边缘系统等的皮质部位。研究发现，电刺激第二体表感觉区，可产生味觉、恶心或排便感。

（四）视觉区

枕叶皮质的距状裂上下缘是视觉投射的区域。电刺激距状裂上下缘，可使受试者产生主观光感受。来自两眼鼻侧视网膜的投射纤维上行需经过视交叉，而颞侧视网膜的投射纤维不经过视交叉，故当垂体肿瘤压迫到视交叉时，可导致双眼颞侧视野偏盲（图10-13）。一侧枕叶皮质接受同侧眼颞侧视网膜和对侧眼鼻侧视网膜的传入纤维，因此，一侧枕叶皮质受损，可造成两眼对侧视野偏盲，又称为同向性偏盲。

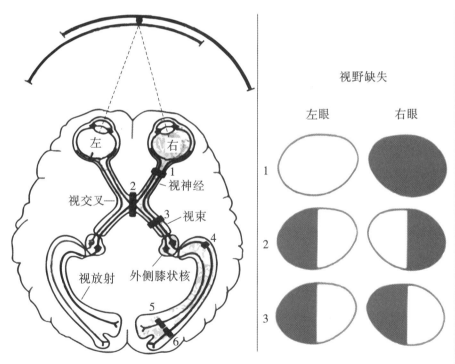

图10-13　视觉传导通路及受损后引起的视野缺损

（五）听觉区

颞叶皮质是听觉的投射区。听觉的投射为双侧性的，即一侧皮质代表区接受双侧耳蜗听觉感受器的传入冲动。电刺激皮质的颞横回和颞上回可引起受试者产生吹风样或铃声样的主观感觉。

笔记栏

（六）嗅觉区和味觉区

嗅觉的皮质投射区位于边缘皮质的前底部区域，包括犁状区皮质的前部及杏仁核的一部分。刺激相应部位，可使受试者产生特殊的主观嗅觉，如焦橡皮等特殊气味。味觉的投射区位于中央后回面部感觉代表区的下方，相当于脑岛顶叶盖区。

四、痛觉

疼痛是机体受到各种伤害性刺激时所引起的一种不愉快的感觉，是一种复杂的生理和心理现象，通常伴有情绪变化、自主神经反应和防卫反应。从低等动物到高等动物都具有伤害性感受，所以疼痛具有报警作用，对机体具有保护功能。而且在许多疾病中经常会表现出疼痛症状，因此，揭示疼痛的产生及其规律具有重要的临床意义。

（一）痛觉感受器和致痛物质

痛觉感受器形态学上是无特化结构的游离神经末梢，广泛分布于皮肤、关节、肌肉和内脏器官等部位，能将伤害性刺激转换为局部去极化电位，进而引起动作电位的传导。痛觉感受器的一个重要特征就是没有特定的适宜刺激，只要刺激达到一定伤害程度都能使其兴奋，如电刺激、温热刺激和化学刺激等均能引起痛觉感受器的反应。另外，痛觉感受器不易出现适应现象，这种特性对动物和人的生命活动具有重要意义，因为一旦痛觉感受器出现适应，那么就会失去其报警作用，使机体受到伤害。

能引起疼痛的外源性和内源性化学物质都可称为致痛物质。当机体受损伤或者发生炎症时，受损细胞就会释放出能够引起痛觉的物质，此为内源性致痛物质，包括 K^+、H^+、组胺、5-HT 和前列腺素等。这些致痛物质可以激活不同的受体，使游离的神经末梢去极化，从而引起痛觉。

（二）皮肤痛

发生在体表皮肤处的痛觉称为皮肤痛觉。当伤害性刺激作用于皮肤时，可先后出现两种疼痛类型：快痛和慢痛。快痛发生时通常定位明确、出现和消失都很迅速，表现为"刺痛"，主要由有髓鞘的 A_δ 类纤维传入。随之而来的慢痛则是一种定位模糊、发生较慢且持续时间较长的"烧灼痛"，通常在刺激过后 0.5～1.0 s 才能被感觉到，并常伴有情绪反应和心血管、呼吸等方面的内脏反应，慢痛主要由无髓鞘的 C 类纤维传入。

（三）内脏痛和牵涉痛

【议一议】
内脏痛与皮肤痛相比，最主要的特点是什么？

1. 内脏痛　内脏器官受到伤害性刺激时所产生的疼痛称为内脏痛，其感受器也是游离的神经末梢。内脏痛是临床常见症状，与皮肤痛相比，内脏痛具有以下特征：①定位不精确、定性不清楚，这是内脏痛最主要的特点，因为痛觉感受器在内脏器官的分布远少于在躯体的分布。②疼痛发生缓慢、持续时间长，常呈现为渐进性增强。③内脏器官对切割、烧灼刺激不敏感，但对机械牵拉、缺血、炎症、痉挛、化学物质等刺激敏感。④常伴有自主神经系统的反应和不愉快的情绪活动。内脏痛是临床常见症状，了解疼痛的部位、性质和时间等规律,对某些疾病的诊断也具有重要价值。

2.牵涉痛　某些内脏疾病可引起远隔的特定的体表部位产生疼痛或痛觉过敏现象,称为牵涉痛。如心肌缺血时,常感到心前区、左肩和左上臂尺侧疼痛;胆囊炎、胆结石发作时,可出现右肩胛区疼痛;阑尾炎初期可出现脐周或者上腹部的疼痛;患肾结石时可有腹股沟区的疼痛等。因为牵涉痛在体表的放射部位比较固定,所以在临床上对疾病的诊断具有重要的参考价值。

关于牵涉痛产生的机制,目前有两种学说:会聚学说和易化学说(图10-14)。会聚学说认为来自患病内脏和牵涉痛皮肤区域的传入神经纤维进入脊髓后,会聚到同一后角神经元,后由同一上行纤维上传入大脑皮质,由于这一传导通路通常传递的都是来自体表的痛觉刺激,所以此时的痛觉信息虽然来自于内脏,但被大脑皮质误认为是来自体表,因而才产生了牵涉痛;易化学说则是认为来自患病内脏和发生牵涉痛皮肤的传入神经纤维进入脊髓后角换元时,是在同一区域而且相距很近,患病内脏传入纤维的传入冲动,提高了邻近的皮肤感觉神经元的兴奋性,产生易化效应,使得平时不能引起皮肤疼痛的刺激也能引起痛觉,产生痛觉过敏。

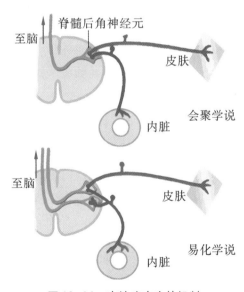

图10-14　牵涉痛产生的机制

 链接

疼痛的心理、生理反应

疼痛常伴有心率增快、血压升高、呼吸急促等生理变化,剧烈疼痛可使心脏活动减弱、血压下降,甚至引起休克。同时,疼痛常伴随焦虑、烦躁、惊恐等情绪反应。疼痛的主观体验及所伴随的各种反应,常因机体当时的功能状态、心理情境和所处的环境不同而有很大差别。如在战场上战士负伤当时往往不觉明显疼痛,而同样程度的创伤在平时就会疼痛难忍。给某些疼痛患者使用安慰剂

（如用生理盐水代替止痛剂），可使疼痛暂时缓解，这证明心理活动对疼痛有很大影响。

第三节　神经系统对躯体运动的调节

人类的各种躯体运动都是以骨骼肌活动为基础的。而骨骼肌的活动、各肌群间的相互协调与配合，都是在神经系统的调节下进行的。骨骼肌一旦失去神经系统的支配，就会导致运动障碍。

一、脊髓对躯体运动的调节

脊髓是躯体运动调节中最基本的反射中枢，躯干和四肢的骨骼肌均接受脊髓运动神经元的支配。

（一）脊髓的运动神经元和运动单位

在脊髓前角中，主要存在有 α 和 γ 运动神经元。α 运动神经元同时接受来自外周的传入信息和高位中枢的下传信息，产生一定的传出冲动直接支配骨骼肌，控制骨骼肌的活动，因此，α 运动神经元是躯体运动反射的最后公路。α 运动神经元胞体较大、直径较粗，其轴突末梢可分为许多小分支，每一个小分支支配一根骨骼肌纤维，所以，由一个 α 运动神经元及其末梢所支配的全部肌纤维组成的功能单位，称为运动单位。运动单位的大小主要与其支配的骨骼肌纤维数目有关，如一个支配三角肌的 α 运动神经元可支配 2 000 根肌纤维，而一个支配眼外肌的 α 运动神经元只支配 6 ~ 12 根肌纤维。前者有利于产生较大的肌张力，后者有利于完成精细的肌肉运动。

与 α 运动神经元不同，γ 运动神经元胞体较小，直径较细，散布在 α 运动神经元之间，其支配的效应器是肌梭的梭内肌纤维。γ 运动神经元兴奋时，可使梭内肌收缩，提高肌梭敏感性。而且一般情况下，α 运动神经元活动增强时，γ 运动神经元活动也会相应增强。

（二）牵张反射

骨骼肌受到外力牵拉而伸长时，可引起受牵拉的肌肉反射性收缩，称为牵张反射。

1. 牵张反射的类型　牵张反射有肌紧张和腱反射两种类型。

（1）腱反射　是指快速牵拉肌腱时所发生的牵张反射。如叩击膝关节下方的股四头肌肌腱，股四头肌可发生快速反射性收缩，此为膝跳反射（图 10-15）；叩击跟腱以牵拉腓肠肌，所引起的腓肠肌快速反射性收缩为跟腱反射。腱反射是单突触反射，反射弧简单，反射潜伏期短，约 0.7 ms。临床上常通过检查腱反射来了解神经系统功能状态。若腱反射减弱或消退，常提示反射弧有损伤；若腱反射亢进，则说明控制脊髓的高位中枢作用减弱，提示高位中枢可能有病变。

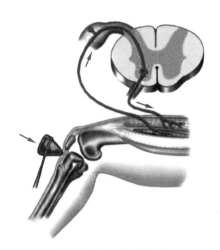

图 10-15　膝跳反射

（2）肌紧张　是指缓慢持续牵拉肌腱时所发生的牵张反射，其表现为被牵拉的肌肉轻度、持久的紧张性收缩，阻止被拉长。肌紧张是维持身体平衡和躯体姿势最基本的反射，也是躯体进行各种活动的基础。当人类处于直立姿势时，由于重力的持续作用使头下垂、躯干前屈，持续拉伸了颈部和背部的伸肌肌腱，从而使这些肌肉反射性轻度、持久的收缩，以对抗关节的屈曲。所以人类的肌紧张主要发生在伸肌。肌紧张属于多突触反射，所产生的收缩力量并不大，而且表现为同一块肌肉不同运动单位间的交替收缩，故不能产生明显动作，且不容易发生疲劳。

2. 牵张反射的反射弧　牵张反射的感受器是肌梭，它附着于肌腱或骨骼肌上。肌梭是一种本体感受器，主要感受肌肉长度的变化，其两端细小，中间膨大，类似梭形。肌梭外面是一层结缔组织膜，膜内含有 6～12 根肌纤维，称为梭内肌纤维，肌梭外的骨骼肌纤维称为梭外肌纤维。肌梭与梭外肌纤维呈并联关系。梭内肌纤维的收缩成分位于肌梭的两端，中间是感受装置，二者是串联关系。梭外肌纤维和梭内肌纤维分别由 α 和 γ 运动神经元支配。肌梭的传入神经纤维有两种：Ⅰ类纤维和Ⅱ类纤维，两种传入纤维一端缠绕在肌梭的感受装置部位，另一端终止于脊髓前角 α 运动神经元（图 10-16）。

3. 牵张反射的过程及 γ-环路　当肌肉受到外力牵拉而伸长时，肌梭也被拉长，使得肌梭感受装置被动拉长，肌梭感受器兴奋，导致Ⅰ、Ⅱ类纤维传入冲动增加，使脊髓前角 α 运动神经元兴奋，从而发放冲动作用于其支配的梭外肌，被牵拉的肌肉收缩，形成一次牵张反射。通常情况下，高位中枢常有少量冲动下传到脊髓，使脊髓前角 γ 运动神经元兴奋，γ 传出纤维活动加强，引起梭内肌纤维收缩，从而提高肌梭内感受装置的敏感性，引起Ⅰ、Ⅱ类纤维传入冲动增多，进而使支配同一块肌肉的 α 运动神经元兴奋，导致梭外肌纤维收缩，这一反射途径称为 γ-环路（γ-loop）。γ-环路的意义在于通过调节和改变肌梭感受器的敏感性，从而调节牵张反射以适应控制姿势的需要和躯体运动的需要。

笔记栏

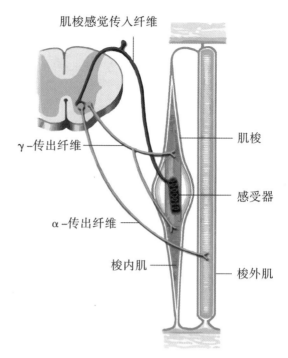

肌梭感觉传入纤维

γ-传出纤维 ——

—— 肌梭

—— 感受器

α-传出纤维 ——

梭内肌 ——

—— 梭外肌

图 10-16　牵张反射的反射弧

（三）反牵张反射

当肌肉受到过大力量牵拉时产生的牵张反射抑制称为反牵张反射。该反射的感受器位于肌腱中,称为腱器官,其与梭外肌纤维呈串联关系。腱器官主要感受肌张力的变化,是一种张力感受器,兴奋阈值较高。当肌肉受到过度牵拉时,随着肌肉收缩力量的增强,可使腱器官兴奋,通过传入纤维将信号传入脊髓,兴奋抑制性中间神经元,使支配同一肌肉的 α 运动神经元受到抑制,从而使肌肉停止收缩转而舒张。反牵张反射的生理意义在于避免被牵拉的肌肉产生过度收缩而受损伤。

（四）屈肌反射与对侧伸肌反射

当肢体受到伤害性刺激时,受刺激的一侧肢体屈肌收缩而伸肌舒张,称为屈肌反射。该反射具有保护意义,可使机体避开伤害性刺激。

当伤害性刺激的强度增加到一定程度时,在同侧肢体屈曲的同时,可出现对侧肢体伸直的反应,这种现象称为对侧伸肌反射。对侧伸肌反射是一种姿势反射,有利于支持体重,维持身体平衡。

（五）脊休克

人和动物的脊髓与高位中枢突然离断后,断面以下的脊髓会暂时丧失反射活动能力而进入无反应状态,这种现象称为脊休克(spinal shock)。脊休克主要表现为断面以下的脊髓所支配的躯体和内脏反射活动均减退或消失,如骨骼肌的肌张力降低甚至消失,外周血管扩张、血压下降、发汗反射消失、尿粪潴留等。

脊休克产生的原因并非是由脊髓的损伤引起,而是由于正常情况下机

【想一想】

何谓脊休克?脊休克的产生和恢复说明了什么?

体内脊髓的活动经常处于高位中枢的调控之下,当脊髓突然失去高位中枢的调节作用,造成断面以下的脊髓兴奋性极度低下,以致对任何刺激均不能发生反应。脊休克是一种暂时现象,经过一段时间后一些以脊髓为基本中枢的反射活动可逐渐恢复。恢复的快慢与动物的进化程度有关,因为不同动物的脊髓反射对高位中枢的依赖程度也不同。例如,蛙在脊髓离断后数分钟内即可恢复,狗则需要几天时间,人类则需要数周至数月才能恢复。而且恢复的这些反射功能并不能很好地适应机体生理功能的需要,离断面以下的主观感觉和随意运动能力将永久丧失。

二、脑干对肌紧张的调节

脑干在调节肌紧张方面具有两重性,既可以易化肌紧张,也可以抑制肌紧张。

(一)易化区和抑制区

在脑干网状结构存在两个不同的区域,一个是脑干网状结构易化区,对肌紧张起到加强作用;另一个是脑干网状结构抑制区,对肌紧张起到抑制作用。

研究发现,刺激脑干网状结构的背外侧区域,可加强肌紧张,称为易化区。易化区分布广泛,还包括脑桥的被盖、中脑的中央灰质等部位,除此之外,小脑前叶的两侧部、延髓的前庭核可通过加强网状结构易化区的活动,而加强肌紧张。若刺激脑干网状结构的腹内侧区域,可抑制肌紧张,称为抑制区。脑干以外的其他部分如皮质运动区、纹状体等可通过加强网状结构抑制区的活动,而抑制肌紧张(图10-17)。正常情况下,在肌紧张的调节中,易化区活动较强,抑制区活动较弱,两者的功能既相互对抗又相对平衡,从而能维持正常的肌紧张。若有病变造成这两个系统活动失调时,会出现肌紧张亢进或减弱的表现。

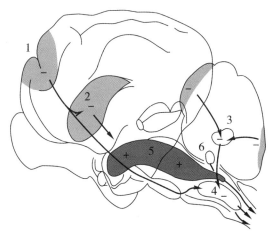

1. 大脑皮质;2. 尾核;3. 小脑;4. 网状结构抑制区;
5. 网状结构易化区;6. 延髓前庭核　+表示易化区;-表示抑制区。

图10-17　脑内与肌紧张调节有关的区域及下行路径

(二)去大脑僵直

在动物中脑上、下丘之间切断脑干,动物会出现四肢伸直、头尾昂起、脊柱挺硬等伸肌肌紧张亢进的表现,称为去大脑僵直。去大脑僵直产生的原因是由于在中脑上、下丘之间横断脑干后,脑干网状结构抑制区失去了大脑皮质和纹状体的兴奋作用,造成抑制肌紧张的系统活动显著减弱,而使易化肌紧张的系统活动相对占了优势,从而使伸肌肌紧张明显加强,出现去大脑僵直现象。

去大脑僵直有两种类型:α僵直和γ僵直。α僵直是由于高位中枢的下行易化作用,通过前庭脊髓束直接增强α运动神经元的活动,导致了肌紧张增强而出现僵直。而经典的去大脑僵直属于γ僵直,其发生机制是首先增强了脊髓γ运动神经元的活动,通过γ环路,使α运动神经元兴奋性增强,导致肌紧张增强而出现僵直。如果临床上患者出现去大脑僵直现象,则提示病变已侵犯脑干,是脑干严重损伤且预后不良的信号。

三、小脑对躯体运动的调节

【想一想】
小脑对躯体运动调节有哪些功能?

小脑是调节躯体运动的主要中枢。小脑在维持身体平衡、调节肌紧张、协调随意运动、参与运动设计及程序编制等方面均有重要作用。根据小脑的传入、传出纤维联系,可将小脑分为3个主要功能部分:前庭小脑、脊髓小脑和皮质小脑(图10-18)。

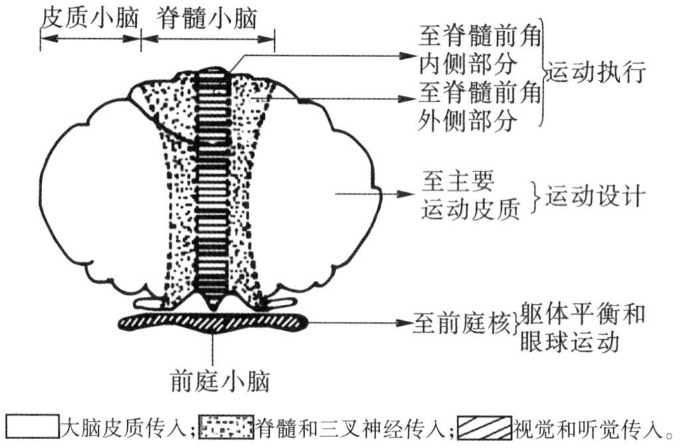

图 10-18 小脑的功能分区

(一)前庭小脑

前庭小脑主要由绒球小结叶组成,主要功能是控制躯体平衡和眼球运动。前庭小脑接受前庭器官的传入纤维,传出纤维则投射到前庭核,经前庭脊髓束,作用于脊髓前角内侧的运动神经元,支配躯体近端肌肉,从而维持身体的平衡。

前庭小脑还可接受来自于视觉的传入纤维,通过对眼外肌的调节控制眼球的运动。研究发现,若有肿瘤压迫到绒球小结叶,患者会出现站立不稳、步态蹒跚和容易跌倒等平衡失调的症状,而且当患者用眼注视头部一侧

笔记栏

某一场景时,还可能会出现位置性眼震颤,以上表现均与前庭器官传入冲动被阻断有关。

(二)脊髓小脑

脊髓小脑包括蚓部和半球中间部,主要功能是调节肌紧张和协调随意运动。其主要接受脊髓和三叉神经的传入纤维,也接受来自视觉和听觉的传入纤维。小脑对肌紧张的调节,具有易化和抑制的双重作用。随着人类的进化,小脑对肌紧张的抑制作用减退而易化作用增强,因此临床上小脑损伤的患者,可表现为肌紧张下降等症状。

小脑半球中间部接受脑桥纤维的投射,并与大脑半球构成了密切的环路联系,参与协调随意运动。通过这种环路联系可将皮质运动区修正运动的指令由此下传至脊髓,从而纠正运动偏差,使动作更加稳定和准确。小脑损伤的患者不能控制随意运动的力量、方向、速度以及稳定性,可出现意向性震颤和动作性协调障碍,称为小脑性共济失调。

(三)皮质小脑

皮质小脑主要包括半球外侧部,功能主要是通过参与随意运动的设计和运动程序的编制来协调随意运动。它不接受外周感觉信息的传入,只接受对侧大脑皮质的感受区、运动区、感觉联络区传来的信息,且与大脑皮质形成反馈环路,参与运动的设计和运动程序的编制。

四、基底神经节对躯体运动的调节

基底神经节(basal ganglia)是指皮质下的一些核团的总称,包括尾状核、壳核、苍白球、丘脑底核、黑质和红核。其中尾状核、壳核和苍白球又称为纹状体,主要与运动的调节有关。纹状体与丘脑底核、黑质在结构和功能上有密切的联系,除此之外,它还接受来自广泛大脑皮质的传入冲动,并发出传出冲动经丘脑返回皮质。

基底神经节与随意运动的产生、稳定、肌紧张的控制和本体感觉传入冲动的处理有关。当基底神经节发生病变时,主要表现为运动功能障碍和肌紧张的改变。根据临床症状不同,可分为两大类:①运动过多而肌紧张降低的综合征,其典型代表是亨廷顿病(Huntington disease),又称舞蹈病。②运动过少而肌紧张过强的综合征,其典型代表是帕金森病(Parkinson disease),又称震颤麻痹。

亨廷顿病由英国外科医生 Jonathan Huntington 于1872年首次报道,该病主要表现为不由自主的头部和上肢的舞蹈样动作,伴肌张力降低,并有进行性的精神症状和智能减退。其病因主要是新纹状体发生病变,由于新纹状体中 γ-氨基丁酸(GABA)能神经元与胆碱能神经元功能受损,减少了对黑质多巴胺能神经元的抑制作用,所以多巴胺能神经元的活动增强,可能由此使基底神经节对大脑皮质的抑制作用减退,造成临床上患者出现肌张力降低和动作过多的症状。因此,临床上使用利血平来耗竭多巴胺类递质,可以缓解患者的症状。

帕金森病的症状首先由英国医生 James Parkinson 描述,主要临床表现有随意运动减少、全身肌紧张增强、肌肉强直、动作缓慢、面部表情呆板,常伴有静止性震颤,多见于上肢和头部,静止时出现,情绪激动时震颤增强,入睡后停止。帕金森病患者的病变部位在中脑的黑质,由于黑质多巴胺递质系统功能受损,使脑内多巴胺含量明显减少,导致基底神经节与大脑皮质之间活动减弱,使大脑运动皮质的活动减少,所以临床上给予多巴胺的前体物质左旋多巴能明显改善患者的症状。

五、大脑皮质对躯体运动的调节

大脑皮质是调节躯体运动的最高级中枢,大脑皮质控制躯体运动的部位称为皮质运动区。

(一)大脑皮质的运动区

人类的主要运动区位于中央前回(4区)和运动前区(6区),是控制躯体运动的最重要的区域。运动区的功能具有以下特征(图10-19):①对躯体的运动调节是交叉支配的,即一侧皮质主要支配对侧躯体的肌肉,但对头面部,除下部面肌和舌肌外,均为双侧支配。因此,临床上一侧内囊损伤时,会产生对侧下部面肌和舌肌麻痹而其他头面部肌肉活动基本正常的现象。②躯体各部分在皮质运动区定位是倒置的,即下肢代表区在顶部,膝关节以下的代表区在皮质内侧,上肢代表区在中间部,头面部代表区在底部,但头面部代表区的内部安排则是正立分布的。③功能定位精细,且运动越精细、复杂的肌肉,其代表区的面积就越大。如手的运动灵巧复杂,代表区最大,而躯干所占的面积则很小。

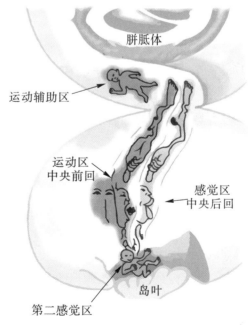

图10-19 大脑皮质的运动区

除此之外,大脑皮质中与运动有关的区域还有辅助运动区和第二运动区,电刺激这两个区域也能引起躯体运动反应,但所需电流强度较强,目前这两区的生理功能尚不清楚。

（二）运动下行传导通路

大脑皮质发出的运动信号主要通过皮质脊髓束和皮质脑干束这两条下行通路传导。皮质脑干束终止于脑干内的运动神经元,主要功能是调节头面部的运动。皮质脊髓束终止于脊髓前角的运动神经元,其中约80%的纤维,在经过延髓锥体时跨过中线交叉到对侧下行达脊髓前角,从而形成皮质脊髓侧束,该束纤维主要控制四肢远端肌肉的活动,与精细的技巧性运动有关。其余约20%的纤维,在经过延髓锥体时不交叉到对侧,而是在同侧下行,形成皮质脊髓前束。该束的大部分纤维一般只下降到胸部脊髓,通过中间神经元接替后,与双侧脊髓前角的运动神经元形成突触联系,主要控制躯干和四肢近端的肌肉,与姿势的维持和粗大的运动有关。

除皮质脊髓束和皮质脑干束这两条下行传导通路之外,还有一些上述传导通路发出的侧支和直接起源于皮质运动区的纤维,经脑干某些核团接替后,也形成一些下行传导通路,如顶盖脊髓束、网状脊髓束、前庭脊髓束等,其功能与皮质脊髓前束相似,主要参与粗大运动以及姿势的调节。

临床上,若患者皮质脊髓前束受到损伤,由于近端肌肉和躯干失去神经控制,身体平衡的维持、行走以及攀登等均发生困难。若患者是皮质脊髓侧束受损,失去了神经对四肢远端肌肉的控制,机体则难以完成精细的技巧性动作,而且这些患者会有巴宾斯基征(Babinski sign)阳性的表现,即用钝物划足趾外侧时,出现足蹈趾背屈,其余四趾向外呈扇形展开的体征。正常情况下,这一体征由于受到皮质脊髓侧束对该反射的抑制而不表现出来,只有在成人深睡或麻醉状态下,以及婴儿因该传导束尚未发育完全时才可出现此体征。但若皮质脊髓侧束受损,其对该反射的抑制作用解除,即可出现巴宾斯基征阳性,临床上常据此体征来判断皮质脊髓侧束有无受损。

若损伤累及皮质下行通路中的姿势调节通路时,患者不仅出现随意运动丧失,还可出现明显的肌紧张改变。若损伤的是脊髓和脑干运动神经元(临床上称其为下运动神经元),则出现肌紧张减退或消失,称为软瘫,如脊髓灰质炎患者;若损伤脑内高位中枢(临床上称其为上运动神经元),则出现肌紧张亢进,称为硬瘫,如内囊出血引起的卒中。

链接

锥体系和锥体外系

长期以来,运动信号下行通路通常还被分为锥体系和锥体外系两大系统。锥体系是指由大脑皮质发出并经延髓锥体下达脊髓的皮质脊髓束,而由皮质发出抵达脑神经运动核的皮质脑干束虽并不经过锥体,但因其功能上与皮质脊髓束相近,故也包括在锥体系中。锥体外系则指锥体系以外所有控制脊髓运动神经元活动的下行通路。锥体系的功能是增强肌紧张和控制骨骼肌的随意运动。锥体外系的功能是抑制肌紧张,协调肌群间活动,以协助锥体系完成精细的随意运动。但是这种分类并不能很好地划分中枢运动控制系统,两系在皮质的起源部位上相互重叠,在下行的途径中也存在着广泛的纤维联系,而且锥体系的皮质脊髓束纤维只有80%通过延髓锥体,所以从皮质到脑干之间的各种损伤所引起的运动障碍,难以区分是锥体系功能受损还是锥体外系的功能受损。据此,有人主张摒弃这些名词。

第四节　神经系统对内脏功能的调节

一、自主神经系统的结构特征和功能

自主神经系统也称内脏神经系统,习惯上仅指支配内脏器官的传出神经,其主要功能是调节内脏活动,根据结构和功能可分为交感神经和副交感神经。

(一)自主神经系统的结构特征

交感神经起自于脊髓胸、腰段(胸1～腰3)灰质的侧角,副交感神经系统起自于脑干副交感神经核和脊髓骶段(骶2～4)灰质相当于侧角的部位。自主神经由中枢发出到达效应器的过程中,需在外周神经节内换元,故自主神经有节前纤维和节后纤维之分,交感神经节前纤维短,节后纤维长,而副交感神经则相反,节前纤维长,节后纤维短;一根交感节前纤维可与多个节后神经元联系,因此交感节前纤维兴奋,引起的反应比较弥散,而副交感节前纤维只与较少的节后神经元联系,因此刺激其节前纤维,引起的反应相对局限;交感神经分布广泛,几乎支配所有内脏器官,而副交感神经分布较为局限,一些器官如汗腺、竖毛肌、肾上腺髓质、肾脏以及肌肉的血管只受交感神经支配。

(二)自主神经系统的功能

自主神经系统的功能已在前面相关章节中提及,如表10-2所示。

表10-2　自主神经的主要功能

器官	交感神经	副交感神经
呼吸器官	支气管平滑肌舒张	支气管平滑肌收缩,呼吸道黏膜腺体分泌
循环系统	心跳加快加强,腹腔内脏、皮肤、唾液腺、外生殖器官的血管收缩,骨骼肌血管收缩(肾上腺素受体)或舒张(胆碱受体)	心跳减慢、心房收缩减弱,外生殖器血管舒张

续表 10-2

器官	交感神经	副交感神经
消化器官	抑制胃肠运动,促进括约肌收缩,使唾液腺分泌黏稠的唾液	促进胃肠运动、胆囊收缩,促进括约肌舒张,使唾液腺分泌稀薄唾液,使胃液、胰液、胆汁分泌增加
泌尿、生殖器官	尿道内括约肌收缩、逼尿肌舒张;有孕子宫平滑肌收缩、无孕子宫平滑肌舒张	尿道内括约肌舒张、逼尿肌收缩
皮肤	汗腺分泌,竖毛肌收缩	
眼	瞳孔开大肌收缩,瞳孔开大	瞳孔括约肌收缩,瞳孔缩小
内分泌和代谢	肾上腺髓质激素分泌,肝糖原分解	胰岛素分泌

由此可见,交感神经在体内分布广泛,对全身各个系统器官几乎都有作用。交感神经主要作用是促进机体迅速适应环境的急骤变化。人体遇到紧急情况时,如失血、剧痛、窒息或运动等,交感神经系统被立即调动起来,出现一系列交感-肾上腺髓质系统亢进的现象,此现象称为应急反应。这一反应包括:呼吸频率加快,肺通气量增加,心率加快,心输出量增多,皮肤与腹腔内脏器官血管收缩,循环血量增加,肝糖原分解加速及血糖浓度升高,为肌肉收缩提供能量等。同时肾上腺素分泌增加使以上反应更为加强。这些活动均有利于机体动员各器官的潜能,迅速适应环境的变化。

副交感神经的活动相对较为局限,在安静状态时活动较强,常伴随有胰岛素分泌。其主要作用在于保护机体,调整恢复体力,促进消化吸收,积蓄能量及加强排泄、生殖功能等。

（三）自主神经系统活动的一般规律

1. 双重神经支配　机体除少数器官外,多数器官都受交感神经和副交感神经双重支配,而且两者的作用往往是相互拮抗的。如交感神经可加强心脏的活动,而副交感神经对心脏活动则是抑制效应。这种拮抗作用从正反两方面来调节内脏的活动,可使内脏的工作更加适应机体当时需要。不过有时交感神经和副交感神经的作用也可以是一致的,如对于唾液腺来说,两类神经均可引起唾液分泌,只不过交感神经兴奋时唾液的分泌量少而黏稠,而副交感神经兴奋所引起的唾液分泌量多而稀薄。

2. 具有紧张性作用　自主神经对内脏器官的支配一般均具有持续的紧张性作用,使内脏器官经常维持一定的活动状态。如交感缩血管纤维的紧张性作用,对产生外周阻力,维持动脉血压的稳定具有重要意义。

3. 受效应器功能状态的影响　自主神经的作用常与效应器当时的功能状态有关,如刺激交感神经可使动物无孕子宫运动受抑制,而对有孕子宫却可加强其运动。

4. 对整体生理功能进行调节　如上所述,交感和副交感两个系统对机体的功能作用既相互制约,彼此之间却又保持密切联系,两者共同调节内脏活动,相辅相成,使所支配的脏器经常保持动态平衡,以适应整体的需要。

二、自主神经的神经递质及其受体

自主神经系统对内脏器官的作用主要通过神经末梢释放神经递质来实现,其释放的递质主要包括乙酰胆碱和去甲肾上腺素,两者与相应的受体发生特异性结合,从而产生特定的效应。

(一)乙酰胆碱及其受体

自主神经的全部节前纤维、大部分副交感神经节后纤维、少部分交感神经节后纤维(支配汗腺的交感神经和支配骨骼肌的交感舒血管纤维)和躯体运动神经纤维,均能释放 ACh 作为递质,此类神经纤维被称为胆碱能纤维。

能够和 ACh 特异结合的受体称为胆碱能受体,主要包括两种类型(表10-3)。①毒蕈碱受体:这类受体主要分布于大部分副交感神经节后纤维所支配的效应器细胞膜、少部分交感神经节后纤维所支配的效应器细胞膜(汗腺和骨骼肌血管)上。因其能与天然植物中的毒蕈碱结合,故将这类受体称为毒蕈碱受体,简称 M 受体。M 受体属于 G 蛋白耦联受体,已发现有 $M_1 \sim M_5$ 5 种亚型。M 受体激活后可产生心脏活动的抑制,内脏平滑肌收缩(支气管平滑肌、胃肠平滑肌、膀胱逼尿肌、瞳孔括约肌收缩),消化腺和汗腺分泌增加和骨骼肌血管舒张等效应,该作用称为 M 样作用。阿托品是 M 受体阻断剂,可阻断 M 样作用。临床上有机磷中毒患者由于 ACh 堆积、产生过强的 M 样作用,故常用阿托品来缓解患者所表现出的出汗、腹痛、流涎、瞳孔缩小、心跳减慢等症状。而毒蕈碱和毛果云香碱则是 M 受体激动剂,可模拟或加强 M 样作用。②烟碱受体:这类受体主要分布在神经-骨骼肌接头的终板膜和自主神经节突触后膜上。因其能与天然植物中的烟碱结合,故称这类受体为烟碱受体,简称 N 受体。N 受体属于离子通道型受体,已发现有 N_1、N_2 两种亚型。N_1 型受体主要分布在神经节突触后膜上,N_2 型受体主要分布在骨骼肌终板膜上。ACh 与 N 受体结合后能兴奋自主神经节后神经元,也能引起骨骼肌收缩,这种作用称为 N 样作用。如果躯体运动神经末梢所释放的 ACh 不足,临床上就会出现肌无力的症状。而有机磷中毒患者除了出现上述 M 样作用外,还会出现面部、眼睑、四肢及全身骨骼肌发生肌纤维颤动的 N 样作用,这主要是由于 ACh 在神经-骨骼肌接头处大量蓄积持续作用于 M、N 受体所致。N_1 和 N_2 受体可被筒箭毒阻断;六烃季铵可选择性阻断 N_1 受体;十烃季铵可选择性阻断 N_2 受体,临床上可用筒箭毒和十烃季铵作为肌肉松弛剂。

(二)去甲肾上腺素及其受体

末梢能够释放 NE 作为递质的神经纤维,称为肾上腺素能纤维,主要指多数交感神经节后纤维(支配汗腺、骨骼肌血管的交感胆碱能纤维除外)。

能够与去甲肾上腺素和肾上腺素特异结合的受体称为肾上腺素能受体,主要包括 α 型和 β 型两种,这两种受体主要分布于大部分交感神经节后

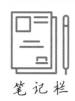

纤维所支配的效应器细胞膜上,但不一定两种受体同时都有,有的仅有 β 受体,有的仅有 α 受体,有的两者均有。肾上腺素能受体类型的不同及受体在效应器细胞上的分布特点不同,可引起不一样的效应(表 10-3)。①α 受体: α 受体与去甲肾上腺素或肾上腺素结合后,所产生的平滑肌效应主要是兴奋的,如血管收缩、瞳孔开大、子宫收缩等,但对小肠平滑肌为抑制性效应,可使其舒张。α 受体已发现两个亚型,分别是 α_1、α_2 受体。酚妥拉明可以同时阻断 α_1、α_2 受体,消除去甲肾上腺素所引起的血管收缩、血压升高作用。②β 受体:β 受体又分为 β_1、β_2 两个亚型。β 受体(主要是 β_2 受体)兴奋后所产生的平滑肌效应一般是抑制的,如血管、子宫、小肠、支气管等的舒张,但对心肌则是兴奋效应(主要是 β_1 受体),可使心率加快、心肌收缩力量加强等。普萘洛尔(心得安)可阻断 β_1 和 β_2 受体,但对 β_1、β_2 受体无选择性;阿替洛尔可选择性阻断 β_1 受体;丁氧胺可选择性阻断 β_2 受体。所以临床上治疗心绞痛伴有肺通气不畅的患者时,常采用阿替洛尔以单独阻断心肌上的 β_1 受体,而不影响支气管平滑肌(β_2 受体)的舒张。

表 10-3　乙酰胆碱能及肾上腺素能受体的分布及效应

效应器		受体	效应	受体	效应
心脏	窦房结	β_1	心率加快	M	心率减慢
	房室传导系统	β_1	传导加快	M	传导减慢
	心肌	β_1	收缩力增强	M	收缩力减弱
血管	脑血管和冠状血管	α	收缩	M	舒张
		β_2	舒张(为主)		
	皮肤黏膜血管	α	收缩	M	舒张
	胃肠道血管	α	收缩(为主)		
		β_2	舒张		
	唾液腺血管	α	收缩	M	舒张
	骨骼肌血管	α	收缩	M	舒张
		β_2	舒张(为主)		
呼吸器官	支气管平滑肌	β_2	舒张	M	收缩
消化器官	胃平滑肌	β_2	舒张	M	收缩
	小肠平滑肌	α_2	舒张	M	收缩
		β_2	舒张		
	括约肌	α	收缩	M	舒张
	腺体	α	抑制分泌	M	促进分泌

续表 10-3

效应器		受体	效应	受体	效应
膀胱	逼尿肌	β_2	舒张	M	收缩
	括约肌	α	收缩	M	舒张
生殖器官	子宫平滑肌	α	收缩(有孕子宫)	M	可变＊
		β_2	舒张(无孕子宫)		
皮肤	竖毛肌	α	收缩		
眼	睫状肌	β_2	舒张(视远物)	M	收缩(视近物)
代谢	糖酵解	β_2	增加		
	脂肪分解	β_3	增加		
自主神经节				N_1	节前-节后兴奋传递

注：＊ 因循环血液中雌孕激素水平、妊娠、月经周期以及其他因素而发生改变。

三、内脏功能的中枢调节

(一)脊髓对内脏功能的调节

脊髓是交感神经和部分副交感神经的发源处,为内脏反射活动的初级中枢,基本的血管张力反射、发汗反射、排尿反射、排便反射、勃起反射等都可在脊髓完成,只是这些反射正常情况下都受高位中枢调节控制。临床上脊髓离断患者在脊休克期过去后,可有脊髓反射的恢复,但这些反射不能很好地适应生理功能的需要。例如,排尿反射虽有恢复,但排尿不受意识控制,出现尿失禁,且排尿常不完全。

(二)低位脑干对内脏功能的调节

延髓中具有许多重要的内脏活动中枢,许多基本生命现象(如循环、呼吸等)的反射调节在延髓水平已能初步完成,所以延髓有"生命中枢"之称。此外,中脑有瞳孔对光反射的中枢。

(三)下丘脑对内脏功能的调节

下丘脑有许多神经核团,在内脏活动的调节中起重要作用,是自主神经系统的较高级中枢。同时下丘脑还能把内脏活动和其他生理活动联系起来,调节体温、水平衡、摄食、内分泌和生物节律等生理过程。

1.体温调节　视前区与下丘脑前部存在对温度变化敏感的神经元,它们既能感受所在部位的温度变化,也能对传入的温度信息进行整合。当此处低于或超过调定点水平时,即可通过调节产热和散热活动使体温保持稳定(详见第七章)。

2.水平衡调节　实验破坏动物下丘脑外侧区后,动物饮水明显减少;刺激下丘脑外侧区,则引起动物饮水增加,说明下丘脑外侧区存在饮水中枢。

下丘脑控制肾排水的功能与抗利尿激素的分泌有关,下丘脑前部存在渗透压感受器,它能根据血液中渗透压的变化情况来调节抗利尿激素的分泌。所以,下丘脑能调节机体对水的摄入与排出,使两者相互协同从而调节水平衡。

3.摄食行为调节 摄食行为是动物维持个体生存的基本活动。用电极刺激动物下丘脑外侧区可引起动物多食,破坏此区域后,则动物拒食,表明该区存在摄食中枢;电刺激下丘脑腹内侧区,可引起动物拒食,而破坏此区后,则动物食欲增加,甚至肥胖,因此认为该区存在饱中枢,一般来说,摄食活动取决于摄食中枢和饱中枢活动的平衡,而摄食中枢和饱中枢的神经元活动具有相互抑制的关系。

4.垂体激素分泌调节 下丘脑一些神经元合成各种调节垂体功能的肽类物质,对人体内分泌功能的调节具有重要作用(见第十一章)。

5.生物节律控制 机体内的各种生理活动按一定的时间顺序发生周期性变化,这种变化的节律称为生物节律。比如日节律、月节律、年节律等,其中日周期是最重要的生物节律,人体许多生理功能如白细胞计数、体温、动脉血压和促肾上腺皮质激素的分泌等都有昼夜节律的变化。研究表明这种节律控制中心可能在下丘脑的视上核,外界的昼夜光照变化就会影响视交叉上核的活动,从而使体内日周期节律与外环境的明暗节律同步化。所以,人为改变每日光照和黑暗时间,可使一些机体原有的日周期节律发生变化。

(四)大脑皮质对内脏功能的调节

大脑皮质的边缘系统和新皮质的某些区域参与了内脏活动的调节。边缘系统包括边缘叶及与其有密切联系的皮质和皮质下结构。边缘叶是指大脑半球内侧面皮质与脑干连接部和胼胝体旁的环周结构,包括海马、穹隆、海马回、扣带回和胼胝体回等。边缘系统是许多初级中枢活动的调节者,对内脏活动的调节作用复杂而多变,如刺激边缘前脑不同部位可引起血压升高或降低、呼吸加快或抑制、胃肠道运动加强或减弱等。

新皮质是指大脑皮质除边缘系统皮质部分以外进化程度最新的部分。电刺激动物新皮质的特定部位,除了引起相应的躯体运动以外,还可以引起相应内脏的反应,这说明,新皮质也与内脏活动有关,且有区域分布特征。

第五节 脑的高级功能

人类的大脑除了具有感觉和运动功能之外,还能完成很多更为复杂的高级功能活动。

一、条件反射

条件反射是机体经后天的学习和训练所建立起来的一类反射。条件反射学说由俄国著名生理学家巴甫洛夫在20世纪提出,对生理学的研究发展起了非常重要的作用。

（一）条件反射的建立

建立条件反射的基本条件是无关刺激与非条件刺激在时间上的结合，这就是强化，经过多次强化，无关刺激转化为条件刺激，条件反射也就建立起来。在动物实验中，给狗食物会引起唾液分泌，这是非条件反射，食物就是非条件刺激。而给予狗铃声刺激则不会引起唾液分泌，所以铃声与唾液分泌无关，此时铃声称为无关刺激。若每次给狗喂食之前先响一次铃声，然后再喂食，这样铃声与喂食反复多次结合后，当铃声一出现，狗就会出现唾液分泌，铃声本是无关刺激，现已成为进食信号，即变成了条件刺激，这就是经典的条件反射。还有一种反射比较复杂，它要求动物完成一定的操作动作，例如，将大鼠置入实验笼内，先训练大鼠学会踩杠杆而得到食物，然后用灯光作为条件刺激，即只有在灯光出现后，大鼠踩杠杆才能得到强化，故称其为操作式条件反射。

（二）条件反射的泛化、分化和消退

在条件反射建立的过程中，还有另一种现象，即在条件反射建立初期，施加与条件刺激相类似的刺激，也能获得条件反射效应，这种现象称为条件反射的泛化。例如，用 100 Hz 铃声引起狗的唾液分泌的条件反射建立初期，给予 80 Hz 或 120 Hz 的铃声也能引起狗的唾液分泌，这就是泛化现象。这时如果只对 100 Hz 的铃声进行强化，对 80 Hz 或 120 Hz 的铃声不强化，反复多次以后，80 Hz 或 120 Hz 的铃声不再能引起狗的唾液分泌，这种现象称为条件反射的分化。巴甫洛夫认为分化是由于相似刺激得不到强化，使皮质产生了抑制过程，这种抑制称为分化抑制。分化抑制的出现对大脑皮质完成分析功能非常重要。

条件反射建立之后，如果反复应用条件刺激而不给予非条件刺激进行强化，条件反射就会逐渐减弱，最后完全不出现，这称为条件反射的消退。如用铃声引起狗的唾液分泌的条件反射建立以后，反复单独应用铃声而不给予食物，则铃声引起的唾液分泌量会逐渐减少，最后完全不能引起分泌。

（三）条件反射的生物学意义

条件反射与非条件反射具有不同特点，其区别见表10-4所示。

表10-4　条件反射与非条件反射的区别

条件反射	非条件反射
后天获得的，有个体差异	先天遗传的，种族共有
数量上无限	数量上有限
反射弧有极大易变性，可新建、消退和改造	反射弧较固定，不变或少变
具有精确而完善的高度适应性	适应性有限

机体总是在一个复杂多变的环境中生活，如果只有非条件反射，则不能适应复杂多变的环境。而通过建立条件反射，就可以使机体在某些非条件

刺激到来之前做出反应,从而大大增强机体活动对环境的适应能力。

（四）人类条件反射的特点

人类不仅可以对具体的信号（如光、声、嗅、味、触等感觉刺激）建立条件反射,还可以用抽象的词语引起条件反射。巴甫洛夫根据这一特点提出了两个信号系统学说。他把具体、现实、客观存在的信号称为第一信号,如灯光、铃声、食物的形状、气味等,对第一信号发生反应的大脑皮质功能系统,称为第一信号系统,这是人和动物所共有的。第二信号指的是对具体现实的物质进行抽象概括的语言和文字,能对第二信号发生反应的大脑皮质功能系统则为第二信号系统,第二信号系统是人类特有的,是人类区别于动物的本质特征。第二信号系统建立在第一信号系统活动的基础上,是人类个体在后天发育过程中逐渐形成的,具有了第二信号系统,人类就能借助于语言和文字来表达思维,也可以进行抽象的思维。

二、大脑皮质的语言中枢

（一）大脑皮质语言中枢的分区

语言是人类特有的通信手段,但临床发现,人类大脑皮质一定区域受到损伤（图10-20）,可导致各种特殊的语言活动功能障碍。①运动性失语症:由于中央前回底部前方（Broca区）受损引起,患者可以看懂文字和听懂别人的谈话,自己却不会说话,不能用词语来口头表达自己的思想。②失写症:因损伤额中回后部接近中央前回的手部代表区所致,患者能听懂别人的讲话和看懂文字,也会说话但不会书写,手部其他运动也不受影响。③感觉性失语症:由颞上回后部受损所致,患者能讲话、书写、看懂文字,也能听见别人的发声,但听不懂别人讲话的内容。④失读症:是角回受损所致,患者看不懂文字的含义,但其视觉和其他语言功能（包括说话、书写和听懂别人谈话等）均健全。所以,语言活动的完整功能与广大皮质区域活动有关,这些区域的功能相互间是紧密联系的,严重的失语症可同时出现以上4种语言活动功能的障碍。

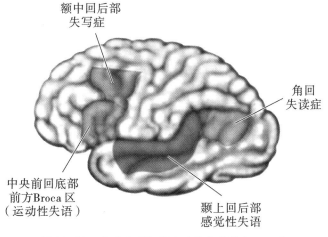

图10-20 大脑皮质与语言功能有关的主要区域

笔记栏

（二）大脑皮质语言功能的一侧优势

人脑的高级功能向一侧半球集中的现象,被称为一侧优势,这种现象说明人类两侧大脑半球的功能是不对称的。研究发现,位于额叶的语言运动中枢通常只出现在一侧大脑半球,这一半球称为语言中枢的优势半球。

对于大多数习惯于用右手的人,其语言中枢的优势半球在左侧大脑皮质,而右侧半球在非词语认知功能上占优势,例如对空间的辨认、触觉认识、深度知觉、音乐欣赏等。一侧优势现象是人类特有的,它虽与一定的遗传因素有关,但主要是通过后天生活实践而逐渐形成的,这与人类习惯运用右手进行劳动有密切关系。左侧大脑半球虽然在语言功能活动上占优势,但这种优势也不是绝对的,因为右侧半球也有一定的较为简单的词语活动功能,而左侧半球也有一定的非词语认知功能。人类的左侧优势从 10 ~ 11 岁开始逐步建立,一旦在成年后损伤左侧半球,再在右侧半球建立语言中枢就非常困难了。

三、大脑皮质的电活动

大脑神经元本身的膜电位改变及波动可以通过大脑这个容积导体反映到大脑表面,若在头皮或大脑皮质安放上记录电极,则可记录到两种不同形式的脑电活动:自发电位和诱发电位。

人在安静且没有特定刺激的情况下,可在大脑皮质记录到自发地、节律性的电位变化,称为自发脑电活动。临床上在头皮用双极或单极记录法所描绘出的皮质自发电位变化的波形,称为脑电图（electroencephalogram, EEG）（图 10-21A）。直接在皮质表面安放电极所记录出的自发电活动称皮质电图。

（一）正常脑电图的基本波形

依据脑电频率的不同将脑电图的波形划分为 4 种基本波形（图 10-21B）。

【想一想】
　　正常人脑电图有哪些基本波形?各有何特点?

1. α 波　频率为 8 ~ 13 Hz,波幅为 20 ~ 100 μV。α 波是成年人安静时的主要脑电波,在枕叶皮质最为显著。其波幅先由小逐渐变大,再由大逐渐变小,如此反复形成梭形。α 波在安静、清醒并闭眼时出现,当睁开眼睛或接受其他刺激时,α 波立即消失而呈现快波（β 波）,这一现象称为 α 波阻断（α block）。若再次安静闭眼时,则 α 波又重现。

2. β 波　频率为 14 ~ 30 Hz,波幅为 5 ~ 20 μV。β 波是新皮质紧张活动时的脑电波,在额叶和顶叶比较显著。它是一种不规则的低振幅快波,在兴奋、觉醒和 α 波阻断时都可出现。

3. θ 波　频率为 4 ~ 7 Hz,波幅为 100 ~ 150 μV,一般在成人困倦时及幼儿时期出现。

4. δ 波　频率为 0.5 ~ 3 Hz,波幅为 20 ~ 200 μV,是一种不规则的慢波,常见于成人的睡眠或极度疲劳状态,以及出现于麻醉状态下。

一般认为,人类脑电波随大脑皮质不同生理情况而变化。脑电波由高振幅的慢波转化为低振幅的快波时,表示兴奋过程的增强,这是一种去同步化现象;而由低振幅的快波转化为高振幅的慢波时,表示抑制过程的发展,这是一种同步化现象。

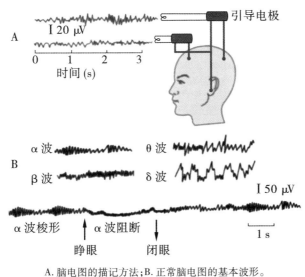

A. 脑电图的描记方法;B. 正常脑电图的基本波形。

图 10-21　正常脑电图的描记和波形

（二）脑电波形成的机制

目前较多研究者认为皮质表现出的电位变化,主要是皮质大量神经元同步发生突触后电位总和而形成的,因为单一神经元的电位变化不足以引起皮质表面的电位改变。而大量皮质神经元同步电活动必须依赖皮质与丘脑之间的交互作用。正常情况下,α 节律主要来自于丘脑的非特异投射系统,因为一定同步节律的丘脑非特异投射系统的活动,促进了大脑皮质神经元电活动的同步化。β 节律主要是由于皮质和丘脑的同步活动受到了干扰,即产生了去同步化。

临床上,癫痫患者或皮质有占位病变(如肿瘤等)的患者,脑电波常发生改变。如癫痫患者可产生异常的高频率、高振幅脑电波,或在其后跟随一个慢波的综合波形。因此利用脑电波的改变并结合临床特点,可用来诊断癫痫或探查肿瘤所在的部位。

（三）皮质诱发电位

感觉传入系统受刺激时,在大脑皮质的某一局限区域记录到的形式较固定的电位变化,称为皮质诱发电位(evoked cortical potential)(图10-22)。该电位一般分为两部分。①主反应:一般为先正后负的双向反应慢波,波幅较大,潜伏期固定,潜伏期的长短取决于刺激部位与皮质的距离、神经纤维的传导速度和所经过的突触数目等因素。主反应

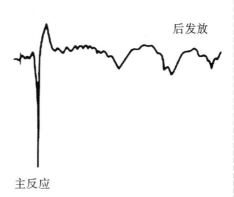

向下为正;向上为负。

图 10-22　皮质诱发电位

笔记栏

的形成可能主要是大锥体细胞电活动的综合表现。②后发放:是一系列正相的周期性电位波动,波幅较小,形成原因可能是皮质与丘脑接替核之间环路的电活动所引起。

由于皮质诱发电位常出现在自发脑电活动的背景上,因此很难分辨,但由于主反应与刺激之间有固定的潜伏期,而其他电位变化则没有,所以运用计算机将电位变化叠加和平均处理后,能使皮质诱发电位突显出来。临床上常记录的诱发电位有躯体感觉诱发电位、听觉诱发电位和视觉诱发电位等,这对诊断中枢损伤部位也有一定的价值。

四、觉醒和睡眠

觉醒和睡眠是人体所处的两种不同的状态,两者之间昼夜交替,这是人类生存的必要条件。觉醒时,脑电波呈去同步化快波,抗重力肌保持一定张力,可进行各种体力和脑力劳动,从而使机体迅速适应环境变化;睡眠时,脑电波呈同步化慢波,机体各项功能减退,使机体的体力和精力得到恢复。

(一)觉醒

研究发现,电刺激动物中脑网状结构能唤醒动物,此时脑电波呈现去同步化快波;若在中脑头端中断网状结构,则动物出现昏睡,脑电波呈现同步化慢波。这说明脑干网状结构具有上行唤醒作用,称为脑干网状结构上行激动系统。这一系统主要是通过丘脑非特异性投射系统来改变大脑皮质兴奋性的,从而维持觉醒状态,这一系统一旦受损,动物即可发生昏睡。由于该系统又是一个多突触接替的系统,容易受到药物的影响,所以临床上应用的巴比妥类催眠药物,就是阻断了这一系统的传递而达到镇静催眠效果的。

觉醒状态可分为脑电觉醒和行为觉醒两种。脑电觉醒是指脑电图波形呈去同步化快波的状态,但对新异刺激无探究行为;行为觉醒是指出现觉醒时的各种行为表现。进一步研究发现,脑电觉醒的维持可能与脑桥蓝斑上部去甲肾上腺素能系统和脑干网状结构胆碱能系统的作用有关;而行为觉醒的维持可能与黑质多巴胺能系统的功能有关,这与帕金森病患者由于黑质多巴胺能系统受损导致缺乏行为觉醒是一致的。

(二)睡眠

1.睡眠的时相 根据睡眠过程中脑电、眼电和肌电的表现和特征,可将睡眠分为两种不同的时相:①脑电波呈同步化慢波的时相,称为慢波睡眠(slow wave sleep,SWS)。②脑电波呈现去同步化快波的时相,称为快波睡眠(fast wave sleep,FWS)或异相睡眠(paradoxical sleep,PS)或快速眼球运动睡眠(rapid eye movement sleep,REMS)。

【议一议】
为什么说睡眠对人类非常重要?

慢波睡眠期间,机体表现为视、嗅、听、触等感觉功能暂时减退,且骨骼肌反射运动与肌紧张减弱,并伴有自主神经功能改变,如血压下降、心率减慢、呼吸变慢、体温下降、瞳孔缩小、尿量减少、胃液分泌可增多而唾液分泌减少等。

快波睡眠期间,机体各种感觉功能进一步减退,导致唤醒阈提高,骨骼肌反射活动和肌紧张进一步减弱,肌肉几乎完全松弛,除此之外,还有间断性的阵发性表现,如部分肢体抽动、心跳加快、血压升高、呼吸快而不规则,还有一个明显特征就是可出现快速眼球运动。有报道称,80% 左右的人会在快波睡眠做各种各样的梦。

在整个睡眠期间,慢波睡眠和快波睡眠是交替进行的。成年人进入睡眠后,首先是慢波睡眠,持续 80～120 min 后转入快波睡眠,后者维持 20～30 min,再次转入慢波睡眠;整个睡眠过程中,这种交替有 4～5 次,且越接近睡眠后期,快波睡眠持续的时间越长。在成年人,两种睡眠时相均可直接转为觉醒状态,但在觉醒状态下一般只能进入慢波睡眠,而不能直接进入快波睡眠。

研究表明,快波睡眠期间,脑内蛋白质合成加快,推测该时相是神经元活动增强时期,因此认为快波睡眠与幼儿神经系统的发育和成熟有密切关系,且有利于建立新的突触联系而促进学习记忆。同时,快波睡眠对促进精力恢复是有利的。但是由于快波睡眠期间自主神经系统功能会出现间断的阵发性波动,这就可能导致某些疾病在夜间发作概率增加,如心绞痛、哮喘、阻塞性肺气肿缺氧发作等。

在觉醒状态下,腺垂体生长激素分泌较少,进入慢波睡眠后,生长激素分泌明显升高,转入快波睡眠后生长激素分泌又减少,所以,慢波睡眠是消除疲劳、恢复体力的重要方式,其意义在于促进生长,促进体力恢复,为觉醒期间的紧张活动做准备。

2. 睡眠的机制　睡眠的发生机制至今仍不清楚,但近年来众多研究表明,睡眠不是脑活动的简单抑制,而是一个主动过程。睡眠发生的主动学说有两种看法:一种看法认为睡眠是大脑皮质的抑制过程扩散所导致的。这种观点认为中枢中并不存在所谓的睡眠中枢,只要是大脑皮质产生了抑制,而且扩散到一定范围,就会产生睡眠;而另一种看法则认为,在脑干尾端存在一个能引起睡眠和脑电波同步化的中枢,称为睡眠诱导区,该区域主动活动的结果就是产生睡眠。

（韩雪飞）

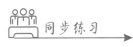 问题分析与能力提升

钱某,男,18 岁,玩单杠时不慎摔下,经检查,四肢和胸部以下躯体失去知觉并丧失运动功能,其第 5、6 颈椎骨折并严重错位。

诊断:高位截瘫。

请问:①该患者为何会有感觉和运动障碍? ②脊髓对躯体运动的调节有何作用?

同步练习

一、名词解释

1. 突触　2. 兴奋性突触后电位　3. 神经递质　4. 牵张反射　5. 脊休克

笔记栏

6. 抑制性突出后电位 7. 突触前抑制 8. 突触后抑制 9. 条件反射
10. 牵涉痛 11. 小脑共济失调

二、单项选择题

1. 人体内最重要的调节系统是 （　　）
    A. 内分泌系统　　　　　　　　B. 神经系统
    C. 免疫系统　　　　　　　　　D. 循环系统
    E. 脉管系统

2. 神经细胞兴奋时,首先产生动作电位的是 （　　）
    A. 胞体　　　　　　　　　　　B. 树突
    C. 轴突　　　　　　　　　　　D. 轴突末梢
    E. 轴突始段

3. 关于神经纤维传导兴奋的叙述,正确的是 （　　）
    A. 结构的完整性　　　　　　　B. 功能的完整性
    C. 单向传导　　　　　　　　　D. 绝缘性
    E. 易疲劳

4. 神经冲动抵达末梢时,引起神经递质释放主要有赖于哪种离子的作用 （　　）
    A. Na^+　　　　　　　　　　B. K^+
    C. Cl^-　　　　　　　　　　D. Ca^{2+}
    E. Mg^{2+}

5. 兴奋性突触后电位突触后膜上发生的电位变化为 （　　）
    A. 极化　　　　　　　　　　　B. 去极化
    C. 复极化　　　　　　　　　　D. 超极化
    E. 反极化

6. 关于抑制性突触后电位的产生,叙述正确的是 （　　）
    A. 突触前轴突末梢超极化　　　B. 突触后膜出现超极化
    C. 突触后膜出现去极化　　　　D. 突触后膜出现复极化
    E. 突触后膜出现反极化

7. 兴奋性突触后电位与抑制性突触后电位的共同特征 （　　）
    A. 突触前膜均去极化　　　　　B. 突触后膜均去极化
    C. 突触前膜释放的递质性质一样 D. 突触后膜对离子通透性一样
    E. 突触后膜均超极化

8. 下列各项中,属于条件反射的是 （　　）
    A. 咀嚼吞咽食物引起胃液分泌
    B. 叩击股四头肌肌腱引起小腿前伸
    C. 异物轻触眼球引起眼睑闭合
    D. 闻到食物香味而引起唾液分泌
    E. 婴儿的吮吸反射

9. 人类与动物在条件反射方面的主要区别是 （　　）
    A. 能形成条件反射　　　　　　B. 条件反射消退程度
    C. 具有第二信号系统　　　　　D. 具有第一信号系统

E.条件反射建立需要的基本条件不一样

10.下列属于第二信号系统的是　　　　　　　　　　　　（　　）

　　A.尝到草莓　　　　　　　　　B.闻到草莓的味道

　　C.见到草莓实物　　　　　　　D.看见"草莓"两个字

　　E.以上均不是

11.化学性突触传递的特征中,下列哪一项是错误的　　　（　　）

　　A.总和　　　　　　　　　　　B.双向传递

　　C.突触延搁　　　　　　　　　D.易疲劳

　　E.对内环境变化敏感

12.在反射弧中,最易出现疲劳的部位是　　　　　　　　（　　）

　　A.感受器　　　　　　　　　　B.效应器

　　C.反射中枢的突触　　　　　　D.传出神经

　　E.传入神经

13.完成一个反射所需要的时间长短主要取决于　　　　　（　　）

　　A.刺激的强弱和性质　　　　　B.感受器的敏感性

　　C.传入和传出纤维的传导速度　D.经过的中枢突触数目

　　E.效应器活动时间变化

14.特异投射系统的主要功能是　　　　　　　　　　　　（　　）

　　A.引起特定感觉并激发大脑皮质发出传出冲动

　　B.维持大脑皮质的兴奋状态

　　C.调节内脏活动

　　D.维持觉醒

　　E.协调躯体运动

15.非特异投射系统的主要功能是　　　　　　　　　　　（　　）

　　A.引起特定感觉并激发大脑皮质发出传出冲动

　　B.维持和改变大脑皮质的兴奋状态

　　C.调节内脏活动

　　D.维持肌紧张

　　E.维持睡眠状态

16.在中脑头端切断网状结构,动物会处于下列哪种状态　（　　）

　　A.脊休克　　　　　　　　　　B.去大脑僵直

　　C.运动共济失调　　　　　　　D.昏睡

　　E.静止性震颤

17.体表感觉的皮质代表区主要位于　　　　　　　　　　（　　）

　　A.中央前回　　　　　　　　　B.中央后回

　　C.边缘系统　　　　　　　　　D.颞叶皮质

　　E.岛叶

18.左侧大脑皮质中央后回损伤后,体表感觉障碍的部位是（　　）

　　A.左半身　　　　　　　　　　B.右半身

　　C.左侧头面部　　　　　　　　D.右侧头面部

　　E.双下肢

19. 下列哪一项是内脏痛的特点　　　　　　　　　　　（　　）
    A. 刺痛　　　　　　　　　　B. 定位不明确
    C. 必有牵涉痛　　　　　　　D. 对电刺激敏感
    E. 对机械牵拉刺激不敏感

20. 突然横断脊髓后,离断水平以下的随意运动将　　（　　）
    A. 不变　　　　　　　　　　B. 暂时性增强
    C. 永久丧失　　　　　　　　D. 永久增强
    E. 暂时性丧失

21. 下列哪一项不属于脊休克的表现　　　　　　　　（　　）
    A. 大小便失禁　　　　　　　B. 血压下降
    C. 发汗反射消失　　　　　　D. 断面以下脊髓反射活动消失
    E. 断面以下脊髓支配的骨骼肌紧张性减退

22. 运动单位是指　　　　　　　　　　　　　　　　（　　）
    A. 一个运动神经元
    B. 一组具有相同功能的运动神经元群
    C. 一组可产生某一动作的肌肉群
    D. 一个运动神经元及其末梢所支配的全部肌纤维
    E. 支配一根骨骼肌纤维的运动神经元

23. 叩击跟腱引起相连的同一块肌肉收缩,属于　　　（　　）
    A. 肌紧张　　　　　　　　　B. 腱反射
    C. 节间反射　　　　　　　　D. 屈肌反射
    E. 对侧伸肌反射

24. 维持躯体姿势最基本的反射活动是　　　　　　　（　　）
    A. 腱反射　　　　　　　　　B. 肌紧张
    C. 屈肌反射　　　　　　　　D. 对侧伸肌反射
    E. 节间反射

25. 在中脑上、下丘之间切断脑干的动物将出现　　　（　　）
    A. 脊休克　　　　　　　　　B. 去大脑僵直
    C. 肢体麻痹　　　　　　　　D. 动作不精确
    E. 平衡失调

26. 人出现去大脑僵直现象,意味着病变已经严重侵犯（　　）
    A. 脊髓　　　　　　　　　　B. 脑干
    C. 延髓　　　　　　　　　　D. 小脑
    E. 中脑

27. 人的小脑损伤后,肌紧张会　　　　　　　　　　（　　）
    A. 不变　　　　　　　　　　B. 降低
    C. 增强　　　　　　　　　　D. 先增强后降低
    E. 先降低后增强

28. 帕金森病的病变部位在　　　　　　　　　　　　（　　）
    A. 小脑　　　　　　　　　　B. 红核
    C. 黑质　　　　　　　　　　D. 新纹状体

E. 苍白球

29. 人类的皮质运动区主要在 （　　）

A. 中央前回   B. 中央后回

C. 颞叶   D. 枕叶

E. 岛叶

30. 交感神经、副交感神经对下列哪种器官的作用是非拮抗性的（　　）

A. 心肌   B. 唾液腺

C. 支气管平滑肌   D. 小肠平滑肌

E. 膀胱逼尿肌

三、问答题

1. 兴奋在神经纤维上传导和在神经突触传递有何不同？

2. 突触后电位的类型有哪些？各自产生的原理如何？

3. 试比较骨骼肌牵张反射的两种类型。

4. 试述突触传递的过程。

5. 试分析去大脑僵直的机制。

6. 简述特异投射系统和非特异投射系统的概念、特点和功能。

7. 简述内脏痛的特点。

8. 何谓脊休克？脊休克的产生和恢复说明了什么？

9. 睡眠可分为哪两个时相？试比较其特点和生理意义。

10. 简述下丘脑的主要功能。

11. 正常脑电波有哪些基本波形？各有何特点？

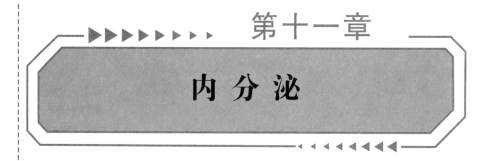

第十一章

内 分 泌

学 习 目 标

◎掌握　①激素的概念及作用特征。②垂体激素的生理作用。③甲状腺激素、胰岛素、胰高血糖素、糖皮质激素的生理作用与分泌调节。

◎熟悉　①下丘脑与垂体功能联系。②肾上腺髓质激素的生理作用与分泌调节。

◎了解　①甲状腺激素的合成与分泌。②甲状旁腺激素、降钙素及维生素D_3的作用。

　　内分泌系统由内分泌腺和分散于某些器官组织中的内分泌细胞组成（图11-1）。人体内主要的内分泌腺有垂体、甲状腺、甲状旁腺、肾上腺、胰岛、性腺、松果体等；散在的内分泌细胞分布十分广泛,如在消化道黏膜、心、肾、肺、下丘脑等组织中均含有各种各样的内分泌细胞。

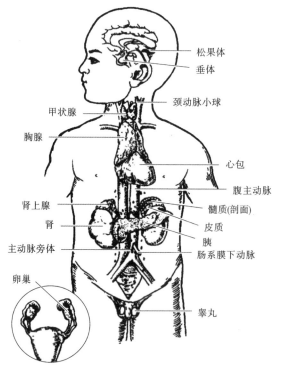

图 11-1　内分泌器官概况

激素是由内分泌腺及内分泌细胞分泌的高效能生物活性物质。内分泌系统就是通过分泌激素,并利用激素作用于相应的细胞(靶细胞)、组织(靶组织)、器官(靶器官)来实现调节功能。

激素由内分泌腺或内分泌细胞分泌后,一般经以下几种方式完成信息传递(图11-2)。①大多数激素经血液循环运输到距离较远的靶细胞发挥作用,这种方式称为远距分泌。②通过组织液弥散到邻近细胞发挥作用,称为旁分泌。③内分泌细胞所分泌的激素在局部扩散后,又返回并作用于该细胞自身而发挥调节作用,这种方式称为自分泌。④神经细胞分泌的神经激素释放后,经血液运输作用于靶细胞的方式,称为神经分泌。

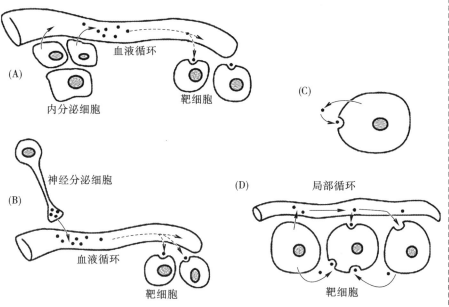

A. 远距分泌;B. 神经分泌;C. 自分泌;D. 旁分泌。

图 11-2 激素传递信息的主要作用途径

第一节 概 述

一、激素作用的一般特征

各种激素作用于靶细胞所产生的调节效应不尽相同,但仍具有一些共同的特征。

(一)相对特异性

尽管多数激素可通过血液循环广泛接触各部位的组织、细胞,但只选择性地作用于某些器官、组织和细胞,这种特性称为激素作用的特异性。被激素选择性作用的特定器官、组织和细胞,分别称为靶器官、靶组织和靶细胞。激素作用的特异性与靶细胞上或胞质内存在能与激素结合的特异性受体有关。

（二）信息传递作用

激素作为一种化学信使，通过在细胞间进行信息传递来实现其调节作用。它作用于靶细胞，既不能添加新功能，也不能提供额外能量，只将调节信息传递给靶细胞，增强或减弱靶细胞原有的生理生化过程，从而达到调节的作用。在完成信息传递后，激素便被分解失活。

（三）高效能性

在生理状态下，激素在血液中浓度很低，一般在 $10^{-12} \sim 10^{-7}$ mol/L 数量级，但其作用十分显著。这是因为激素与受体结合后，在细胞内发生一系列酶促放大作用，可产生效能极高的生物放大效应。例如，1 分子的促甲状腺素释放激素，可使腺垂体释放 10 万分子的促甲状腺激素；1 mol 胰高血糖素可引起肝糖原分解，生成 3×10^6 mol 葡萄糖，生物效应放大约 300 万倍。

因此，若某些内分泌腺分泌的激素稍有过多或不足，便可引起该激素所调节的功能明显异常，临床上分别将其称为该内分泌腺功能亢进或功能减退。

（四）激素间相互作用

当多种激素共同参与某一生理活动的调节时，激素之间的相互影响主要表现在 3 个方面。①协同作用：多种激素对某项生理活动调节的结果一致，联合作用时所产生的效应大于各激素单独作用时所产生效应的总和。例如，生长激素、肾上腺素、糖皮质激素等都可使血糖升高。②拮抗作用：多种激素对某项生理活动调节的结果相对抗，如胰岛素能降低血糖，这就与肾上腺素等激素升高血糖的作用相拮抗。③允许作用：某些激素本身对特定器官、组织或细胞并不能直接发生作用，但它的存在却是另一种激素产生效应的必要基础，即对另一种激素的效应起支持作用，这种现象称为允许作用。例如，糖皮质激素本身对心肌和血管平滑肌并无收缩作用，但是只有当它存在，儿茶酚胺类激素才能充分发挥对心血管的调节作用。

二、激素的分类及作用机制

（一）激素的分类

根据激素化学性质和分子结构的不同大致分为下列两大类。

1. 含氮类激素　此类分子结构中含有氮元素，包括蛋白质类（如胰岛素、生长激素、甲状旁腺素等）、肽类（如神经垂体激素、降钙素、下丘脑调节肽等）和胺类（如肾上腺素、去甲肾上腺素和甲状腺激素等），人体内多数的激素属于此类。该类激素易被消化酶分解而破坏，故不宜口服。

2. 类固醇类激素（甾类激素）　此类激素化学结构与胆固醇类似，主要包括肾上腺皮质激素（如皮质醇、醛固酮）与性激素（如雌激素、孕激素、雄激素）。该类激素不易被消化酶破坏，故既可注射，也可口服。

（二）激素的作用机制

目前已知，激素对靶细胞作用的实质是通过与细胞相应受体结合，将信息传递到细胞内，引起一系列复杂的反应，最终产生细胞的生物学效应。现将两大类激素的作用机制分别介绍如下。

1. 含氮类激素的作用机制——第二信使学说 第二信使学说是Sutherland 于 1965 年提出来的,认为含氮激素到达靶细胞后,先与靶细胞膜上的特异性受体结合,然后激活膜上的鸟苷酸调节蛋白(简称 G 蛋白),进而激活膜上的腺苷酸环化酶(adenyl cyclase,AC),后者在 Mg^{2+} 参与下,促使细胞内的三磷酸腺苷(ATP)转变为环磷酸腺苷(cAMP)。cAMP 再激活细胞内无活性的蛋白激酶(PK),使胞质中多种蛋白质发生磷酸化反应,从而引起靶细胞的各种生物效应,如细胞膜通透性改变、膜电位变化、腺细胞分泌、肌细胞收缩等。cAMP 发挥作用后,即被细胞内的磷酸二酯酶降解为 5′-AMP 而失活(图11-3)。

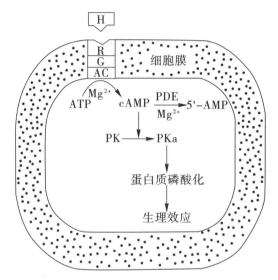

H. 激素;R. 受体;AC. 腺苷酸环化酶;PDE. 磷酸二酯酶;PKa. 活化蛋白激酶;cAMP. 环磷酸腺苷;G. 鸟苷酸结合蛋白。

图 11-3 含氮激素的作用机制

由此可见,含氮激素把信息传至靶细胞,而 cAMP 则将此信息由细胞表面传送到细胞内有关酶系,使细胞产生生理效应。因此,人们把激素称为第一信使,而把 cAMP 称为第二信使。

2. 类固醇激素的作用机制——基因表达学说 类固醇激素一般分子较小,脂溶性强,可直接扩散进入细胞内。进入细胞的类固醇激素先与胞质受体结合形成激素—胞质受体复合物,复合物通过构型变化进入细胞核内。然后与核内受体结合,形成激素—核受体复合物,进而启动 DNA 的转录过程,生成新的信使核糖核酸(mRNA)。新形成的 mRNA 透过核膜进入胞质,在核糖体上诱导或减少某种蛋白质(酶)的合成,从而引起相应的生理效应(图11-4)。

近年研究表明,有些含氮类激素也可通过基因表达发挥作用,如甲状腺激素等;而有些类固醇激素也可作用于细胞膜上受体引起一些非基因效应。总之,激素作用机制是一个很复杂的问题,许多细节还有待进一步研究。

笔记栏

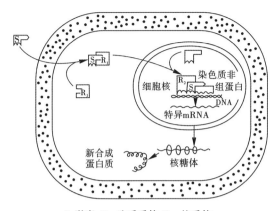

S. 激素;R₁. 胞质受体;R₂. 核受体。

图11-4 类固醇激素作用机制

第二节 下丘脑与垂体

下丘脑与垂体在结构和功能上联系非常密切,两者一起组成下丘脑-垂体功能单位(图11-5),是内分泌系统的调控中枢,包括下丘脑-腺垂体系统和下丘脑-神经垂体系统。

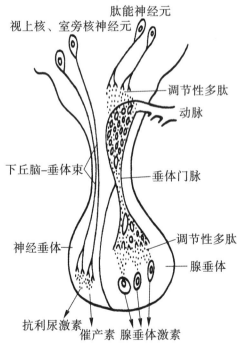

图11-5 下丘脑与垂体功能联系

一、下丘脑－腺垂体系统

腺垂体是腺组织,与下丘脑之间并没有直接的神经联系,它们主要通过特殊的血管网络,即垂体门脉系统发生功能联系,构成了下丘脑－腺垂体轴(图11-5)。

(一)下丘脑调节肽

下丘脑内侧基底部存在一个"促垂体区",主要包括正中隆起、弓状核、视交叉上核、腹内侧核、室周核等核团。这些核团的神经元能合成多种调节腺垂体活动的肽类物质,这类物质统称为下丘脑调节肽(hypothalamic regulatory peptides,HRP)。HRP可通过垂体门脉系统到达腺垂体,调节腺垂体的内分泌活动。目前已发现的下丘脑调节肽主要有9种,其化学性质和主要作用见表11-1。

"促垂体区"的一些神经元还与中脑、边缘系统及大脑皮质等处的神经元构成突触,可将来自中枢神经系统其他部位神经活动的电信号转变为激素分泌的化学信号,从而以下丘脑为枢纽把神经调节与体液调节紧密联系起来。

表11-1 下丘脑调节肽的化学本质和主要作用

种类	化学本质	主要作用
促甲状腺激素释放激素(TRH)	3肽	促进TSH的分泌
促性腺激素释放激素(GnRH)	10肽	促进LH、FSH的分泌
生长激素释放激素(GHRH)	44肽	促进GH的分泌
生长激素抑制激素(GHIH)	14肽	抑制GH的分泌
促肾上腺皮质激素释放激素(CRH)	41肽	促进ACTH的分泌
催乳素释放肽(PRP)	肽	促进PRL的分泌
催乳素释放抑制因子(PIF)	多巴胺	抑制PRL的分泌
促黑激素释放因子(MRF)	肽	促进MSH的分泌
促黑激素释放抑制因子(MIF)	肽	抑制MSH的分泌

(二)腺垂体激素

腺垂体是体内最重要的内分泌腺,主要可分泌7种激素:生长激素(growth hormone,GH)、催乳素(prolactin,PRL)、促黑激素(melanophore stimulating hormone,MSH)、促甲状腺激素(thyroid stimulating hormone,TSH)、促肾上腺皮质激素(adrenocorticotropic hormone,ACTH)、卵泡刺激素(follicle stimulating hormone,FSH)和黄体生成素(luteinizing hormone,LH)。其中生长激素、催乳素和促黑激素可直接作用于靶组织和靶细胞,调节物质代谢、个体生长、乳腺发育及黑色素代谢等生理过程。而其他4种激素可特异性作用于各自的靶腺而发挥调节作用,故统称为促激素,与各自的靶腺,分别形成下丘脑-腺垂体-甲状腺轴、下丘脑-腺垂体-肾上腺皮质轴、下丘脑-腺垂体-性腺轴。

1.生长激素(GH)　GH是腺垂体中含量最多的激素,是一种特异性较强的蛋白质激素,从其他哺乳动物(猴除外)提取的生长激素对人均无效。人生长激素由191个氨基酸残基组成,是分子量为22 000的蛋白质,近年已利用DNA重组技术可大量生产,供临床使用。

(1)生长激素的生理作用

1)促进生长　机体生长发育受多种激素调节,GH对各组织器官的生长均有促进作用,尤其是对骨骼、肌肉及内脏器官作用更为显著。

实验表明,幼年动物摘除垂体后,生长立即停止,如及时补充GH,则可恢复生长。同样,人在幼年时若缺乏GH,将出现生长发育停滞,身材矮小(但智力发育正常),称为侏儒症;相反,若幼年时期GH分泌过多,则出现生长发育过度,称为巨人症。成年人若GH分泌过多,因骨骺已钙化闭合,长骨不再生长,但肢端的短骨、颅骨及软组织增生,表现为手足粗大、下颌突出、鼻大唇厚和内脏器官增大等现象,称为肢端肥大症。

GH对人体生长发育的促进作用是通过刺激肝、肾产生胰岛素样生长因子(insulinlike growth factor,IGF)来实现的。IGF是一种小分子多肽物质,能促进骨、软骨、肌肉及其他组织细胞的分裂增殖和蛋白质合成,从而加速骨骼与肌肉的生长发育,但对脑组织的生长发育无影响。

2)调节代谢　GH对物质代谢具有广泛的作用。①蛋白质代谢:GH能促进氨基酸进入细胞,加速DNA和RNA的合成,故可促进蛋白质的合成,减少蛋白质的分解。②脂肪代谢:GH可促进脂肪分解,增强脂肪酸的氧化利用,使组织特别是肢体的脂肪量减少。由于脂肪分解提供了能量,所以也减少了糖的利用,使血糖升高。③糖代谢:GH可抑制外周组织对葡萄糖的摄取和利用,减少葡萄糖的消耗,升高血糖水平。因此,GH分泌过多时,可因血糖过高而出现糖尿,造成"垂体性糖尿"。

(2)生长激素分泌的调节　GH的分泌主要受下丘脑生长激素释放激素(GHRH)和下丘脑生长激素抑制激素(GHIH)的双重调节,前者促进生长激素分泌,后者则抑制生长激素分泌。整体条件下,GHRH的作用占优势,对GH的分泌起经常性调节作用,而GHIH则主要在GH分泌过多时才发挥抑制作用,二者相互配合,共同调节,使GH的分泌呈脉冲式节律,每1～4 h出现一次脉冲峰。

此外,GH的分泌还受睡眠、代谢等因素影响。①睡眠:人在清醒状态下GH分泌较少,进入慢波睡眠后分泌明显增多,60 min左右血中浓度可达高峰。转入异相睡眠后,GH分泌再次减少。②代谢因素:血液中糖、脂肪酸浓度降低以及氨基酸浓度升高时,均可使GH分泌增多,尤其以低血糖对GH分泌的刺激最强。③其他因素:运动、应激刺激、甲状腺激素、雄激素、雌激素都能使GH分泌增多(图11-6)。

2.催乳素(PRL)　PRL是一种由199个氨基酸残基构成的蛋白质激素,其化学结构与GH很相似,故二者的作用有交叉,即GH有较弱泌乳作用,PRL也有较弱促生长作用。

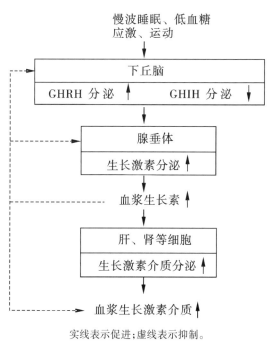

实线表示促进;虚线表示抑制。

图 11-6　生长激素分泌的调节

（1）催乳素的生理作用

1）调节乳腺活动　PRL 的主要作用是促进乳腺发育,启动并维持泌乳。在女性一生不同阶段其作用有所不同。在女性青春期,PRL 与体内多种激素（如生长激素、雌激素、孕激素、糖皮质激素、甲状腺激素）协同促进乳腺发育;在妊娠期,PRL、雌激素、孕激素分泌增多,使乳腺进一步发育,但由于此时血中雌激素和孕激素水平很高,抑制了 PRL 的泌乳作用,故乳腺虽已具备泌乳能力却不泌乳;分娩后,血中雌激素和孕激素水平降低,PRL 才启动并维持泌乳。

2）调节性腺功能　小剂量 PRL 能促进卵巢排卵、黄体生成,并刺激雌激素和孕激素的分泌。在男性,PRL 可促进前列腺和精囊腺的生长,促进睾酮的合成。

（2）催乳素分泌的调节　PRL 的分泌受下丘脑催乳素释放因子（PRF）和催乳素释放抑制因子（PIF）的双重调节,前者促进 PRL 的分泌,后者则抑制其分泌,平时以 PIF 的抑制作用为主。哺乳期,婴儿吸吮乳头的刺激可促使 PRF 神经元兴奋,PRF 分泌增加,反射性引起垂体 PRL 分泌增多。

3. 促黑激素（MSH）　人 MSH 由分散于腺垂体远侧部的细胞所分泌,其靶细胞为黑色素细胞。MSH 的主要生理作用是刺激黑色素细胞内的酪氨酸转化为黑色素,同时使黑色素颗粒在细胞内散开,导致皮肤和毛发颜色加深。在因病切除垂体的黑人,其皮肤颜色并未发生改变,故认为 MSH 对于正常人皮肤的色素沉着并不是必需的。

MSH 的分泌受下丘脑促黑激素释放因子（MRF）和促黑激素释放抑制因子（MIF）的双重控制。前者促进 MSH 的分泌,后者则抑制其分泌,平时以

笔记栏

MIF 的抑制作用占优势。另外,血液中 MSH 浓度升高时也可通过负反馈方式抑制腺垂体 MSH 的分泌。

4.腺垂体促激素　腺垂体分泌的促甲状腺激素、促肾上腺皮质激素、黄体生成素和卵泡刺激素 4 种促激素,均作用于各自的下级靶腺。

(1)促甲状腺激素(TSH)　TSH 的靶器官是甲状腺,可刺激甲状腺腺泡细胞内核酸与蛋白质的合成,使腺泡细胞增生,腺体增大,促进甲状腺合成和分泌甲状腺激素。

(2)促肾上腺皮质激素(ACTH)　ACTH 的靶器官是肾上腺皮质,它的主要作用是促进肾上腺皮质的生长发育,并促使肾上腺皮质合成和分泌糖皮质激素。

(3)促卵泡激素(FSH)　FSH 的靶器官是两性性腺,在女性主要可促进卵巢中卵泡的生长、发育和成熟,并促使卵泡壁细胞分泌雌激素;在男性,则主要促进生精。

(4)黄体生成素(LH)　LH 也主要作用于两性性腺,可促进女性卵巢中发育成熟的卵泡排卵,并促使排卵后的卵泡壁发育成黄体,刺激黄体细胞分泌大量的雌激素和孕激素;在男性,LH 可促进睾丸间质细胞合成并分泌睾酮。

二、下丘脑–神经垂体系统

下丘脑视上核、室旁核等部位的神经元轴突下行至神经垂体,形成了下丘脑–垂体束(图 11-5)。神经垂体是神经组织,不含腺细胞,自身不能合成激素,现已知的神经垂体激素,实际上是在下丘脑视上核和室旁核的神经元中合成。视上核主要合成血管升压素(vasopressin,VP),室旁核主要合成缩宫素(oxytocin,OXT),合成后的激素通过下丘脑–垂体束运送到神经垂体贮存,在适宜的刺激下,由神经垂体释放入血。

【想一想】
　　神经垂体释放出的激素是由神经垂体合成的吗?

(一)血管升压素

血管升压素(VP)也称抗利尿激素(ADH)。生理情况下,血浆中 VP 的浓度很低,可促进肾对水的重吸收,产生抗利尿效应,而对血压没有明显调节作用。但在机体失血或脱水时,VP 的释放量明显增加,可引起血管广泛收缩,血压回升。VP 的抗利尿作用及其释放的调节已在排泄章中详述。

(二)缩宫素

缩宫素(OXT)的化学结构与血管升压素极为相似,因此这两种激素的生理作用有一定重叠。

缩宫素的生理作用:缩宫素的主要靶器官是子宫和乳腺。

1.刺激子宫收缩　OXT 可促进子宫平滑肌收缩,但对非孕子宫作用较弱,而对妊娠子宫作用较强。在分娩过程中,胎儿刺激子宫颈可反射性引起 OXT 释放,形成正反馈调节,使子宫收缩增强,利于分娩过程进行。

2.促进乳腺排乳　哺乳期乳腺所分泌的乳汁可储存于乳腺腺泡中。哺乳时,婴儿吸吮乳头的感觉信息经传入神经到达下丘脑,可反射性引起 OXT 的释放。OXT 可刺激乳腺腺泡周围的肌上皮细胞收缩,促进乳汁经输乳管从乳头射出,称为射乳反射。射乳反射是典型的神经–内分泌反射,在此基础上极易建立条件反射,所以母亲听到婴儿啼哭或看到婴儿时即可引起射乳反射。

第三节 甲状腺

甲状腺是人体最大的内分泌腺,重量约 20 g,女性甲状腺较男性稍重。甲状腺由许多大小不等的滤泡组成,滤泡壁的上皮细胞能合成和释放甲状腺激素(thyroid hormones,TH),是调节人体新陈代谢和生长发育的重要激素。另外,甲状腺滤泡上皮之间的甲状腺 C 细胞(滤泡旁细胞),可产生降钙素,其作用特点在本章第六节进行介绍。

一、甲状腺激素的合成与代谢

由甲状腺滤泡合成并分泌的 TH 主要有两种,即四碘甲腺原氨酸(T_4,又称甲状腺素),以及三碘甲腺原氨酸(T_3)。在血液中,T_4 含量较 T_3 多,约占分泌总量的90%,但 T_3 的生物活性却是 T_4 的 5 倍,且引起生物效应所需的潜伏期短,是 TH 发挥生理作用的主要形式。

(一)甲状腺激素的合成

TH 是酪氨酸的碘化物,主要合成原料为碘和酪氨酸。人体合成 TH 所需的碘主要来自食物,每天从食物中摄取碘 $100 \sim 200 \mu g$,碘缺乏时无法保证 TH 的正常合成,因此,处于生长发育期、妊娠期、哺乳期的人群需适量补碘。TH 的合成过程包括 3 个步骤(图 11-7)。

1. 甲状腺滤泡聚碘 血液中的碘以 I^- 的形式存在,浓度约为 250 $\mu g/L$。甲状腺内的 I^- 浓度约为血浆的 30 倍,且甲状腺上皮细胞静息电位为 -50 mV,因此,甲状腺对碘的摄取是逆电化学梯度的主动转运过程。

目前认为,甲状腺上皮细胞膜的基底面上存在钠-碘同向转运体,借助钠泵活动提供的膜外 Na^+ 高势能不断将 I^- 转运入细胞,故腺泡聚碘属继发性主动转运,若用毒花毛苷抑制钠泵活动,则滤泡聚碘作用减弱。在临床上常用注入碘同位素示踪法来检查甲状腺的聚碘能力及其功能。

2. 酪氨酸碘化 在 H_2O_2 存在的条件下,I^- 可被甲状腺过氧化物酶(thyroid peroxidase,TPO)催化而迅速氧化为"活化碘"。活化碘迅即取代酪氨酸残基上氢原子,完成酪氨酸的碘化过程。酪氨酸由滤泡上皮细胞合成的甲状腺球蛋白(thyroglobulin,TG)提供。实验证实,碘化过程发生在滤泡上皮细胞顶端微绒毛与滤泡腔的交界处。

3. 碘化酪氨酸的缩合 碘化后的酪氨酸先形成一碘酪氨酸残基(MIT)和二碘酪氨酸残基(DIT),然后在 TPO 的催化下,MIT 和 DIT 可缩合成 T_3,而两分子 DIT 可缩合成 T_4。

以上 I^- 的活化、碘化以及缩合过程都需要在 TPO 的催化下完成。因此,抑制过氧化物酶活性的药物如硫尿嘧啶与硫脲类药物可抑制 TPO 的活性,从而阻断 T_3、T_4 的合成,临床上常用抑制过氧化酶活性的药物治疗甲状腺功能亢进。

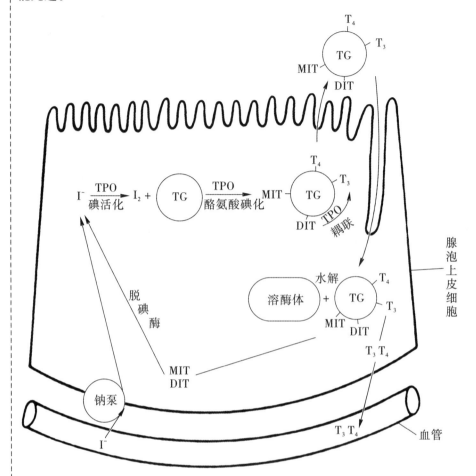

TPO. 过氧化酶;TG. 甲状腺球蛋白;MIT. 单碘酪氨酸残基;DIT. 双碘酪氨酸残基。

图 11-7　甲状腺激素合成、贮存和分泌

（二）甲状腺激素的贮存、释放、运输与代谢

1. **贮存**　在甲状腺球蛋白上形成的 TH 以胶质的形式贮存在滤泡腔内，甲状腺是唯一将激素储存在细胞外的内分泌腺，且贮存量很大，可供机体利用 50~120 d 之久。故应用抗甲状腺药物时，用药时间需较长方能奏效。

2. **释放**　当机体需要时，甲状腺滤泡上皮细胞以吞饮的方式将甲状腺球蛋白吞入细胞内，在溶酶体蛋白水解酶的作用下，将 T_3、T_4、MIT、DIT 从甲状腺球蛋白上水解下来，MIT、DIT 在细胞内脱碘酶的作用下脱碘，脱下的碘可被再利用，T_3、T_4 则释放入血。

3. **运输**　TH 释放入血后，99% 以上和血浆蛋白结合，游离的不到 1%。只有游离型激素才有生物活性，因此，结合型只是 TH 的储运形式，当机体需要时，迅速转变为游离型，以满足机体的需求。临床上可通过测定血液中 T_3、T_4 的含量了解甲状腺的功能。正常成人血清 T_3 的浓度为 1.3~3.4 nmol/L，T_4 浓度为 51~142 nmol/L。

4. **代谢**　血液中 T_4 的半衰期可长达 7 d，T_3 不足 1 d。循环血液中 T_4 大

部分在外周组织脱碘酶作用下脱碘为 T_3 或逆- $T_3(r-T_3)$,$r-T_3$ 不具有生物活性。T_3 可经脱碘失活,脱下的碘可由甲状腺再摄取或由尿排出。大约有 20% 的 T_3 和 T_4 在肝内被降解,其代谢产物经胆汁排入小肠,随粪便排出。肾也能降解少量的 T_3 和 T_4,其产物随尿液排出体外。

笔记栏

二、甲状腺激素的生理作用

TH 几乎作用于全身所有的组织细胞,促进机体的新陈代谢和生长发育。因此 TH 是维持机体功能活动的基础性激素,作用影响极为广泛。

(一)调节新陈代谢

1.增强能量代谢　除脑、肺、性腺、脾等少数器官组织外,TH 可提高机体绝大多数组织的能量代谢水平,增加组织的耗氧量和产热量,提高基础代谢率。因此,甲状腺激素分泌过多的患者基础代谢率增高,因产热增加体温常偏高、多汗、怕热喜凉;相反,甲状腺功能减退的患者则基础代谢率降低,因产热减少而基础体温常偏低、喜热畏寒。

2.调节物质代谢

(1)糖代谢　TH 可加速小肠黏膜对糖的吸收,增强糖原的分解与肝糖异生,同时也能加强肾上腺素、胰高血糖素、皮质醇和生长激素的生糖作用,因此 TH 有升高血糖的作用;但是,T_3、T_4 又能加强外周组织对糖的利用,起到降低血糖的作用。因此,甲亢患者餐后常血糖升高,甚至出现糖尿,但随后血糖又很快降低。

(2)蛋白质代谢　TH 对蛋白质代谢的影响因分泌量不同而有差异。生理剂量的 TH 可促进蛋白质的合成,有利于机体的生长发育。但高浓度的 TH 却使蛋白质分解代谢显著增强,尤其是骨骼肌蛋白质分解增强,所以甲状腺功能亢进的患者表现为消瘦和肌肉无力。TH 分泌不足时,蛋白质合成减少,组织间黏蛋白沉积,使大量水分子滞留皮下,引起黏液性水肿。

(3)脂类代谢　TH 既能刺激脂肪与胆固醇的合成,又可增强脂肪酸的氧化分解,加速胆固醇在肝的降解,但总效果是分解大于合成。因此,甲状腺功能亢进的患者血胆固醇含量低于正常,功能减退时则高于正常。

(二)对生长、发育的影响

TH 是维持正常生长发育必不可少的激素,可促进婴儿神经细胞的生长、脑的发育以及长骨的生长发育。先天性甲状腺功能不全的婴儿,若在出生后 4 个月内得不到 TH 的补充,则将由于脑与长骨生长发育障碍而出现智力低下、身材矮小等现象,称为呆小症(克汀病),以后再补充 TH 也很难逆转。成年人因脑已发育成熟,因此,甲状腺功能减退的成年患者仅表现为反应迟钝、动作笨拙、记忆障碍,但智力基本不受影响。

(三)影响器官系统功能

TH 是维持机体基础性功能活动的激素,因此对机体几乎所有器官系统都有不同程度的影响,见表 11-2。

【议一议】
　　比较生长激素和甲状腺激素对机体生长发育的影响。

表 11-2 甲状腺激素对主要器官系统的功能影响

器官系统	基本生理作用	过度分泌时效应	缺乏分泌时效应
心血管系统	心率加快、心肌收缩力增强,血管平滑肌舒张,外周阻力下降	脉搏减弱、心输出量增加,外周阻力下降,脉压升高	脉搏减弱 血压下降
消化系统	促进肠蠕动,增强食欲	食欲增强	食欲不振
神经系统与肌肉	中枢神经系统兴奋性增强;肌肉活动速度增强	易激动、多汗、皮肤湿润;烦躁不安、多言多动、喜怒无常、失眠多梦、注意力分散、肌肉颤动、腱反射增强	少汗、皮肤干燥;言行迟钝、记忆力减退、淡漠无情、少动、嗜睡、腱反射减弱

三、甲状腺分泌功能的调节

甲状腺分泌功能主要受下丘脑-腺垂体-甲状腺轴的调节。此外,还受神经调节和自身调节。

(一)下丘脑-腺垂体-甲状腺功能轴

1. 下丘脑对腺垂体的调控 下丘脑分泌的促甲状腺激素释放激素(TRH)可经垂体门脉系统运至腺垂体,促进促甲状腺激素(TSH)的合成和释放(图 11-8)。在整体情况下,下丘脑神经元可受内、外环境因素的影响而改变 TRH 的分泌量,从而影响甲状腺的分泌活动。例如,寒冷刺激的信息作用于中枢神经系统能增加 TRH 的释放,进而促进腺垂体释放 TSH,并通过 TSH 增加 TH 的分泌,使机体产热量增加,利于御寒。另外,机体受到应激刺激时,下丘脑可释放较多的生长抑素,抑制 TRH 的合成和释放,使腺垂体 TSH 的释放减少。

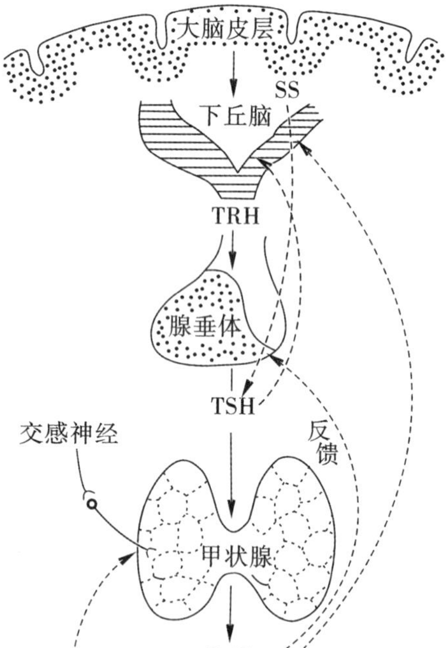

2. 促甲状腺激素对甲状腺的调节 腺垂体分泌的 TSH 是直接调节甲状腺活动的关键激素。TSH 可刺激甲状腺滤泡细胞生长发育,促进甲状腺合成和分泌甲状腺激素,增强甲状腺激素的血液供应。

TRH. 促甲状腺激素释放激素;TSH. 促甲状腺激素;SS. 生长抑素。实线为促进;虚线为抑制。

图 11-8 甲状腺激素分泌调节

链接

地方性甲状腺肿

　　某些地区由于饮食中缺碘,导致机体碘摄入量不足,TH 合成减少。TH 对腺垂体存在负反馈作用,故 TH 的降低致使腺垂体 TSH 分泌量增多,刺激甲状腺细胞增生,甲状腺肿大,临床上称为地方性甲状腺肿或单纯性甲状腺肿。近期研究发现,我国大多数地区都存在一定程度的碘缺乏和地方性甲状腺肿,"地方性"特点已不那么重要了。

　　3.甲状腺激素反馈调节　血中游离 TH 水平是调节垂体 TSH 分泌的经常性负反馈因素。当 T_3、T_4 浓度增高时,可反馈性地抑制腺垂体 TSH 的分泌,继而 TH 的释放量也随之减少;反之,TSH 的分泌增多,TH 的释放量也增加,从而维持血中 T_3、T_4 浓度在正常生理水平(图 11-8)。

　　(二)甲状腺的自身调节

　　甲状腺的自身调节是甲状腺本身对碘供应变化的一种适应。当饮食中碘含量不足时,甲状腺对碘的转运增强,对 TSH 的敏感性提高,使 TH 的合成不至于过少。反之,当碘供应过多时,甲状腺对碘的摄取减少,对 TSH 的敏感性也降低,使 TH 的合成亦不致过多。这种自身调节是一种有限度的缓慢调节。

　　(三)甲状腺的神经调节

　　甲状腺受自主神经的支配:交感神经兴奋可使 TH 合成与分泌增加;副交感神经兴奋则使 TH 的分泌减少。

第四节　胰岛的功能

　　胰岛是胰腺的内分泌部,由许多大小不等、形态各异的内分泌细胞群构成,像一个个小岛一样散布于胰腺各处,故称胰岛。人类胰岛细胞主要有 A、B、D 3 类。A 细胞约占胰岛细胞的25%,分泌胰高血糖素(glucagon);B 细胞数量最多,占60% ~70%,分泌胰岛素(insulin);D 细胞仅约10%,分泌生长抑素(somatostatin,SS)。本节主要介绍胰岛素和胰高血糖素。

一、胰岛素

　　胰岛素是由 51 个氨基酸残基组成的小分子蛋白质,分子量约为 6 000。血液中的胰岛素有结合型和游离型两种存在形式,只有游离型具有生物活性,二者可互相转化,保持动态平衡。正常人空腹状态下,血液中胰岛素的浓度约 69 pmol/L,半衰期只有 5 min,主要在肝内失活。

（一）胰岛素的生理作用

胰岛素是全面促进物质合成代谢的重要激素，与其他激素共同促进机体能量储存和人体生长发育，是一种促同化激素。

1.对糖代谢的调节　胰岛素能促进全身组织摄取和氧化葡萄糖，抑制糖异生和糖原分解，从而减少血糖的来源；又可促进肝糖原和肌糖原的合成与贮存，促进葡萄糖转变为脂肪，以增加血糖的去路，因而能降低血糖水平。当胰岛素分泌不足时，血糖水平升高，若超过肾糖阈，则出现糖尿。糖尿病患者适量使用胰岛素，可使血糖维持正常浓度，但若使用过量，则可引起低血糖甚至低血糖性休克。

2.对脂肪代谢的调节　胰岛素能促进脂肪的合成与贮存，促使葡萄糖转化为脂肪，同时还可抑制脂肪酶的活性，阻止脂肪的氧化分解，使血中游离脂肪酸减少。因此，胰岛素缺乏时，脂肪的贮存减少，分解增强，血脂升高，可引起动脉硬化，进而导致心脑血管疾病。同时，脂肪酸的分解增多，生成大量酮体，可导致酮血症和酸中毒。

3.对蛋白质代谢的调节　胰岛素可作用于蛋白质合成的各个环节，增强细胞对氨基酸的摄取和蛋白质的合成，同时抑制蛋白质的分解，利于机体生长。但胰岛素单独作用时，促生长作用并不显著，当与生长激素共同作用时，则能产生明显的促生长协同效应。胰岛素缺乏时，体内蛋白质合成减少，分解增强，不利于伤口愈合。

（二）胰岛素分泌的调节

1.血糖浓度　血糖浓度是调节胰岛素分泌的最重要因素。B细胞对血糖浓度变化非常敏感，血糖浓度升高，促进胰岛素的分泌；血糖浓度降低，则抑制胰岛素的分泌。血糖浓度对胰岛素分泌的负反馈作用是维持血中胰岛素以及血糖正常水平的重要机制。

2.激素作用　胰高血糖素样多肽和一些胃肠激素（如促胃液素、缩胆囊素和抑胃肽等），均可对胰岛素的分泌起一定促进作用，其中抑胃肽和胰高血糖素样多肽作用最为显著。此外，生长素、甲状腺激素、胰高血糖素、皮质醇、孕激素和雌激素则可通过升高血糖浓度而间接刺激胰岛素分泌，胰高血糖素也可直接刺激胰岛B细胞分泌胰岛素。而肾上腺素、生长抑素则对胰岛素的分泌有抑制作用。以上促胰岛素分泌的激素如长期大量使用，可使胰岛B细胞衰竭而导致糖尿病。

3.神经调节　胰岛受交感和副交感神经的双重支配。迷走神经兴奋时，可直接促进胰岛素分泌，也可通过胃肠激素间接促进胰岛素分泌；而交感神经兴奋则抑制胰岛素分泌。

此外，血中游离脂肪酸、酮体、氨基酸（主要为精氨酸和赖氨酸）的含量增加也可促进胰岛素分泌。

二、胰高血糖素

胰高血糖素是一种含有29个氨基酸的多肽，血清胰高血糖素浓度为50～100 ng/L，半衰期为5～10 min，主要在肝脏灭活，部分在肾内降解。

（一）胰高血糖素的生理作用

胰高血糖素作用的主要靶器官是肝脏。它可促进肝糖原的分解和糖异生,使血糖水平升高;可促进脂肪分解,加强脂肪酸的氧化,使血液酮体增多;还可促进蛋白质分解并抑制其合成,使组织蛋白质含量下降。因此,胰高血糖素被认为是一种促进分解代谢的激素。

（二）胰高血糖素分泌的调节

1.血糖和氨基酸水平　与胰岛素相同,血糖水平也是影响胰高血糖素分泌的主要因素。血糖浓度降低时,胰高血糖素分泌增加;反之则分泌减少。氨基酸能促进胰高血糖素的分泌。胰高血糖素促进氨基酸转化为葡萄糖,以供组织利用,同时也可防止低血糖的发生。

2.激素作用　胰岛素可通过旁分泌的方式直接作用于相邻的 A 细胞,抑制其分泌胰高血糖素,也可通过降低血糖浓度而间接刺激胰高血糖素的分泌。可见,胰岛素和胰高血糖素是一对相拮抗的激素,共同调节血糖水平。

3.神经调节　交感神经兴奋促进胰高血糖素的分泌;迷走神经兴奋则抑制胰高血糖素的分泌。

第五节　肾上腺

人肾上腺分皮质和髓质两部分,两者在形态发生、组织结构以及生物学效应等方面均不相同。动物实验证明,切除双侧肾上腺的动物,若不适当护理很容易死亡;但是,若仅切除肾上腺髓质,则动物可存活较长时间,说明肾上腺皮质是维持生命所必需的。

一、肾上腺皮质

肾上腺皮质从外向内分别由球状带、束状带和网状带三层不同的细胞组成。球状带分泌盐皮质激素(mineralocorticoids, MC),其典型代表是醛固酮;束状带分泌糖皮质激素(glucocorticoids, GC),主要是皮质醇;网状带可分泌性激素(gonadal hormones),主要有雄激素和微量的雌激素。因此,肾上腺皮质瘤患者,除糖皮质激素和盐皮质激素升高外,雄激素也增多,女性患者可出现男性化体征。

人体各种肾上腺皮质激素都是以胆固醇为原料合成的类固醇激素,其中醛固酮的生理效应和分泌调节已在排泄章中介绍,有关性激素的内容将在生殖章中介绍,在这里主要介绍糖皮质激素。

（一）糖皮质激素的生理作用

人体糖皮质激素(GC)以皮质醇作用最强,分泌最多,其次是皮质酮。GC 对全身几乎所有细胞均有作用。

1.调节物质代谢

（1）糖代谢　GC 能对抗胰岛素,抑制外周组织对糖的摄取和利用;同时加速糖异生,增加肝糖原的贮存,从而使血糖水平升高。GC分泌不足时,出现肝糖原减少和低血糖;反之则引起血糖升高,甚至出现糖尿(称为类固醇性糖尿)。

(2)脂肪代谢 GC能促进脂肪分解和脂肪酸在肝内的氧化,另一方面也可通过其升高血糖的效应间接刺激胰岛素的分泌,反而加强成脂作用,促使脂肪沉积。GC对身体不同部位的脂肪作用不同。因此,肾上腺皮质功能亢进或过多使用GC时,可出现四肢脂肪减少,面、肩及背部的脂肪增多,呈现面圆(满月脸)、背厚(水牛背)、躯干发胖而四肢消瘦的"向心性肥胖"的特殊体型。

(3)蛋白质代谢 GC能促进肝外组织(特别是肌肉组织)的蛋白质分解,抑制蛋白质的合成,并加速氨基酸转运至肝,生成肝糖原。因此,GC分泌过多或长期应用时,常引起生长停滞、消瘦、皮肤变薄、骨质疏松、淋巴组织萎缩、伤口愈合延迟等现象。

2.影响水盐代谢 因结构相似,GC也有较弱的醛固酮作用(即轻微的保钠排钾作用)。另外,GC还可以抑制抗利尿激素分泌,降低肾小球入球小动脉对血流的阻力,增加肾小球滤过率,从而有利于水的排出。因此GC分泌不足时,肾排水能力下降,严重时出现"水中毒",适量补充GC症状可获得缓解,但补充盐皮质激素无效。

3.影响器官系统功能 GC对机体和组织器官活动的影响广泛而又复杂,现将其主要的功能列于表11-3。

表11-3 糖皮质激素对主要器官系统的基本调节效应

器官系统	调节效应
心血管系统	增强心血管系统对儿茶酚胺和血管紧张素的敏感性,加强缩血管效应;维持心肌正常功能;维持毛细血管的完整和循环血量
消化系统	促进消化液和消化酶的分泌,特别是胃酸;增强胃腺对迷走神经和胃泌素的反应性;但可减弱胃黏膜的保护和修复能力,故长期服用可诱发和加剧胃溃疡
神经系统	维持中枢神经系统正常功能;影响胎儿和新生儿脑的发育、改变行为和认知能力
血液	促进骨髓造血,使红细胞、中性粒细胞、单核细胞、血小板数量增加,淋巴细胞和嗜酸性粒细胞减少;抑制胸腺和淋巴组织细胞分裂,故可用于治疗淋巴肉瘤及淋巴细胞性白血病

4.参与应激 应激一般指机体遭受来自内、外环境和社会、心理等因素一定程度的伤害性刺激时(如创伤、严重感染、高温、高寒、消耗性疾病、精神刺激、精神紧张等),除引起机体与刺激直接相关的特异性变化外,还引起一系列与刺激性质无直接关系的非特异性适应反应,这种非特异性反应称为应激反应。能引起应激反应的刺激,称为应激原。应激反应时,下丘脑-腺垂体-肾上腺皮质轴活动增强,肾上腺皮质激素分泌增加,从而使机体的耐

受性和抵抗力增强。例如,切除肾上腺皮质的动物,应激反应减弱,对有害刺激的抵抗能力明显下降,若处理不当易死亡。可见,GC对于机体抵抗有害刺激、维持生存是非常必要的。

另外,大剂量的GC还有抗炎、抗毒、抗过敏、抗休克等药理作用。

（二）糖皮质激素分泌的调节

糖皮质激素的分泌主要受下丘脑-腺垂体-肾上腺皮质轴的调节（图11-9）。

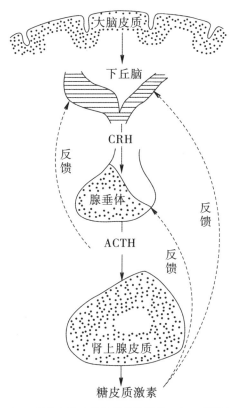

CRH. 促肾上腺皮质激素释放激素;ACTH. 促肾上腺皮质激素。实线为促进;虚线为抑制。

图11-9　糖皮质激素分泌调节

1. 下丘脑促肾上腺皮质激素释放激素（CRH）的作用　　下丘脑分泌的CRH通过垂体门脉系统作用于腺垂体,促进ACTH的合成和释放,影响GC的分泌。各种应激刺激作用于神经系统时,可通过神经递质将信息汇集于下丘脑,加强下丘脑-腺垂体-肾上腺皮质轴的活动,使血中ACTH和GC水平明显升高。

2. 促肾上腺皮质激素（ACTH）的作用　　腺垂体分泌的ACTH能刺激肾上腺皮质合成和释放GC,也能促进束状带和网状带的生长发育。因此,当腺垂体功能低下时,ACTH和GC的分泌均显著减少,肾上腺皮质束状带和网状带也明显萎缩。正常情况下,ACTH的分泌具有日周期节律,一般在清晨觉醒前达到分泌高峰,随后逐渐减少,午夜降至最低,凌晨又逐渐升高。

在 ACTH 的这种周期性分泌的影响下,GC 的分泌也呈现出相应的周期性波动(图 11-10)。这种波动与机体的需求相适应,如清晨 ACTH 和 GC 的分泌高峰,为新的一天大脑和机体活动提供足够能量奠定了基础。

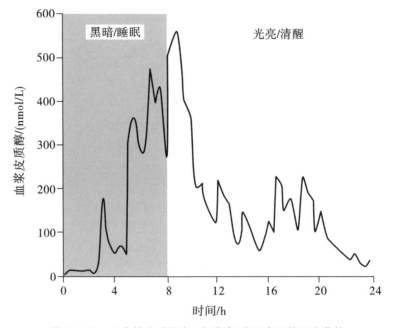

图 11-10　血浆糖皮质激素(皮质醇)分泌水平的昼夜节律

3. GC 对下丘脑和腺垂体分泌的负反馈调节　血液中糖皮质激素浓度升高时,可通过负反馈机制抑制下丘脑 CRH 和腺垂体 ACTH 的分泌,这是血液中 GC 水平保持相对稳定的主要环节。此外,血液中 ACTH 的升高也可通过反馈作用抑制 CRH 的释放。但是在应激状态下,这些负反馈作用暂时失效,ACTH 和 GC 的分泌量大大增加。

由于这种负反馈调节的存在,所以,长期大量应用 GC 治疗的患者,腺垂体 ACTH 的分泌受到抑制,肾上腺皮质逐渐萎缩,分泌能力减退或停止,此时若突然停药,患者可出现 GC 分泌不足的症状,严重时危及生命。故停用此类药物,应逐渐减量,缓慢停药以促使自身皮质功能逐渐恢复,防止出现皮质萎缩(图 11-9)。

总之,GC 是维持生命活动的重要激素,其分泌直接受 ACTH 的调节,而 ACTH 的分泌又取决于 CRH 和血中 GC 的浓度。正常情况下,下丘脑-腺垂体-肾上腺皮质之间密切联系、协调统一,既维持血中 GC 浓度相对稳定,又保证机体在应激状态下发生适应性变化。

【议一议】
　　长期大量使用糖皮质激素的患者,为什么不能突然停药?

二、肾上腺髓质

肾上腺髓质内的嗜铬细胞能合成和分泌肾上腺素(epinephrine,E)和去甲肾上腺素(norepinephrine,NE),两者都是儿茶酚胺类化合物,均以酪氨酸为合成原料,在一系列酶的作用下生成。正常情况下,髓质中 E 和 NE 的比例约为 4 : 1。血中的 E 主要来自肾上腺髓质,而 NE 除由髓质分泌外,还来

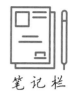

自肾上腺素能纤维。

（一）肾上腺髓质激素的生理作用

肾上腺髓质激素对物质代谢、心血管活动、内脏平滑肌及神经系统都有调节作用。其主要生理效应已在各有关章节中分别介绍,现总结于表11-4。

表 11-4　肾上腺素与去甲肾上腺素的主要作用

比较项目	肾上腺素	去甲肾上腺素
心率	加快	减慢
心输出量	增加	不定
冠状血流量	增加	增加
皮肤小动脉	收缩	收缩
肌肉小动脉	舒张	收缩
血压	升高(心输出量增加)	明显升高(外周阻力增大)
支气管平滑肌	舒张	稍舒张
妊娠子宫平滑肌	舒张	收缩
代谢*	增强	稍增强

注:*髓质激素对物质代谢的具体作用:可使肝糖原分解增强,血糖升高;血中非酯化脂肪酸增多;葡萄糖与脂肪酸氧化过程增强,使机体的耗氧量与产热量增多。

肾上腺髓质直接受交感神经节前纤维的支配,交感神经兴奋时,肾上腺髓质激素分泌增多。在整体功能调节方面,髓质激素的作用与交感神经兴奋时的效应相似。因此,将两者这种在结构和功能上的紧密关系,称为交感-肾上腺髓质系统。人体安静时,肾上腺髓质激素的分泌量很少。当机体处于某些特殊紧急状态下或内环境稳态显著失衡时,如恐惧、焦虑、缺氧、剧痛、脱水、失血及剧烈运动等,该系统就立即被调动起来,使髓质激素的分泌大大增加。此时中枢神经系统的兴奋性增高,使机体处于反应灵敏、高度警觉的状态。另外,机体各器官系统的功能活动和代谢也随之增强,如心率加快,心肌收缩力增强;呼吸加深,肺通气量增加;糖原分解,血糖升高,脂肪分解增加等,这些都有利于整体功能活动的全面动员,即时调整机体的各种能力,以应对紧急情况。这种在紧急情况下,通过交感-肾上腺髓质系统活动增强所发生的适应性变化,称为应急反应(emergency reaction)。

（二）肾上腺髓质激素分泌的调节

1.交感神经的作用　肾上腺髓质受交感神经节前纤维的支配。节前纤维的末梢释放乙酰胆碱,作用于嗜铬细胞上的 N 型受体,使肾上腺素和去甲肾上腺素分泌增加;较长时间的交感神经兴奋,还可使合成儿茶酚胺所需的酶活性增强。

2.ACTH 的作用　ACTH 可通过 GC 间接刺激肾上腺髓质,使髓质激素合成增加,也可直接促进髓质激素的合成。

3.反馈性调节　当合成的肾上腺髓质激素浓度达一定量时,可反过来抑制某些合成酶的活性,使髓质激素的合成减少;反之,则解除上述负反馈作用,使髓质激素合成增加。

第六节　甲状旁腺激素、降钙素及维生素 D_3

血液中钙、磷的水平与体内许多重要功能有关。甲状腺 C 细胞分泌的降钙素(calcitonin,CT)、甲状旁腺主细胞分泌的甲状旁腺激素(parathyroid hormone,PTH)和由皮肤、肝脏和肾等器官联合作用而形成的胆钙化醇(维生素 D_3)是调节机体钙与磷稳定的 3 种基础激素,称为钙调节激素。

一、甲状旁腺激素

甲状旁腺激素(PTH)是由甲状旁腺主细胞分泌的一种含有84 个氨基酸残基的直链多肽,分子量为9 500。

(一)甲状旁腺激素的生理作用

PTH 是体内调节血钙浓度最重要的激素,主要通过以下途径升高血钙、降低血磷。

1. 对骨的作用　体内99% 以上的钙以磷酸钙的形式贮存于骨组织内。骨组织中贮存的钙与血浆中游离的钙可相互转换,形成动态平衡。PTH 能促进骨钙入血液,其作用包括快速效应和延迟效应两个时相。快速效应在 PTH 作用数分钟内即可出现。主要通过增加骨细胞膜对 Ca^{2+} 的通透性,使骨液中的 Ca^{2+} 转运至血浆,引起血钙升高。而延迟效应则在 PTH 作用12 ~ 14 h 后出现,一般在几天或几周后达高峰。其作用机制是促进破骨细胞的活动,加速骨基质溶解,释放钙、磷入血液。因此,PTH 分泌过多可加强溶骨过程,导致骨质疏松。

2. 对肾的作用　PTH 能作用于近端肾小管上皮细胞,促进钙的重吸收,同时抑制磷的重吸收,从而使钙的排泄减少,磷的排泄增加,导致血钙升高,血磷降低。

另外,PTH 可激活肾内1α-羟化酶,此酶可促进维生素 D_3 转变为具有高活性的1,25-二羟维生素 D_3,促进小肠和肾小管上皮细胞对钙的吸收,使血钙浓度升高。

(二)甲状旁腺素分泌的调节

PTH 的分泌主要受血钙浓度的反馈调节。血钙浓度降低,可使 PTH 分泌增加,若长时间低血钙可使甲状旁腺腺体增生;反之,高血钙则能通过负反馈作用使 PTH 分泌减少,若长时间高血钙可使腺体萎缩。这种调节作用是人体 PTH 分泌和血钙浓度维持相对稳定的重要机制(图 11-11)。

笔记栏

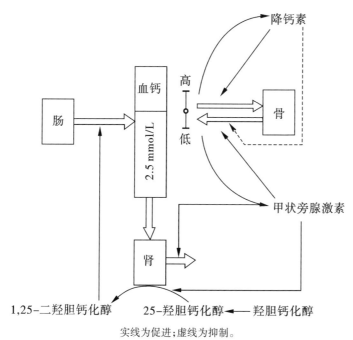

实线为促进;虚线为抑制。

图11-11 甲状旁腺素、降钙素与1,25-二羟胆钙化醇对血钙调节

二、降钙素

降钙素(CT)是由甲状腺C细胞分泌的一种含有32个氨基酸残基的多肽,分子量为3 400。

(一)降钙素的生理作用

降钙素的生理作用主要是降低血钙和血磷,其受体分布在骨和肾。

1. 对骨的作用 CT能抑制破骨细胞的活动,减弱溶骨过程,同时还能增强成骨细胞的活动,从而使骨组织中钙、磷沉积增加,降低血液中钙、磷水平。但是,在成年人由于溶骨过程所能释放的钙非常有限,且血钙浓度下降在数小时内即可刺激PTH分泌,抵消CT的降血钙效应。因此CT对成年人血钙浓度的影响比较小;但在儿童,由于骨更新速度快,破骨细胞每天可释放较多的钙进入血液,所以,CT对儿童血钙调节作用明显。

2. 对肾的作用 CT能抑制肾小管对钙、磷、钠及氯的重吸收,使这些离子随尿液排出增多,导致血钙、血磷浓度降低。

(二)降钙素分泌的调节

CT的分泌也主要受血钙浓度的反馈性调节。当血钙浓度升高时,CT分泌增多,反之,则分泌减少(图11-11)。另外,进食也可促进CT的分泌,这可能与一些胃肠激素(如促胃液素)的分泌有关。

三、维生素 D_3

维生素 D_3 也称胆钙化醇,是胆固醇的一种衍生物。人体内的维生素 D_3

不是内分泌细胞合成的,而主要是皮肤中的7-脱氢胆固醇经紫外线照射转化而成,另外,也有少部分是从肝、乳、鱼肝油等食物中摄取而来。维生素 D_3 无生物活性,需先在肝内羟化成为25-羟维生素 D_3,然后在肾内进一步羟化生成1,25-二羟维生素 D_3 才具有较高活性。

1,25-二羟维生素 D_3 的主要生理作用是促进肾小管和小肠上皮细胞吸收钙,增加破骨细胞的数量,使血钙浓度升高;另外,也可作用于成骨细胞,促进骨钙沉积和骨的形成,是骨更新、重建的重要因素。当维生素 D_3 缺乏时,儿童可引起佝偻病,成人则可引起骨软化症。PTH 可促进1,25-二羟维生素 D_3 的生成,CT 则可抑制其生成。

第七节　其他激素

(一) 松果体激素

松果体位于丘脑后上部,形似松果,以细柄连接于第三脑室顶,接受颈上交感神经节后纤维支配。松果体分泌的激素主要有吲哚类和多肽类两种,前者以褪黑激素(melatonin, MLT)为代表,后者则以8-精缩宫素(8-arginine vasotocin, AVT)为代表。

褪黑激素(MLT)是松果体分泌的主要激素,因能使青蛙皮肤变浅而得名。MLT 对哺乳动物最明显的作用是能抑制下丘脑-腺垂体-性腺轴和下丘脑-腺垂体-甲状腺轴的功能活动,8-精缩宫素有同样作用。因此,切除松果体的幼年动物可出现性早熟,性腺、甲状腺重量增加,活动增强。另外,MLT 对神经系统影响广泛,生理剂量的 MLT 有镇静、镇痛、催眠、抗惊厥、抗抑郁等作用。

调节 MLT 分泌的环境因素主要是光照。光照可抑制交感神经活动,使 MLT 的合成减少;而在黑暗环境中,交感神经活动增强,使 MLT 的分泌增加。因此,MLT 的分泌具有明显的"昼低夜高"节律。持续光照处理的鸡产卵增加,可能与此有关。此外,MLT 的分泌还有月、季、年周期节律,如女性血液中 MLT 波动与月经周期同步,排卵期最低,随后逐渐升高,月经来潮前夕最高。

(二) 胸腺激素

胸腺是淋巴器官,兼具内分泌功能,可分泌多种肽类激素,如胸腺生长素(thymopoietin)、胸腺素(thymosin)等。胸腺素可促使淋巴干细胞成熟并转变为具有免疫功能的 T 淋巴细胞,提高机体的免疫能力。人类胸腺于儿童期分泌活跃,青春期分泌增多,以后随性腺活动增强而逐渐退化,至老年期水平最低。因此,老年期易患免疫缺陷及感染性疾病。

(三) 前列腺素

前列腺素(prostaglandin, PG)最初是在精液中发现的,故推测其由前列腺分泌产生,得名前列腺素。实际上,PG 广泛存在于人和动物体内各组织中,是一种重要的组织激素。

PG 是一族二十碳烷酸衍生物,根据其五碳环构造形式不同可分为 A ~ I 等多种主型,以及多种亚型。其中大部分属于局部激素,在局部产生、释放,并在局部发挥调节作用,不进入血液循环。因此,血液中 PG 浓度很低。

PG 的分布广泛,作用复杂,几乎对人体各系统均有影响。但不同类型的 PG 对不同组织、细胞的作用不同。例如,PGE_2 可作用于支气管平滑肌使其舒张,降低肺通气阻力;而 $PGF_{2\alpha}$ 却能使支气管平滑肌收缩,增加其通气阻力。PGE 能作用于非孕子宫,抑制其收缩;而 PGF 却能促进其收缩,但对妊娠子宫,两者均有促进其收缩的能力。PG 的不同作用主要取决于在不同的组织、细胞上存在不同的前列腺素受体。

(陈 才)

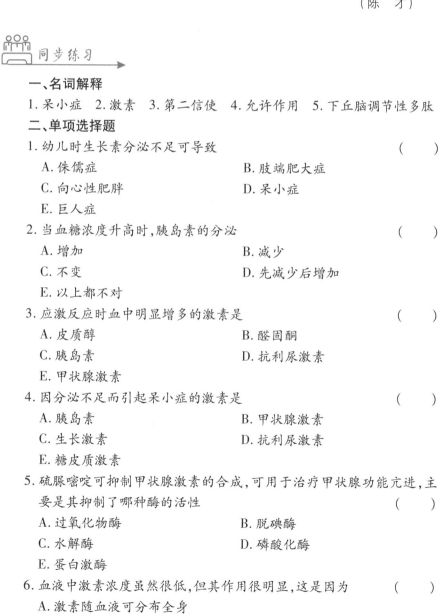

同步练习

一、名词解释

1.呆小症 2.激素 3.第二信使 4.允许作用 5.下丘脑调节性多肽

二、单项选择题

1.幼儿时生长素分泌不足可导致 （ ）

  A.侏儒症   B.肢端肥大症

  C.向心性肥胖   D.呆小症

  E.巨人症

2.当血糖浓度升高时,胰岛素的分泌 （ ）

  A.增加   B.减少

  C.不变   D.先减少后增加

  E.以上都不对

3.应激反应时血中明显增多的激素是 （ ）

  A.皮质醇   B.醛固酮

  C.胰岛素   D.抗利尿激素

  E.甲状腺激素

4.因分泌不足而引起呆小症的激素是 （ ）

  A.胰岛素   B.甲状腺激素

  C.生长激素   D.抗利尿激素

  E.糖皮质激素

5.硫脲嘧啶可抑制甲状腺激素的合成,可用于治疗甲状腺功能亢进,主要是其抑制了哪种酶的活性 （ ）

  A.过氧化物酶   B.脱碘酶

  C.水解酶   D.磷酸化酶

  E.蛋白激酶

6.血液中激素浓度虽然很低,但其作用很明显,这是因为 （ ）

  A.激素随血液可分布全身

  B.靶细胞内存在高效能的生物放大系统

C. 激素的半衰期较长

D. 激素与受体结合的时间很长

E. 激素被转运到靶细胞的速度快

7. 体内大多数由内分泌腺释放的激素转送到靶组织的方式是　　（　　）

　　A. 远距分泌　　　　　　　　　　　B. 神经分泌

　　C. 旁分泌　　　　　　　　　　　　D. 自分泌

　　E. 以上都不对

8. 治疗呆小症最能奏效的时间是在出生后　　　　　　　　　（　　）

　　A. 3 个月前　　　　　　　　　　　B. 6 个月左右

　　C. 10 个月左右　　　　　　　　　　D. 12 个月左右

　　E. 14 个月左右

9. 合成肾上腺皮质激素的原料是　　　　　　　　　　　　　（　　）

　　A. 葡萄糖　　　　　　　　　　　　B. 蛋白质

　　C. 脂肪酸　　　　　　　　　　　　D. 胆固醇

　　E. 以上都不对

10. 下列哪种调节肽不是由下丘脑促垂体区的神经细胞合成的　（　　）

　　A. 促肾上腺皮质激素　　　　　　　B. 生长素释放激素

　　C. 催乳素释放因子　　　　　　　　D. 促性腺激素释放激素

　　E. 促甲状腺激素释放激素

11. 下列哪种激素对儿茶酚胺对心血管活动的调节起允许作用　（　　）

　　A. 甲状腺激素　　　　　　　　　　B. 生长激素

　　C. 糖皮质激素　　　　　　　　　　D. 醛固酮

　　E. 胰岛素

12. 对长期大量用糖皮质激素治疗疾病的患者,下列分析中哪一项是不

　　正确的　　　　　　　　　　　　　　　　　　　　　　　（　　）

　　A. 患者可表现出向心性肥胖

　　B. 患者血液中糖皮质激素水平较高

　　C. 患者血液中促肾上腺皮质激素水平较高

　　D. 所治的疾病痊愈后不应突然停药

　　E. 患者肾上腺皮质萎缩

三、问答题

1. 饮食中缺碘为什么会引起甲状腺肿大?

2. 调节血糖水平的激素有哪些? 它们是如何影响血糖水平的?

3. 为什么甲状腺功能亢进的患者常感饥饿,食欲旺盛,反而明显消瘦?

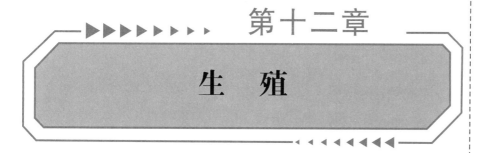

第十二章

生 殖

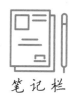

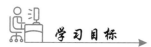

◎掌握 ①睾丸的功能及雄激素的生理作用。②卵巢的功能及雌激素、孕激素的生理作用。③月经周期及其激素调节。

◎熟悉 睾丸功能的调节。

◎了解 妊娠的过程、维持及激素调节。

生物体产生与自己相似子代个体的过程称为生殖,它是保持种系延续的重要活动。在高等动物,生殖是通过两性生殖器官的活动来实现的。性腺是产生生殖细胞和性激素的器官,称为主性器官,与生殖活动有关的其他器官称为附性器官。男性的主性器官是睾丸,附性器官包括附睾、输精管、精囊、前列腺、尿道球腺和阴茎等;女性的主性器官是卵巢,附性器官包括输卵管、子宫、阴道、外阴等。本章主要讨论生殖细胞(精子和卵子)的生成、受精、着床、胚胎发育和分娩等生理过程及调节因素。

第一节 男性生殖

睾丸是男性的主性器官,睾丸实质主要由 100～200 个睾丸小叶组成,睾丸小叶由曲细精管与间质细胞组成,前者是生成精子的部位,后者具有内分泌功能,可分泌雄激素。睾丸的功能受到下丘脑-腺垂体-睾丸轴活动的调节。

一、睾丸的生精作用

精子是在睾丸小叶的曲细精管生成的。曲细精管上皮由生精细胞和支持细胞构成。生精过程:精原细胞—初级精母细胞—次级精母细胞—精子细胞—精子。最原始的生精细胞即精原细胞,从青春期开始,精原细胞分阶段发育形成精子,一个精原细胞经过大约 7 次分裂可产生近百个精子,每天 1 g 成人睾丸组织可生成上千万个精子。从青春期到老年期,睾丸都有生精能力,但在 45 岁以后,随着曲细精管的萎缩,生精能力将逐渐减弱。在精子生成的过程中,各级生精细胞周围的支持细胞构成了特殊的"微环境",为生精细胞的正常发育与分化成熟,提供多种必要的物质,起到了重要的支持和营养作用。

精子形成时,丢失了大部分细胞器(核糖体、粗面内质网及高尔基复合体等),而核高度浓缩变长。在显微镜下精子形如蝌蚪,全长 60 μm,分头、尾两部分,头部主要由核、顶体及后顶体鞘组成,尾部又称鞭毛。精子发育成熟后脱离支持细胞进入曲细精管管腔,新生的精子自身没有运动能力,靠小管外周肌样细胞的收缩和管腔液的移动运送,经精直小管、睾丸输出小管后贮存于附睾、输精管等处。精子在附睾内进一步成熟,停留 18～24 h 后,逐渐获得运动的能力。

精子与精囊腺、前列腺和尿道球腺所分泌的液体共同形成精液,精液排出体外的过程,称为射精。正常男子每次射精量为 3～6 mL,每毫升精液含 $(0.2～4)×10^8$ 个精子,少于 $0.2×10^8$ 个精子,则不易使卵子受精。

影响精子发育的因素

精子的生成还需要有适宜的温度,阴囊内温度较腹腔内温度低 2 ℃左右,适于精子的生成。如果睾丸停留在腹腔内或腹股沟内(称为隐睾症),由于该处温度比阴囊内温度高,因而会影响精子的生成和发育。

吸烟、酗酒也可导致精子活力降低、畸形率增加,甚至少精或无精。香烟中的尼古丁能杀伤精子,降低精子的存活率,同时引起精子畸形率升高。酗酒不仅会导致男性生殖腺功能降低,而且会使精子中的染色体异常,从而导致胎儿畸形或发育不良。

精液本身就是由蛋白质、维生素等多种物质组成。经常以高脂肪、高蛋白、高热量的食物为主食,容易引起营养失衡,精液的成分随之发生变化。精神紧张通过影响神经内分泌系统活动进而影响生殖功能。长期或重度的紧张会导致精液量、精子数和精子活动能力的下降。经常使用镇静药、抗肿瘤药、激素类药可引起精子生长障碍,精子染色体损害和断裂;大量接受放射线照射亦可引起精子染色体畸变。

二、睾丸的内分泌功能

睾丸的间质细胞分泌雄激素及少量的雌激素。睾丸的支持细胞分泌抑制素(inhibin)。

(一)雄激素

雄激素包括睾酮(testosterone,T)、脱氢表雄酮(dehydroepiandrosterone,

DHEA)、雄烯二酮和雄酮等,其中,睾酮的生物活性最强。睾酮进入靶器官后变成活性更强的双氢睾酮(dihydrotestosterone,DHT)。正常成年男子的睾丸每日分泌睾酮4~9 mg,45岁以后随年龄的增长,睾酮的分泌量逐渐减少。睾酮主要在肝中被灭活,其产物由尿排出。此外,成年男子血液中睾酮水平还表现有年节律、日节律及脉冲式分泌的现象,且个体差异较大。

（二）睾酮的生理作用

睾酮的作用比较广泛,主要有以下几个方面。

1. 影响胚胎分化　雄激素可诱导含Y染色体的胚胎向男性分化。

2. 维持生精作用　睾酮进入支持细胞并转变为双氢睾酮,随后进入曲细精管,促进生精细胞的分化和精子的生成。实验发现,将成年大鼠的垂体切除,可导致睾丸缩小,间质细胞萎缩,睾酮分泌减少,精子发生过程停滞在初级精母细胞阶段。如果及时注射睾酮则可使生精过程恢复。

3. 促进男性生殖器官的生长发育,刺激男性副性征出现并维持正常状态　青春期开始后,雄激素分泌增多,生殖器官发育显著,男性副性征出现并维持在正常状态,主要表现为毛发的分布、骨骼粗壮、肌肉发达、喉结突出、声音低沉以及皮脂腺分泌增多等。睾酮还可作用于大脑和下丘脑,维持正常性欲。

4. 对代谢的影响　睾酮能促进蛋白质的合成,特别是促进肌肉和生殖器官的蛋白质合成,从而使尿氮减少,呈现正氮平衡。同时还具有促进骨骼生长与钙、磷沉积,刺激红细胞的生成,使体内红细胞增多等。此外,睾酮还可影响水和电解质的代谢,有利于水和钠在体内的保留。

（三）抑制素

抑制素是由睾丸支持细胞分泌的一种多肽类激素,对腺垂体分泌卵泡刺激素(fouicle-stimulating hormone,FSH)有很强的抑制作用,但生理剂量的抑制素对黄体生成素(luteinizing hormone,LH)分泌无明显影响。

三、睾丸功能的调节

睾丸的生精作用和内分泌功能均受到下丘脑-腺垂体的调控,下丘脑、腺垂体、睾丸在功能上联系密切,构成下丘脑-腺垂体-睾丸轴。睾丸分泌的激素又对下丘脑-腺垂体进行反馈调节,从而维持生精过程和各种激素水平的稳态。此外,在睾丸内生精细胞、支持细胞和间质细胞之间还存在复杂的局部调节机制。

（一）下丘脑-腺垂体对睾丸活动的调节

下丘脑弓状核等部位肽能神经元分泌的促性腺激素释放激素(gonadotropin-releasing hormone,GnRH)经垂体门脉系统直接作用于腺垂体,促进腺垂体分泌FSH与LH,进而对睾丸的生精作用以及支持细胞和间质细胞的内分泌活动进行调节。

腺垂体释放的FSH和LH对生精过程均有调节作用。实验表明,LH对生精过程的调节并非直接影响生精细胞,而是通过刺激睾丸间质细胞分泌睾酮而间接发挥作用。FSH 对生精过程起始动作用,而睾酮则具有维持生精的效应。FSH 主要作用于支持细胞,促进支持细胞产生雄激素结合蛋白,它与睾酮结合后可维持曲细精管局部睾酮的高浓度,从而促进生精。另外,FSH 还可通过增强 LH 刺激睾酮分泌来影响生精;FSH 还能刺激支持细胞分泌抑制素,对腺垂体分泌 FSH 起负反馈作用。

(二)睾丸激素对下丘脑-腺垂体的反馈调节

睾丸分泌的雄激素和抑制素在血液中的浓度变化,也可对下丘脑和腺垂体的 GnRH、FSH 和 LH 分泌进行负反馈调节(图 12-1)。比如,血液中睾酮浓度升高,可反馈抑制下丘脑 GnRH 和腺垂体 LH 的分泌,产生负反馈调节作用,从而使血液中睾酮浓度稳定在一定水平。并且,睾酮对腺垂体 FSH 分泌也有较弱的抑制作用。FSH 能刺激支持细胞分泌抑制素,抑制素对腺垂体的 FSH 分泌有负反馈调节作用。

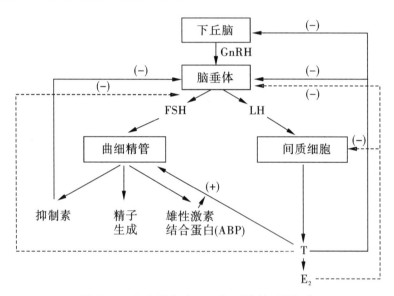

图 12-1 睾丸激素对下丘脑-垂体的反馈调节

第二节 女性生殖

卵巢由卵泡和结缔组织组成,是女性的主性器官,具有双重功能:一是生卵功能;二是内分泌功能,分泌雌激素和孕激素,还有少量的雄激素。

一、卵巢的生卵功能

青春期以后,下丘脑-腺垂体可调节卵巢的活动,使之发生周期性变化,称为卵巢周期。在每个卵巢周期内,生卵功能出现月周期性变化,分为 3 个阶段,即卵泡期(排卵前期)、排卵期和黄体期(排卵后期)。

（一）卵泡的发育

胚胎早期，原始卵泡开始形成，新生儿期卵巢内约有 200 万个未发育的原始卵泡，到青春期减少到 30 万～40 万个，绝经期时仅存几百个。在青春期以前，原始卵泡及部分发育的次级卵泡长期处于静止状态，从青春期开始，在 FSH 的作用下，每个月经周期中，可有 15～20 个原始卵泡同时开始发育，经初级卵泡、次级卵泡，最后发育为成熟卵泡。但一般只有一个卵泡能发育成成熟卵泡，排出其中的卵细胞。而其余的卵泡均在发育过程中退化，形成闭锁卵泡，最终形成间质细胞团（图 12-2）。

（二）卵母细胞的发育

卵母细胞历经初级卵母细胞、次级卵母细胞（青春期前），最终形成卵子（青春期）排出体外。在胚胎期，原始卵泡中的卵母细胞（胚胎 3～7 周）分裂（有丝分裂）形成初级卵母细胞，并停滞于第一次减数分裂前期；青春期后，部分初级卵母细胞进一步发育，完成第一次减数分裂，形成一个次级卵母细胞和一个第一极体，后二者各含 23 条染色体。次级卵母细胞随即开始第二次减数分裂，但到分裂中期即停止，当卵泡成熟后，次级卵母细胞被排出。如果排出的卵受精，此时，精子激活使第二次减数分裂完成，次级卵母细胞分裂成一个卵子和一个第二极体，后二者各含 23 条染色体。如受精成功，精卵原核结合，则形成具有 23 对染色体的新生儿（图 12-2）。

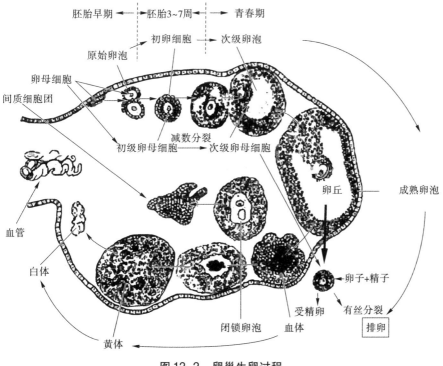

图 12-2　卵巢生卵过程

（三）排卵

成熟卵泡在 LH 和 FSH 分泌高峰的作用下（LH 的作用为主），向卵巢表面移动,卵泡壁破裂,出现排卵孔,卵细胞(次级卵母细胞)与透明带、放射冠及卵泡液排出,此过程称为排卵。排出的卵细胞即被输卵管伞捕捉送入输卵管中(图 12-2)。

(四)黄体期

排卵后便进入黄体期,残余的卵泡壁内陷,颗粒细胞与内膜细胞增殖,发育成外观为黄色的具有内分泌功能的细胞团,称黄体。若卵子受精成功,胚胎分泌人绒毛膜促性腺激素(human chorionic gonadotropin,hCG)使黄体继续发育为妊娠黄体,一直持续到妊娠 3~4 个月后,自动退化为白体。若排出的卵子未能受精,则在排卵后第 9~10 天黄体便开始萎缩,并逐渐被结缔组织所取代,成为白体(图 12-2)。

二、卵巢的内分泌功能

卵巢主要分泌雌激素和孕激素,此外还分泌抑制素、少量的雄激素及多种肽类激素。卵泡期主要由颗粒细胞和内膜细胞分泌雌激素,而黄体期则由黄体细胞分泌孕激素和雌激素。

(一)雌激素

雌激素属于类固醇激素,体内分泌的雌激素有 3 种:雌二醇、雌酮和雌三醇,其中雌二醇的分泌量最大,活性较强。胎盘分泌的雌激素是雌三醇,作用较弱。雌激素的主要生理作用是促进女性附性器官的生长发育和激发副性征的出现,对代谢也有明显的影响。

雌激素的生理作用主要有以下几个方面。

1. 促进女性生殖器官的发育 ①促进阴道上皮细胞分裂、增生和角化,并使细胞内糖原含量增加,糖原分解产生的乳酸使阴道呈酸性,增强阴道抗菌能力;②可以促进子宫平滑肌的增生,提高子宫平滑肌对缩宫素的敏感性,可促使子宫内膜发生增殖期的变化,血管和腺体增生,还可使子宫颈口松弛,宫颈黏液分泌增加、变稀,有利于精子的通过;③促进输卵管的运动,有利于受精卵(胚泡)向子宫腔内运行。

2. 促进女性第二性征的出现和性欲的产生 雌激素可促进乳房的发育,刺激乳腺导管和结缔组织的增生,产生乳晕;也可促使脂肪沉积于乳房、臀部等部位。毛发呈女性分布,音调较高,出现并维持女性第二性征。

3. 对代谢的影响 ①增强脂肪组织中脂肪的合成,促进胆固醇降解与排泄,使血中胆固醇减少;②促进肾小管对 Na^+ 的重吸收,同时提高肾小管对血管升压素的敏感性,使体内水、钠潴留,增加细胞外液量;③促进肌肉蛋白质合成,促进骨骼生长,刺激成骨细胞的活动,促进骨骺的愈合,并加强钙盐沉积。

(二)孕激素

孕激素主要有孕酮(progesterone,P)、20α-羟基孕酮和 17α-羟基孕酮,其中以孕酮的生物活性为最强。排卵前,颗粒细胞和卵泡膜即可分泌少量孕酮,排卵后黄体细胞在分泌雌激素的同时也分泌大量孕酮,并在排卵后

5～10 d 达到高峰,以后分泌量逐渐降低。妊娠 2 个月左右,胎盘开始合成大量孕酮。

孕激素的生理作用主要是使子宫内膜和子宫平滑肌为受精卵着床作准备,并维持妊娠。由于雌激素可调节孕酮受体的数量,因此,雌激素是孕酮作用的基础。

1.调节腺垂体激素的分泌　排卵前,孕酮可协同雌激素诱发 LH 分泌出现高峰,而排卵后则对腺垂体促性腺激素的分泌起负反馈抑制作用。

2.影响生殖器官的生长发育和功能活动　孕酮可使处于增生期的子宫内膜进一步增厚,并进入分泌期,从而为受精卵的着床提供适宜的环境。此外,孕酮还具有降低子宫平滑肌的兴奋性、抑制母体对胎儿的排斥反应,以及降低子宫平滑肌对缩宫素的敏感性等作用,为胚胎生长提供“安静”环境,有利于安宫保胎。另外,孕酮还可减少子宫颈黏液的分泌量,使黏液变稠,不利于精子穿透。

3.促进乳腺腺泡的发育　在雌激素作用的基础上,孕酮可促进乳腺腺泡的发育和成熟,并与缩宫素等激素一起,为分娩后泌乳做准备。

4.产热作用　孕酮可促进机体产热,使基础体温升高。在月经周期中,女性基础体温在排卵前先出现短暂降低,而在排卵后升高 0.5 ℃左右,并在黄体期一直维持在此水平上,排卵后体温升高便是孕酮作用的结果,临床上将这一基础体温的改变作为判断排卵日期的一种标志。

（三）雄激素

女性体内有少量雄激素,主要由卵泡内膜细胞和肾上腺皮质网状带细胞所产生,适量的雄激素可刺激女性阴毛与腋毛的生长。雄激素过早出现会造成女性生殖器官的发育异常。女性体内雄激素分泌过多时,可出现阴蒂肥大、多毛症等男性化特征。

三、月经周期及其激素调节

女性从青春期开始,在整个生育期内,子宫内膜发生周期性脱落、出血并经阴道流出的现象称为月经。这种现象呈周期性变化,故称月经周期。非灵长类哺乳动物也有类似周期,但不表现为月经,而主要是某些行为的改变（如求偶行为）,故称为动情周期。我国正常女性从 13～15 岁开始出现第一次月经,称为初潮,45～50 岁月经停止,称为绝经。月经周期的长短因人而异,平均 28 d 左右,月经周期包括月经期、增生期、分泌期。前两期处于卵巢周期的卵泡期,而分泌期则与黄体期相对应。一般以流血的第一天作为月经周期的开始,月经期持续 3～5 d,第 6～14 天为增生期,排卵发生在第 14 天,第 15～28 天为分泌期（图 12-3）。

（一）月经周期中卵巢和子宫内膜的变化

1.月经期　是从月经开始至出血停止,即月经周期的第 1～5 天。在此期内,黄体开始退化、萎缩,分泌迅速减少。子宫内膜由于突然失去孕激素、雌激素的支持,子宫内膜功能层血管痉挛,导致内膜功能层缺血、坏死、脱落和出血,即月经来潮。月经期一般持续 3～5 d,出血量为 50～100 mL。月经血中混有剥脱的子宫内膜,由于子宫内膜组织中含有较丰富的纤溶酶原激活物,使经血中的纤溶酶原被激活成纤溶酶,所以经血不会发生凝固。因为基底动脉不发生痉挛,所以,子宫内膜基底层不发生坏死脱落。

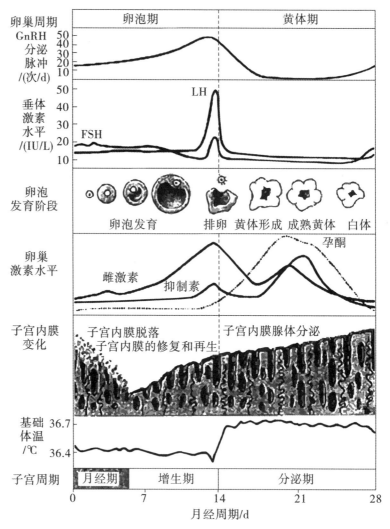

GnRH. 促性腺激素释放激素;FSH. 卵泡刺激素;LH. 黄体生成素。

图 12-3　月经周期中相关激素的变化

2.增生期　是从月经停止起至卵巢排卵,即月经周期的第 6~14 天,历时 10 d 左右。在此期内,卵巢中的卵泡处于发育和成熟阶段,并不断分泌雌激素。雌激素促使子宫内膜增生变厚,其中的血管、腺体增生,但腺体尚不分泌。卵泡要到增生期末才发育成熟并排卵。如果月经周期平均 28 d,排卵日期是下次月经前第 14 天。

3.分泌期　从排卵后到下次月经前,即月经周期的第 15~28 天,这段时间称为分泌期。在此期内,在黄体分泌的孕激素与雌激素作用下,子宫内膜进一步增生变厚,血管扩张、充血,腺体迂曲,并分泌黏液,子宫内膜变得松软并富含营养物质,子宫平滑肌相对较静止,为妊娠做好准备。如果排出的卵子受精,黄体则发育形成妊娠黄体,继续分泌孕激素和雌激素,从而使子宫内膜继续增厚形成蜕膜,所以妊娠期间不来月经。如果排出的卵子未受精,黄体将很快萎缩,遂进入下次月经期。

（二）月经周期的激素调节

1.月经期　此期是由于卵子未受精,黄体开始退化、萎缩,功能衰退,血液中孕激素和雌激素水平迅速下降,导致子宫内膜功能层中的螺旋状动脉痉挛性收缩,于是内膜功能层缺血坏死,加之溶酶体释放蛋白水解酶,使坏死的子宫内膜溶解脱落而出现出血,形成月经期。

2.增殖期　此期开始时,血液中雌激素和孕激素浓度很低,对下丘脑和腺垂体的反馈抑制作用较弱,血液中 GnRH、FSH 和 LH 浓度开始升高。逐渐升高的 FSH 可使卵泡颗粒细胞膜上的 FSH 受体增多,因而对 FSH 的敏感程度提高,FSH 促使卵泡生长、发育及成熟,而 LH 和 FSH 共同作用,可促使卵泡颗粒细胞和内膜细胞合成和分泌雌激素。当雌激素分泌达到一定水平时,其与颗粒细胞分泌的抑制素一起,对腺垂体起负反馈调节作用,使 GnRH 和 FSH 分泌减少,由于抑制素可选择性抑制 FSH,而不抑制 LH,因此,血中 FSH 有所下降。在排卵前 1 d 左右,血液中雌激素浓度达到顶峰,在其正反馈作用下,下丘脑 GnRH 的分泌增多,从而使腺垂体 FSH 和 LH 分泌增加,其中 LH 分泌增加最为明显,形成 LH 高峰。在大量 LH 作用下,促使卵泡破裂发生排卵。并使破裂的卵泡发育成黄体而进入黄体期。

3.分泌期　卵泡排卵后,进入分泌期,此期黄体在 LH 作用下分泌大量孕激素和雌激素,随着黄体的不断增长,雌激素和孕激素的分泌也不断增加。到排卵后的 8~10 d,雌激素和孕激素在血液中的浓度达到高水平,通过对下丘脑发挥负反馈抑制作用,使下丘脑 GnRH 分泌减少,血液中 FSH 和 LH 水平也逐渐下降至最低程度。血液中雌、孕激素的浓度也很快下降,由于黄体的退化、萎缩,使血中雌激素和孕激素的浓度迅速下降到最低水平,遂又进入月经期。

四、妊娠

妊娠是新个体产生的生理过程,包括受精、着床、妊娠的维持、胎儿的生长发育等。

（一）受精

受精是指精子穿入卵子并与卵子相互融合的过程。精子经过子宫颈、子宫腔、输卵管到达输卵管壶腹部,并与卵子相遇,然后精子头部钻入卵细胞,使各带 23 条染色体的精卵原核相结合,组成含有 23 对染色体、携带双亲遗传特征的受精卵。

1.精子的运行　精子的运行除依靠其自身的运动外,还需要子宫颈、子宫体及输卵管等几道生理屏障的配合,其过程较为复杂。虽然射精时进入阴道的精子可达 $(2\sim5)\times10^{8}$ 个,但经过女性生殖道的几个屏障后,只有不足 200 个活动力强的精子能到达受精部位,而其中一般只有 1 个精子可与卵子结合受精。精子的运行也受到激素的调节,排卵前期的雌激素、精液中的前列腺素均有利于精子的运行,而黄体期的孕酮则可阻止精子运行。

2.精子获能　人类和大多数哺乳动物的精子必须在子宫或输卵管中停留几个小时,才能获得使卵子受精的能力,称为精子获能。精子在附睾内移行过程中,已具备了使卵子受精的能力,但由于在附睾和精液中的去获能因子(可能是一种糖蛋白)与精子结合,使精子失去使卵子受精的能力。精子进入女性生殖道后,子宫腔和输卵管的 β 淀粉酶、β 葡萄糖苷酸酶、胰蛋白酶及唾液酸酶均可消化去获能因子,从而暴露出精子表面识别卵子的位点,增强精子活力,有利于顶体反应与受精。

3.顶体反应　精子与卵子接触后,精子顶体外膜与精子头部细胞膜融合、破裂,形成许多小孔,释放出顶体酶,使卵子外围的放射冠及透明带溶解,这一过程称为顶体反应。同时,进入卵细胞的精子尾部退化,细胞核膨大,形成精原核,并与卵原核融合,形成一个具有 23 对染色体的受精卵。

受精卵在输卵管的蠕动和纤毛的作用下,边移动边分裂,在受精后第4~5 天,桑葚胚进入子宫腔,并继续分裂而变为胚泡。胚泡在子宫腔内停留2~3 d,胚泡外面的透明带变薄直至消失,使胚泡可直接从子宫内膜分泌的液体中吸收营养。

(二)着床

着床是指胚泡植入子宫内膜的过程,包括定位、黏着和穿透 3 个阶段。着床成功的关键在于胚泡与子宫内膜的同步发育与相互配合。受精卵在运行至子宫腔的途中,一边移动,一边继续进行细胞分裂。大约在排卵后的第4 天抵达子宫腔,胚泡接触子宫内膜,子宫内膜识别胚泡,胚泡通过与子宫内膜的相互作用而逐渐进入子宫内膜,并被完全埋入子宫内膜中。在着床过程中,胚泡不断地发出信息,使母体能识别,并发生相应的变化,以利胚泡着床。

(三)妊娠的维持和胎盘激素的作用

胎盘既是母体和胎儿之间进行物质交换的场所,又是母体和胎儿之间的免疫屏障,同时它还是妊娠期间重要的内分泌器官,大量分泌蛋白质激素、肽类激素和类固醇激素,维持正常妊娠。胎盘主要分泌的激素有人绒毛膜促性腺激素、雌激素、孕激素和人绒毛膜生长素等。

1.人绒毛膜促性腺激素(hCG)　hCG 由胚胎绒毛膜合体滋养层细胞分泌,是一种糖蛋白,hCG 在受精后第 8~10 天出现在母体血中,并由尿排出。到妊娠 8~10 周,hCG 分泌达顶峰,此后浓度迅速下降,在妊娠 20 周左右降至较低水平,并一直维持至分娩。由于 hCG 在妊娠早期出现,因此测定血、尿中的 hCG 可用来作为诊断早期妊娠的指标。其生理作用主要有:①在妊娠早期刺激母体的黄体转变为妊娠黄体,妊娠黄体分泌大量雌激素与孕激素,阻止月经期发生,使卵巢不再排卵,以维持妊娠过程的顺利进行;②抑制淋巴细胞的活力,防止母体对胎儿产生排斥反应,起到“安胎”的效应。

2.类固醇激素　胎盘能分泌大量孕激素和雌激素,但胎盘不能独立制造这一类激素,而是从胎儿或母体获得这类激素的前体,经过加工成为雌、孕激素,以适应妊娠的需要。在整个妊娠期,雌、孕激素都处于高水平,因而对下丘脑腺垂体产生负反馈作用,使卵巢中没有新的卵泡发育,故在妊娠期间不会再排卵和受孕。①孕激素:由胎盘合体滋养层细胞分泌,其主要作用是维持子宫内膜完整以维持妊娠;并抑制 T 淋巴细胞,防止胎儿被母体排斥。②雌激素:胎盘所分泌的雌激素中,主要成分为雌三醇,其前体主要来自胎儿,所以雌三醇是胎儿和胎盘共同参与合成的,检测母体血液中雌三醇含量多少,可用于判断胎儿是否存活。妊娠期间雌激素的主要作用是:促进母体子宫、乳腺的生长;松弛骨盆的韧带;调节母体和胎儿的代谢。

　　3.人绒毛膜生长素　胎盘还可以分泌人绒毛膜生长素(human chorionic somatomammotrophin,hCS),其含有 191 个氨基酸残基,其中 96% 氨基酸残基序列与人生长激素相同,故具有生长激素的作用,可调节母体与胎儿的糖、脂肪和蛋白质代谢,促进胎儿生长。

（肖　猛）

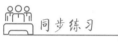

同步练习

一、名词解释

1.排卵　2.月经周期　3.黄体　4.妊娠　5.受精　6.精子获能

二、单项选择题

1.雌激素的生理作用不包括　　　　　　　　　　　　（　　）
　　A.促进女性生殖器官的发育　　　B.促进女性副性征的出现
　　C.促进女性乳腺分泌乳汁　　　　D.促进阴道上皮细胞增生、角化
　　E.降低基础体温

2.月经的发生是由于　　　　　　　　　　　　　　　（　　）
　　A.雌激素急剧减少　　　　　　　B.孕激素急剧减少
　　C.雌激素和孕激素都急剧减少　　D.缩宫素急剧减少
　　E.雌激素与孕激素急剧增加

3.女性的基础体温在排卵后可升高,这种基础体温的升高与哪种激素
　有关　　　　　　　　　　　　　　　　　　　　　（　　）
　　A.孕激素　　　　　　　　　　　B.雌激素
　　C.甲状腺激素　　　　　　　　　D.卵泡刺激素
　　E.催产素

4.睾丸间质细胞的主要生理功能　　　　　　　　　　（　　）
　　A.营养和支持生殖细胞　　　　　B.产生精子
　　C.分泌雄激素　　　　　　　　　D.促进精子成熟
　　E.以上都不对

5.雌激素和孕激素作用的共同点是　　　　　　　　　（　　）
　　A.使子宫内膜腺体分泌　　　　　B.使子宫内膜增生
　　C.加强子宫、输卵管平滑肌收缩　D.减少宫颈黏液分泌
　　E.促进输卵管上皮增生

笔记栏

三、问答题

1.睾酮的生理作用有哪些?

2.为什么测定尿中或血液中 hCG 可诊断早期妊娠?

3.试述月经周期形成机制。

参考文献

[1]朱大年,王庭槐.生理学[M].8版.北京:人民卫生出版社,2013.

[2]王庭槐.生理学[M].3版.北京:高等教育出版社,2015.

[3]白波,高明灿.生理学[M].6版.北京:人民卫生出版社,2011.

[4]董献红,李弋.临床生理学[M].北京:人民卫生出版社,2012.

[5]霍尔.医学生理学[M].12版.北京:北京大学医学出版社,2012.

笔 记 栏